小儿内科疾病临床诊治精粹

别会荣　著

吉林科学技术出版社

图书在版编目（CIP）数据

小儿内科疾病临床诊治精粹 / 别会荣著. -- 长春 : 吉林科学技术出版社, 2020.10
ISBN 978-7-5578-7868-9

Ⅰ. ①小… Ⅱ. ①别… Ⅲ. ①小儿疾病－内科－诊疗 Ⅳ. ①R725

中国版本图书馆CIP数据核字(2020)第211052号

小儿内科疾病临床诊治精粹

XIAOER NEIKE JIBING LINCHUANG ZHENZHI JINGCUI

著　　别会荣
出版人　宛　霞
责任编辑　王聪会　穆思蒙
幅面尺寸　185 mm×260 mm
字　　数　322千字
印　　张　16.5
印　　数　1-1500册
版　　次　2020年10月第1版
印　　次　2021年5月第2次印刷
出　　版　吉林科学技术出版社
发　　行　吉林科学技术出版社
地　　址　长春市福祉大路5788号出版大厦A座
邮　　编　130118
发行部电话/传真　0431-81629529　81629530　81629531
81629532　81629533　81629534
储运部电话　0431-86059116
编辑部电话　0431-81629517
印　　刷　保定市铭泰达印刷有限公司
书　　号　ISBN 978-7-5578-7868-9
定　　价　65.00元

作者简介

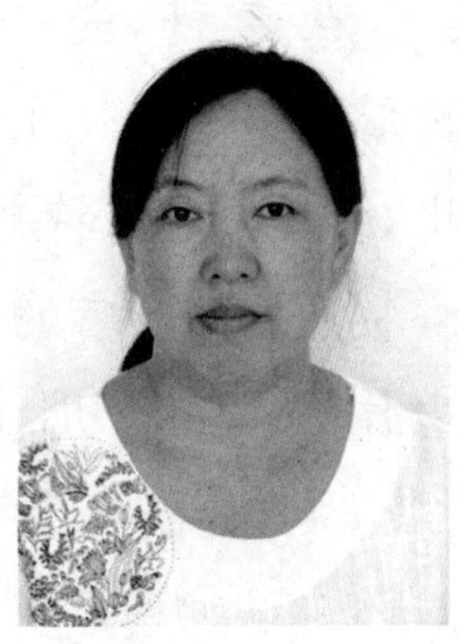

别会荣，女，1972年出生，毕业于潍坊医学院临床医学专业。现任安丘市人民医院儿科主治医师，曾于山东大学齐鲁医院进修儿科专业1年。从事儿科工作20余年，临床上，对儿科各种常见病、多发病的诊断与治疗有丰富经验，对小儿神经系统疾病的治疗有着独到见解，尤擅长小儿癫痫等神经系统疾病的治疗。曾在国家级核心期刊发表相关论文1篇，参编著作1部。

前 言

小儿内科是医院的重点专科，是以治疗新生儿以及儿童常见病、多发病为重点的综合科室。儿童是社会中最脆弱、处于劣势地位的群体，因此，他们需要特殊的照顾。儿科学的任务是研究儿科医学理论，提高对疾病的防治水平，降低儿童发病率和死亡率，增强儿童体质，保障儿童身心健康。为了更好地适应现代儿科学的发展，满足临床医务工作者的需要，特编写了此书。

本书准确、通俗地介绍了小儿内科学的基础知识，并对新生儿及小儿各系统疾病的诊断、治疗做了详细的阐述。本书内容详实，涉及面较广，信息丰富，科学性及实用性较强，可供临床医护人员及相关专业人员参考阅读。

本书由于编写时间有限，书中难免存在不足和疏漏之处，恳请广大读者在阅读过程中提出宝贵的意见，以期再版时修正完善。

目 录

第一章　绪论

一、儿科学的范围与特点

儿科学是研究婴儿、儿童、青少年的身心健康、生长发育、疾病防治以及如何促使他们达到成人时全部潜能的一门科学。儿童是社会中最脆弱或最易受到伤害的人群，为此，他们需要得到特别的关心。儿科医师担负着从受孕到儿童发育成熟全过程中的体格、精神、心理发育及疾病防治的重任，所以必需关注危害儿童及其家庭的健康、幸福以及影响器官、系统功能和生物过程的社会或环境的因素。

（一）儿科学的范畴

随着科学的发展，尤其与儿科有关的边缘学科的发展，儿科学研究的范围逐渐扩大及深入。如果以年龄来分，有新生儿学、青少年（青春期）医学。如果从临床的角度以器官系统的疾病来分，包括小儿心脏病学、小儿神经病学、小儿肾脏病学、小儿血液病学、小儿胃肠道疾病学、小儿精神病学等。从小儿发育的角度考虑有发育儿科学，从研究社会与儿科有关的问题考虑有社会儿科学等。

残疾儿童是全社会关心的问题，先进的国家已建立了残疾儿科学，由神经病学、精神病学、心理学、护理学、骨科、特殊教育、语言训练、听力学、营养学等许多专科所组成，专门讨论残疾儿童的身心健康。相信今后一定会有新的与儿科学有关的边缘学科兴起，为儿童的健康服务。

（二）特点

1.儿童保健服务对象及年龄分期

儿童保健工作的服务对象是从胎儿至 18 周岁的儿童，重点是 7 岁以下儿童。根据儿童各个时期不同的特点，可分为胎儿期、新生儿期、婴儿期、幼儿期、学龄前期、学龄期及青春期七个阶段。

(1)胎儿期：自卵子与精子结合（受孕）至胎儿娩出，称为胎儿期。正常孕期约 40 周[(40±2)周]。整个胎儿期可分为三个阶段：①胚卵期：为受孕后最初 2 周。②胚胎期：受孕后 2～8 周是胚胎形成阶段，最易受不利因素影响而造成发育异常。③胎儿期：受孕后第 9 周至胎儿娩出。这一时期胎儿的器官和组织迅速生长，其功能也逐渐发育成熟。这一时期胎儿容易受孕母身体情况的影响。例如,孕母患有感染性疾病可使胎儿发生各种畸形,常见的有 TORCH 感染;孕母滥用药物、接受放射线等均可导致胎儿发育异常;孕母长期营养素和热量缺乏对胎儿的生长发育有一定的影响,例如孕母缺乏叶酸可致胎儿神经管畸形;孕母摄入热量或蛋白质不足,可使胎儿发生宫内生长发育迟缓,或导致低出生体重。

根据保护胎儿正常生长、降低围生儿死亡率和提高新生儿健康质量的要求,应从胚胎各器官形成起开始保护,做好孕期保健,必要时做产前诊断,并采取相应的干预措施。因此,儿童保健人员必须了解胎儿各周龄的生长发育状况,与妇女保健密切配合,以保证胎儿的正常生长发育。

(2)新生儿期:自胎儿娩出脐带结扎开始至满 28 日为新生儿期,是婴儿期的一个重要阶段。因为新生儿的发病率和死亡率均高于其他年龄阶段,所以新生儿期是一个特殊时期。新生儿各系统器官的发育需进一步完善,功能也需要进行有利于生存的重大调整,要尽快地适应宫外新的生活环境,因此应采取一定的保健措施,如定期新生儿访视、宣传母乳喂养的好处、指导新生儿护理和合理喂养等,做好新生儿期疾病的预防和治疗,以降低新生儿的发病率和死亡率。

(3)婴儿期:自出生到满 1 周岁为婴儿期。此期是生长发育最快的时期,所需要的热量和蛋白质比成人相对要高,自身免疫功能尚未发育成熟,抗感染的能力较弱,易患各种感染性疾病和传染性疾病。因此,应提倡母乳喂养,指导及时合理地添加辅助食品,定期进行体格检查;同时要做好计划免疫和常见病、多发病、传染病的防治工作。

(4)幼儿期:从 1 岁至满 3 岁为幼儿期。此期是幼儿语言、思维、动作和社会交往能力发育较快的时期,幼儿对危险的识别和自我保护能力尚不足,易发生各种意外伤害。要根据此期的特点,有目的、有计划地进行早期教育,预防意外伤害的发生,培养幼儿良好的卫生习惯,加强断乳后的营养指导,注意幼儿口腔卫生,定期进行体格检查,继续做好计划免疫和常见病、多发病、传染病的防治工作。

(5)学龄前期:3～6 岁为学龄前期。这一时期儿童的体格生长较以前缓慢,但语言、思维、动作、神经精神发育仍较快,与外界环境的接触日益增多,更应该加强教育工作,特别要防止意外伤害的发生。应开展儿童弱视、斜视、弱听的防治,注意口腔卫生,定期进行体格检查。

(6)学龄期:6～12 岁为学龄期,相当于小学阶段。此期儿童的大脑皮质功能发育更加成熟,对事物具有一定的分析、理解能力。要做好健康教育工作,注意用眼卫生、口腔卫生以及疾病防治等工作。

(7)青春期:是从儿童时期过渡到成年人的阶段。但年龄上的划分有性别差异,女童的体格生长和生殖系统的发育均较男童早2年。女童的青春期为9～12岁起(因存在个体差异,故与学龄期有交叉)到17～18岁,男童为11～13岁起(因存在个体差异,故与学龄期有交叉)到18～21岁。青春期已进入中学阶段。此期又可分为三个阶段:①青春前期:从体格形态开始加速发育到第二性征出现之前的阶段,一般2～3年;②青春中期:从第二性征开始出现到性发育成熟阶段,一般2～4年;③青春后期:从第二性征发育成熟到体格停止生长为止,约3年。

青春期首先出现体格生长加速,这是人生中第二个生长高峰,继之生殖系统开始发育并逐步发育成熟。除此之外,智能飞跃发展,逐步开始独立生活,参加各种社会活动。这一时期情绪多变且不稳定,易发生各种异常心理。因此,对青春期的少年应加强健康教育、营养指导、性教育、卫生指导,尤其应避免吸烟、过早恋爱等。应加强品德教育,进行体格锻炼,学好基础文化知识,掌握一定的技术,做到德、智、体、美的全面发展。

2.儿童保健学的特点

(1)研究和服务对象年龄跨度大、变化多:从生命开始(胎儿期)到发育成熟(青春期),即18岁以下的儿童和少年,均属于儿童保健的管辖范围,其中以7岁以下儿童为保健的重点。儿童正处于不断生长发育的动态平衡中,变化多而快,不同年龄阶段有不同的特点,年龄越小,身心发育越不完善,是易受内外不利因素侵扰的人群。

(2)保健服务面广:既面向群体,又面向个体;既管理健康儿童,又诊治患病儿童。目的是使儿童身心越来越健康,更适应社会需要,成为有用人才。

(3)服务措施和研究方向的多样性:不仅要采取防病治病手段,还要应用对健康有利的促进性干预措施(如提倡母乳喂养、平衡膳食、计划免疫、体格锻炼、健康教育、生长发育监测、新生儿疾病筛查等)。通过流行病学、基础医学、临床医学、实验室和康复医学的各种检查方法,开展儿童保健三级预防的研究和服务。

(4)多学科、跨学科的特性:儿童保健学与妇产科学、优生遗传学、营养学、心理学、教育学、医学社会学等密切相关。只有各学科之间相互渗透、共同提高,才能拓宽和深入做好儿童保健工作。

(5)儿童保健工作的群众性特征:儿童保健工作是一项群众性很强的工作,必须得到广大群众和社会各阶层的充分理解和大力支持及合作。我们应采取多种形式向社会、家庭、父母进行科学育儿以及防病治病知识的宣传,使广大群众了解妨碍儿童生长发育、营养不良与儿童疾病及死亡的关系,千方百计地降低发病率和死亡率，提高儿童的健康水平。

二、儿科学的工作任务和展望

（一）儿童保健工作任务

2011—2020 年是我国全面建设小康社会的关键时期，儿童发展面临前所未有的机遇。贯彻落实科学发展观，将为儿童健康成长创造更加有利的社会环境。制定和实施新一轮儿童发展纲要，将为促进人的全面发展、提高中华民族整体素质奠定更加坚实的基础。根据我国妇女儿童发展的实际情况，制定了《中国儿童发展纲要(2011—2020 年)》，从儿童与健康、儿童与教育、儿童与法律保护、儿童与环境 4 个领域提出了目标、策略和措施。国家卫生计生委结合我国卫生服务能力和妇幼保健工作的现状，制定了实施方案，对有关儿童保健和健康指标提出了更明确的要求。

1.主要目标

严重多发致残的出生缺陷发生率逐步下降，减少出生缺陷所致残疾。婴儿和 5 岁以下儿童死亡率分别控制在 10‰和 13‰以下。降低流动人口中婴儿和 5 岁以下儿童死亡率。减少儿童伤害所致死亡和残疾。18 岁以下儿童伤害死亡率以 2010 年为基数下降 1/6。控制儿童常见疾病和艾滋病、梅毒、结核病、乙肝等重大传染性疾病。纳入国家免疫规划的疫苗接种率以乡(镇)为单位达到 95％以上。新生儿破伤风发病率以县为单位降低到 1％以下。低出生体重发生率控制在 4％以下。0～6 月龄婴儿纯母乳喂养率达到 50％以上。5 岁以下儿童贫血患病率控制在 12％以下，中小学生贫血患病率以 2010 年为基数下降 1/3。5 岁以下儿童生长迟缓率控制在 7％以下，低体重率降低到 5％以下。提高中小学生《国家学生体质健康标准》达标率。控制中小学生视力不良、龋齿、超重/肥胖、营养不良发生率。降低儿童心理行为问题发生率和儿童精神疾病患病率。提高适龄儿童性与生殖健康知识普及率。减少环境污染对儿童的伤害。发展 0～3 岁儿童的早期教育，加强儿童潜能开发。

2.策略措施

(1)加大妇幼卫生经费投入，优化卫生资源配置。增加农村和边远地区妇幼卫生经费投入，促进儿童基本医疗卫生服务的公平性和可及性。

(2)加强妇幼卫生服务体系建设。省、市、县均设置 1 所政府举办、标准化的妇幼保健机构。加强县、乡、村三级妇幼卫生服务网络建设，完善基层妇幼卫生服务体系。加强儿童医疗保健服务网络建设，二级以上综合医院和县级以上妇幼保健院设置儿科，增加儿童医院数量，规范新生儿病室建设。加强儿童卫生人才队伍建设，提高儿童卫生服务能力。

(3)加强儿童保健服务和管理，推进儿童医疗保健科室标准化建设。开展新生儿保健、生长发育监测、营养与喂养指导、早期综合发展、心理行为发育评估与指导等服务。逐步扩展国家基本公共卫生服务项目中的儿童保健服务内容。3岁以下儿童系统管理率和7岁以下儿童保健管理率均达到80%以上。将流动儿童纳入流入地社区儿童保健管理体系，提高流动人口中的儿童保健管理率。加强对孤儿、病残儿童、留守儿童等困境儿童的关爱和服务。

(4)构建覆盖城乡居民，涵盖孕前、孕期、新生儿各阶段的出生缺陷防治体系，落实出生缺陷三级防治措施，有效减少出生缺陷的发生。加强婚前医学检查知识宣传，规范检查项目，改进服务模式，提高婚前医学检查率。实施母婴安全计划，倡导优生优育。建立健全产前诊断网络，提高孕期出生缺陷发现率。开展新生儿疾病筛查、诊断和治疗，先天性甲状腺功能减退症、新生儿苯丙酮尿症等遗传代谢性疾病筛查率达到80%以上，新生儿听力筛查率达到60%以上，提高确诊病例治疗率和康复率。加大出生缺陷防治知识宣传力度，提高目标人群出生缺陷防治知识知晓率。

(5)加强儿童疾病防治。扩大国家免疫规划范围，加强疫苗冷链系统建设和维护，规范预防接种行为。以城乡社区为重点，普及儿童健康基本知识。加强儿童健康相关科学技术研究，促进成果转化，推广适宜技术，提升新生儿危重症救治能力，降低新生儿窒息、肺炎和先天性心脏病等的死亡率。鼓励儿童专用药品研发和生产，扩大国家基本药物目录中儿科用药品种和剂型范围，完善儿童用药目录。将预防艾滋病母婴传播及先天性梅毒综合服务纳入妇幼保健常规工作，孕产妇艾滋病和梅毒检测率分别达到80%和70%，感染艾滋病、梅毒的孕产妇及所生儿童采取预防母婴传播干预措施比例均达到90%以上。

(6)预防和控制儿童伤害。制定实施多部门合作的儿童伤害综合干预行动计划，加大执法和监管力度，为儿童创造安全的学习、生活环境，预防和控制溺水、跌伤、交通伤害等主要伤害事故发生。将安全教育纳入学校教育教学计划，中小学校、幼儿园和社区普遍开展灾害避险以及游泳、娱乐、交通、消防安全和产品安全知识教育，提高儿童家长和儿童的自护自救、防灾避险的意识和能力。建立健全学校和幼儿园的安全、卫生管理制度和校园伤害事件应急管理机制。建立完善儿童伤害监测系统和报告制度。提高灾害和紧急事件中保护儿童的意识和能力，为受灾儿童提供及时有效的医疗、生活、教育、心理康复等方面的救助服务。

(7)改善儿童营养状况。加强爱婴医院建设管理,完善和落实支持母乳喂养的相关政策,积极推行母乳喂养。开展科学喂养、合理膳食与营养素补充指导,提高婴幼儿家长科学喂养知识水平。加强卫生人员技能培训,预防和治疗营养不良、贫血、肥胖等儿童营养性疾病。继续开展重点地区儿童营养改善项目,继续推行中小学生营养改善计划。加大碘缺乏病防治知识宣传普及力度,提高缺碘地区合格碘盐食用率。

(8)加强儿童早期发展的指导和服务。各级政府在制定和实施公共卫生政策的过程中,要优先考虑儿童的利益和需求。始终要把儿童早期发展放在优先位置,使全社会树立一切为了儿童的理念和道德。采用孕妇学校、家长课堂、亲子活动、媒体宣传等多种健康教育形式,在对儿童提供生长发育监测服务的同时,加强对儿童家庭的科学养育指导。加强托幼机构和中小学校卫生保健管理,对儿童开展疾病预防、心理健康、生长发育与青春期保健等方面的教育和指导,提高儿童身心健康素养水平。帮助儿童养成健康行为和生活方式。加强儿童视力、听力和口腔保健工作。

(9)构建儿童心理健康公共服务网络。妇幼保健机构、儿童医院、精神专科医院应设儿童心理科(门诊),配备专科医师。学校设心理咨询室,配备专职心理健康教育教师。开展精神卫生专业人员培训。

(10)加大儿童食品、用品安全和环境保护力度。完善婴幼儿食品、用品的国家标准、检测标准和质量认证体系,建立婴幼儿食品安全监测、检测和预警机制,严厉打击制售假冒伪劣食品的违法犯罪行为。加强婴幼儿用品、玩具生产销售和游乐设施运营的监管。加强控制和治理大气、水、土地等环境污染以及工业、生活和农村水源污染,加强饮用水源保护。

(二)展望

1.加强妇幼保健机构和队伍的建设

我国妇幼保健工作虽已取得了很大成就,但要在短时间内赶上世界先进水平,仍需进一步加强妇幼保健机构和队伍的建设,提高妇幼保健科学技术水平。同时,全面两孩政策的实施对妇幼保健工作提出了新的挑战。政府要继续加强对各级妇幼保健机构建设的投入,建立健全服务网络,提高服务质量,明确职责,加强监督指导。尤其要改善广大农村的儿童保健服务质量,使先进的适宜技术能真正让每个儿童受益,以提高人口素质。同时,要加强妇幼卫生队伍建设,特别是要培养高层次的学科带头人和业务骨干。应抓好继续教育,积极培训在职人员,这是一种周期短、投资少、见效快、可多出人才的最现实的方法。要分级、分层次、有计划地举办各类培训班，各地要充分发挥职工医科大学、妇幼保健培训中心等部门的作用，开设儿童保健专业班，为他们更新知识、提高业务技术和科学管理水平创造条件。

2.加强科学管理

当前科学管理的重要性已逐步被人们所认识。在现代化的生产发展中，提高社会的劳动生产率，关键是靠先进的科学技术。有良好的设备条件而没有现代化的科学管理手段，再先进的科学技术和设备也不可能充分得到应用和发挥其最佳的社会效益。目前，我们的科学管理水平比较低，要逐步由经验管理走向科学管理，必须建立起科学的管理制度及相应的管理手段。要将预防为主、关口前移的思路体现在儿童卫生保健工作中，围绕突出的公共卫生问题多措并举解决问题。在我们的实际工作中，应掌握完整的、系统的科学资料和数据，运用现代化的微机系统，对内部和周围环境的全面信息进行及时统计和分析，并用以指导工作。应建立儿童保健信息管理系统，高效能地大量收集、储存和处理信息资料，掌握系统全面动态，依此做出正确的、有效的决策，从而提高儿童保健工作质量。

3.加强科学研究

开展儿童保健科学研究工作，是使儿童保健工作向科学化、目标化、现代化迈进的重要方面。卫生事业的发展，要依靠医药卫生科学技术进步。同样，儿童保健事业要跟上科学技术的发展，必须开展多方面的科学研究工作。

首先，应加强儿童保健基础理论的研究。随着医学模式的转变和近代科学的发展，妇幼保健不仅仅与妇产科和儿科相关，而且与胚胎学、胎儿生理学、病理学、遗传学、人口学、营养学、免疫学、心理学、流行病学、社会医学等多学科相联系。要尽快地发展我国的妇幼保健事业，必须加强理论研究，形成自己独特的学科体系，积极培养妇幼保健专门人才。优生优育、提高人口素质是妇幼保健的基本任务。在我们的实际工作中，还有不少影响人口素质、影响妇女儿童健康的因素需要我们去研究、去探索，去寻找理论根据，用于指导妇幼保健的实际工作。

其次，应加强儿童保健应用学科的研究。对一些危害儿童健康的疾病要进行流行病学的调查、分析，掌握发展规律，提出切实可用的干预措施。对一些行之有效的办法，我们应切实总结经验，逐步推广应用，以发挥更大的社会效益和经济效益。

第二章　新生儿疾病

第一节　新生儿窒息

新生儿窒息是指由于产前、产时或产后的各种病因，在生后 1 分钟内无自主呼吸或未能建立规律呼吸，导致低氧血症和高碳酸血症，若持续存在，可出现代谢性酸中毒。在分娩过程中，胎儿的呼吸和循环系统经历剧烈变化，绝大多数胎儿能够顺利完成这种从子宫内到子宫外环境的转变，从而建立有效的呼吸和循环，保证机体新陈代谢和各器官功能的正常，仅有少数患儿发生窒息。国外文献报道活产婴儿的围生期窒息发生率约为 1%～1.5%，而胎龄大于 36 周仅为 5‰。我国多数报道活产婴儿窒息发生率约为5%～10%。

一、病因

窒息的本质是缺氧，凡能造成胎儿或新生儿血氧浓度降低的因素均可引起窒息，一种病因可通过不同途经影响机体，也可多种病因同时作用。新生儿窒息多为产前或产时因素所致，产后因素较少。常见病因如下：

1.孕母因素

①缺氧性疾病：如呼吸衰竭、青紫型先天性心脏病、严重贫血及 CO 中毒等；②障碍胎盘循环的疾病：如充血性心力衰竭、妊娠高血压综合征、慢性肾炎、失血、休克、糖尿病和感染性疾病等；③其他：孕母吸毒、吸烟或被动吸烟、孕母年龄≥35 岁或＜16 岁、多胎妊娠等，其胎儿窒息发生率增高。

2.胎盘异常

如前置胎盘、胎盘早剥和胎盘功能不全等。

3.脐带异常

如脐带受压、过短、过长致绕颈或绕体、脱垂、扭转或打结等。

4.分娩因素

如难产、高位产钳、臀位、胎头吸引不顺利；产程中麻醉药、镇痛药及催产药使用不当等。

5.胎儿因素

①早产儿、小于胎龄儿、巨大儿等；②各种畸形如后鼻孔闭锁、喉蹼、肺膨胀不全、先天性心脏病及宫内感染所致神经系统受损等；③胎粪吸入致使呼吸道阻塞等。

二、病理生理

大多数新生儿生后 2 秒钟开始呼吸，约 5 秒钟啼哭，10 秒钟～1 分钟出现规律呼吸。若由于上述各种病因导致窒息，则出现一系列病理生理变化。

（一）窒息后细胞损伤

缺氧可导致细胞代谢及功能障碍和结构异常甚至死亡，是细胞损伤从可逆到不可逆的演变过程。不同细胞对缺氧的易感性各异，其中脑细胞最敏感，其次是心肌、肝和肾上腺细胞，而纤维、上皮及骨骼肌细胞对缺氧的耐受性较强。

1.可逆性细胞损伤

细胞所需能量主要由线粒体生成的 ATP 供给。缺氧首先是细胞有氧代谢即线粒体内氧化磷酸化发生障碍，使 ATP 产生减少甚至停止。由于能源缺乏，加之缺氧，导致细胞代谢及功能异常：①葡萄糖无氧酵解增强：无氧酵解使葡萄糖和糖原消耗增加，易出现低血糖；同时也使乳酸增多，引起代谢性酸中毒。②细胞水肿：由于 ATP 缺乏，钠泵主动转运障碍，使钠、水潴留。③钙离子内流增加：由于钙泵主动转运的障碍，使钙向细胞内流动增多。④核蛋白脱落：由于核蛋白从粗面内质网脱落，使蛋白和酶等物质的合成减少。本阶段如能恢复血流灌注和供氧，上述变化可恢复，一般不留后遗症。

2.不可逆性细胞损伤

若窒息持续存在或严重缺氧，将导致不可逆性细胞损伤：①严重的线粒体形态和功能异常：不能进行氧化磷酸化、ATP 产生障碍，线粒体产能过程中断；②细胞膜严重损伤：丧失其屏障和转运功能；③溶酶体破裂：由于溶酶体膜损伤，溶酶体酶扩散到细胞质中，消化细胞内各种成分（自溶）。此阶段即使恢复血流灌注和供氧，上述变化亦不可完全恢复。存活者多遗留不同程度的后遗症。

3.血流再灌注损伤

复苏后，由于血流再灌注可导致细胞内钙超载和氧自由基增加，从而引起细胞的进一步损伤。

(二)窒息发展过程

1.原发性呼吸暂停

当胎儿或新生儿发生低氧血症、高碳酸血症和代谢性酸中毒时,由于儿茶酚胺分泌增加,呼吸和心率增快,机体血流重新分布即选择性血管收缩,使次要的组织和器官(如肺、肠、肾、肌肉、皮肤等)血流量减少,而主要的生命器官(如脑、心肌、肾上腺)的血流量增多,血压增高,心输出量增加。如低氧血症和酸中毒持续存在则出现呼吸停止,称为原发性呼吸暂停。此时肌张力存在,血压仍高,循环尚好,但发绀加重,伴有心率减慢。在此阶段若病因解除,经过清理呼吸道和物理刺激即可恢复自主呼吸。

2.继发性呼吸暂停

若病因未解除,低氧血症持续存在,肺、肠、肾、肌肉和皮肤等血流量严重减少,脑、心肌和肾上腺的血流量也减少,可导致机体各器官功能和形态损伤,如脑和心肌损伤、休克、应激性溃疡等。在原发性呼吸暂停后出现几次喘息样呼吸,继而出现呼吸停止,即所谓的继发性呼吸暂停。此时肌张力消失,苍白,心率和血压持续下降,出现心力衰竭及休克等。此阶段对清理呼吸道和物理刺激无反应,需正压通气方可恢复自主呼吸。否则将死亡,存活者可留有后遗症。

窒息是从原发性呼吸暂停到继发性呼吸暂停的发展过程,但两种呼吸暂停的表现均为无呼吸和心率低于 100 次/分,故临床上难以鉴别,为了不延误抢救时机,对生后无呼吸者都应按继发性呼吸暂停进行处理。

(三)窒息后血液生化和代谢改变

在窒息应激状态时,儿茶酚胺及胰高血糖素释放增加,使早期血糖正常或增高;当缺氧持续,动用糖增加、糖原贮存空虚,出现低血糖症。血游离脂肪酸增加,促进钙离子与蛋白结合而致低钙血症。此外,酸中毒抑制胆红素与清蛋白结合,降低肝内酶的活力而致高间接胆红素血症;由于左心房心钠素分泌增加,造成低钠血症等。

三、临床表现

(1)宫内窒息:出现胎动增强,胎心增快或减慢,不规则,羊水可被胎粪污染。

(2)生后呼吸暂停,心率慢,发绀,苍白,肌张力低,活动差等。

四、诊断要点

1.病史

凡有影响母体和胎儿间血液循环和气体交换的因素都会造成胎儿缺氧，娩出后不能发动呼吸。

(1)母亲因素：慢性高血压，妊高征，休克，贫血，血型不合，心脏病等影响带氧能力。胎盘早剥，前置胎盘，早产，过熟等胎盘因素及脐带血流中断，如脐带脱垂，绕颈等脐带因素；以及难产，头盆不称，急产，胎头吸引不顺利，胎位不正等。

(2)胎儿、新生儿因素：早产，多胎，宫内发育迟缓，分娩过程低氧血症使呼吸发动不良，气道梗阻，失血，宫内感染，先天畸形，中枢抑制，以及产妇用麻醉剂，镇静剂，手术创伤等。

2.阿氏评分

新生儿生后 1 分钟及 5 分钟的阿氏评分概括的反映了新生儿出生时情况，对诊断窒息和评价复苏效果很重要(表 2-1)。

表 2-1　阿氏评分标准

体征	出生一分钟		
	0 分	1 分	2 分
皮肤颜色	青紫或苍白	肢端青紫	全身红
心率	无	＜100 次/分	＞100 次/分
呼吸	无	慢，不规则	正常
肌张力	松弛	四肢略曲屈	活动
反射	无	有动作，皱眉	哭

注：按 1 分钟评分标准分为轻、重两度，(0～3 分为重度，4～7 分为轻度)
5 分钟评分低于 7 分者，需在 20 分钟内，每 5 分钟评一次

五、复苏

复苏目的是建立呼吸，确保肺泡通气，恢复血氧张力，恢复心脏正常跳动，保证重要器官供血。方法按我国参照国际通用方法所制定的 ABCD 复苏方案进行。

A：airway　使呼吸道通畅(置正确体位，吸口鼻分泌物，气管插管)

B：breathing　建立呼吸(触觉刺激，正压通气)

C：circulation　建立正常循环(胸外按压，用药)

D:drugs　药物治疗

E:enaluation　评估

1.初步复苏

(1)保暖揩干,置正确体位,吸口鼻分泌物,吸气管内胎粪,轻微触觉刺激,以上操作应在30秒内完成,然后评估。

(2)评价呼吸:有自主呼吸→评价心率(如心率>100次/分),评价肤色(青紫)吸氧,氧流量以5L/min为宜,距口鼻距离为1cm时,O_2浓度约为80%;无自主呼吸(或心率<100次/分)复苏器正压给氧15~30秒。

(3)注意点:操作者面对患儿头顶部,右手持气囊,左手扶面罩,摆最佳体位,肩下垫布2~3cm。对揩干羊水及吸分泌物无反应,可弹足底或摩擦背部刺激呼吸两次,如无效,应用正压呼吸,不用其他过强刺激。

2.复苏器正压通气给氧

(1)指征:初步复苏后无自主呼吸或心率低于100次/分。

(2)自动充气气囊复苏器已普遍采用,优点是快而操作简单。注意摆好体位,选择合适面罩,接好氧气。

(3)面罩安置:以拇、示、中指握面罩,无名指固定,使之密闭于口鼻,注意不要压眼及喉部。检查密闭性是以指尖压气囊,胸呈浅呼吸状,如扩张不好说明不密闭,有分泌物梗阻或压力不够应调整。方法包括:重放面罩,摆正体位,吸引,使口稍张开,增加压力等。如需较长时间的气囊面罩正压通气应插胃管。

(4)速率:40~60次/分。

(5)压力:第一、二次稍高30~40cmH_2O,以后只需15~20cmH_2O,病肺20~40cmH_2O。

(6)时间:正压呼吸30秒钟后测心率(6秒心率×10),可先触摸脐带搏动,如摸不到,用听诊器数心率。

(7)评价心率→心率:>100次/分,如有自主呼吸,停止通气;
60~100次/分(增加),面罩正压通气;
<60次/分,正压通气(气管插管)心脏按压。

3.胸外心脏按压

(1)指征:正压通气30秒后心率<60次/分。

(2)部位:胸骨下1/3,两乳头连线中点下方。

(3)方法:拇指法较好,操作者双拇指并排或重叠于按压部位,其他手指围绕胸廓并托背部。深度:1.3~1.8cm,频率:120次/分。

(4)应给予正压呼吸：胸外心脏按压时按 3∶1，给予正压呼吸，即每 3 次胸外按压后停一次，给 1 次正压通气，需两人操作。时间：30 秒，后测心率，如心率仍＜60 次/分，进行气管插管，用药。

4.气管插管术

(1)指征：①窒息严重估计需长时间复苏，必要时生后立即进行气管插管，不必先用面罩复苏；②需气管内吸引；③面罩正压给氧无效；④疑为膈疝；⑤极或超低出生体重儿。

(2)准备工作：选管，接插头，插管芯，预备喉镜，吸引器，复苏囊，O_2 源等。

(3)操作：摆正体位，左手持喉镜，将镜片放入口中，沿舌与硬腭间中线向前至舌根，将镜片平行上提，见会厌软骨将镜片抵住会厌谷，可见声门开口，吸分泌物，右手持气管导管，从口腔右侧送入。术者或助手在喉外稍加压，以利暴露声门，插管入声门，看到导管上的声带线在声带水平取出喉镜，拔出管芯，接复苏囊，正压通气。听呼吸音，观察呼吸运动，证实插管位置。

(4)注意合并症：缺氧，心动过缓，呼吸暂停，气胸，损伤，感染等。

5.胎粪污染羊水胎儿复苏

(1)头娩出后，肩娩出前立即按产科常规吸引分泌物及胎粪。对于活跃，胎粪不粘稠的婴儿这样处理后即可给氧观察，但对胎粪粘稠的婴儿还应做进一步处理。

(2)胎粪粘稠的婴儿肩娩出后，不用揩干，紧抱胸部以避免刺激呼吸，迅速吸口、咽部。

(3)气管插管吸引：窒息＋胎粪粘稠(或不太粘稠)者气管插管吸引。胎粪粘稠无窒息，婴儿活跃者应权衡利弊，如气管插管不困难最好气管插管吸引。吸引时应将气管插管边吸边拔出，用细吸痰管插入气管插管吸痰效果不好。

6.复苏用药

用药目的是刺激心跳，增加组织灌注，维持酸碱平衡。

表 2-2　复苏用药

药物	规格	剂量	指征、用法
肾上腺素	1∶10 000	0.1～0.3mL/kg	Ⅳ.ET.快，5 分钟后可重复 *
扩容剂	全血，生理盐水，5%白蛋白	10mL/kg	失血，低血容量体征
碳酸氢钠	5%	2～3mL/kg，Ⅳ	Ⅳ，慢(5 分钟以上)稀释一倍 * *
纳洛酮	0.4mg/mL	0.1 mg/kg	呼吸抑制，母 4 小时内 n 用药史

药物	规格	剂量	指征、用法
多巴胺			从 5μg/(kg·min)开始,可增至 20μg/(kg·min)* * *

* 肾上腺素应用指征:用 100% O_2 正压呼吸及胸外心脏按压 30 秒后,心率仍低于 80 次/分,或无心跳。

* * 碳酸氢钠应用指征:用两次肾上腺素后心率仍低于 80 次/分,通气良好。

* * * 多巴胺配制:每 50mL 溶液中应加多巴胺剂量:毫克数=3×婴儿体重(kg)。用此溶液每小时输入的毫升数,即为 μg/(kg·min)数,如每小时输入 5 毫升即为 5μg/(kg·min)。可根据病情调整复苏持续时间:如 1 分钟阿氏评分为 0 分,正确复苏 15～20 分钟无反应,一般来说不必继续。因即使在此时间后有反应,死亡或有严重的不可逆的神经系统损伤的结局是不可避免的。

7.复苏后常规处理

(1)一般措施:①保暖,保持呼吸道通畅,观察皮肤颜色,脉搏强弱,末梢循环;②监测心率,呼吸,BP,血糖,血气等;③临床观察神经系统症状做 HIE 诊断及分度;④呼吸建立并规律后用头罩吸氧,可疑肺部合并症者拍胸片,病情需要用人工通气;⑤通气良好,皮肤仍苍白而血压正常或偏高,可先给氧,保暖,纠正酸中毒,血压低作血红蛋白,血球压积,有贫血者给 5～10mL/kg 新鲜血输入,无贫血者输白蛋白 5～10mL/kg,并用多巴胺 2～5μg/(kg·min)开始;⑥重症窒息者,一般禁食 3 天,输液量第一天一般 50～60mL/kg,逐渐加至 80～100mL/kg(第 3 天),全天液量 24 小时内均匀输入,给以 5%～10%葡萄糖,24 小时内除纠正酸中毒外,一般不用电解质。⑦记录首次排尿时间及尿量,查尿常规,比重等。注意胃肠道症状如呕吐,腹胀,观察大便性质,化验潜血。

(2)纠正代谢紊乱:①作血气分析,改善通气后 BE 仍低(<-7)者,用碳酸氢钠按公式计算纠正;②监测血糖,维持血糖水平在 40～90mg/dL(2.2～4.96mmol/L);③急性肾损害:限制入量,仅补给不显性丢失加尿量,监测体重,血压,电解质尿素氮及酸碱平衡,供给足够热量。

(3)抗惊厥,纠正脑水肿。

第二节　新生儿呼吸窘迫综合征

新生儿呼吸窘迫综合征(RDS),也称为肺透明膜病(HMD)。主要发生在早产儿,尤其是胎龄小于32～33 周。其基本特点为肺发育不成熟、肺表面活性物质缺乏而导致的肺泡不张、肺液转运障碍、肺毛细血管、肺泡间高通透性渗出性病变。以机械通气和肺表面活性物质替代疗法治疗为主的呼吸治疗和危重监护技术，已经能够使90%以上的RDS患儿存活。

一、临床流行病学

RDS主要发生在早产儿，其发生率和严重程度与胎龄及出生体重呈反比。2006年，Euro Neo Stat的数据显示RDS发病率在胎龄23～25周早产儿为91%，26～27周88%，28～29周74%，30～31周52%。RDS发病率占所有新生儿的1%，尤其多见于胎龄32周以下的早产儿。美国资料显示，在胎龄29周内出生的早产儿中RDS的发病率可以高达60%，但在胎龄40周时基本不发生。发生RDS的高危因素包括男性、双胎，前一胎有RDS病史、母亲患糖尿病、剖宫产且无产程发动等。低龄怀孕、孕期吸烟、吸毒、药物、妊娠高血压等也与RDS发生相关。羊膜早破（分娩前24～48小时）则会降低RDS发生的危险性，可能为胎儿处于应激下，肾上腺激素分泌，促进了肺成熟；但一般认为胎儿宫内窘迫与RDS的发生没有直接关系，但会影响到早产儿生后早期的呼吸适应，如呼吸费力和肺液清除延缓等，其发生可以达50%。肺表面活性物质可以降低RDS病死率。Curosurf（固尔苏）临床研究中对照组病死率为50%，治疗组为30%，使RDS净存活率提高20%。20世纪90年代初的临床研究表明，肺表面活性物质治疗使RDS的生存率提高到75%，在多剂量治疗时可以提高到80%～90%。美国在20世纪80年代末开始常规应用肺表面活性物质治疗RDS，在1989—1990年间1岁以下婴儿病死率由8.5%下降为6.3%，主要为RDS死亡率的下降。

二、病因及发病机制

（1）因肺发育不成熟，过低的表面活性物质使肺泡气液界面表面张力升高，肺泡萎陷，使功能余气量下降，肺顺应性曲线下移，顺应性下降，无效腔通气，呼吸做功显著增加，能量耗竭，导致全身脏器功能衰竭。

（2）不成熟肺的肺泡数量和通气面积太少，肺泡间隔宽，气体弥散和交换严重不足。

（3）呼气末肺泡萎陷，通气困难，出现低氧血症，使肺泡上皮细胞合成表面活性物质能力下降。

（4）持续低氧导致肺血管痉挛，出现肺动脉高压，肺血流减少，肺外右向左分流，肺内动静脉分流，使通气，灌流比例失调，影响气血交换。

(5)持续低氧和酸中毒可以造成心肌损害,心输出量下降,全身性低血压、低灌流,最后出现以呼吸衰竭为主的多脏器衰竭。

三、病理组织学

大体解剖时,肺多为实变,外观显暗红色,水中下沉。机械通气后的肺泡可以局部扩张,未经机械通气的 RDS 患儿肺主要表现为不张、充血和水肿。显微镜下肺泡萎陷,上皮细胞多立方状、少扁平状,肺泡间隔宽、充气少,细小支气管、肺泡导管和肺泡扩张,上皮细胞脱落坏死,有呈嗜伊红色膜内衬,为透明膜形成。已经通过气的肺则主要为小气道损伤,为肺泡不张的继发性改变。肺微血管和毛细血管中可以有血栓形成、出血。

四、病理生理

由于肺表面活性物质的分泌合成作用下降,肺表面活性物质再循环途径的阻断,或者因肺泡腔内液体过多(转运障碍、高渗出),均可以使肺表面活性物质不足。病理性渗出液含大量血浆蛋白,在肺泡腔内干扰和抑制肺表面活性物质功能。出生时吸入、肺炎、肺发育不良、肺出血以及窒息缺氧性损害等出生早期病况均可与上述病理生理相关。早产儿肺内肺表面活性物质的磷脂总量只有足月儿的10%~30%或更低,且缺乏 SP-A、B、C 等主要肺表面活性物质蛋白,因而在数量和质量上均劣于足月儿,是发生 RDS 的主要原因。应用外源性肺表面活性物质制剂可以迅速提高肺内的肺表面活性物质含量。将肺表面活性物质经气道滴入 RDS 患儿肺内后,肺表面活性物质磷脂会立即被肺泡上皮细胞摄取,并逐渐强化内源性肺表面活性物质的功能活性,特别是促使 SP-A、B、C 的合成分泌。这一过程与用药后的临床反应和转归密切相关。

五、临床表现

RDS 主要发生在早产儿,尤其在胎龄小于 32 周、出生体重低于 2000g 的早产儿。可以是刚一出生即出现症状或出生后 6 小时内发病,表现为呼吸困难症状,如呼吸频率加快(>60 次/分)或呼吸浅弱,鼻翼扇动,呼气呻吟,锁骨上、肋间和胸骨下吸气性凹陷(“三凹征”),青紫。这类症状呈进行性加重,并可发生呼吸暂停。典型的 X 线胸片显示 RDS 早期的肺部网状细颗粒影和后期的毛玻璃状(“白肺”)征象以及相对增强的支气管充气征,伴早产儿胸廓和肺容积偏小特征。血气分析显示酸中毒、低氧血症和高碳酸血症。如果持续低氧血症和酸中毒不能纠正,患儿可以并发肺动脉高压、呼吸与心力衰竭，可在48～72小时内死亡。尤其多见于出生体重低于1500g的早产儿。经辅助或强制通气的患儿在3～5天后，随内源性肺表面活性物质增多，症状会好转，表现为自限性恢复的特点。

六、辅助检查

1.X线胸片

是确诊和评估病情轻重的重要依据。按病情程度分四级：Ⅰ级为网状颗粒状阴影；Ⅱ级是在Ⅰ级的基础上出现支气管充气征；Ⅲ级，心影已模糊不清；Ⅳ级为白肺。

2.胃液泡沫稳定实验

可初步估计患者肺表面活性物质的产生量。生后30分钟内（越早越好）抽取胃液或气管内分泌物1mL加95%乙醇1mL，震荡15秒，静置15分钟后沿管壁仍有一圈泡沫为阳性，发生本病的可能性小。如阴性，提示本病的可能，但有部分假阴性。

3.其他非特异性检查项目

对确诊疾病无明显帮助，但可协助判断病情的严重程度。血气分析可呈不同类型呼吸衰竭，心脏超声也可有不同程度的肺动脉高压表现。

七、诊断

根据临床表现和辅助检查便可确诊。

八、鉴别诊断

1.急性呼吸窘迫综合征

主要继发于严重窒息和感染，常在原发病后1～3天出现气促、发绀、呼吸循环衰竭，X线胸片以浸润性、肺气肿改变为主，严重者融合成大片状，肺泡萎陷不明显。

2.湿肺

多见于足月剖宫产儿，一般呈自限性。X线表现以肺泡、间质、叶间胸膜积液为主。

3.吸入性肺炎

常有宫内窘迫史，生后即呼吸困难、呻吟，X线表现除斑块阴影外，肺气肿较明显。

4.B组溶血性链球菌感染

孕妇往往有羊膜早破史或感染表现,X线胸片除支气管充气外,常有较粗糙的点、片状阴影,有不同程度的融合趋势,应用抗生素治疗有效。

九、治疗

1.一般治疗

(1)保暖和营养供给:维持体温在36.5～37℃,供给充足热量,液体量不宜过多。

(2)纠正酸中毒和电解质紊乱。

(3)抗生素:对有明确感染征象者使用抗生素治疗。

2.对症治疗

(1)氧疗:合理的氧疗是治疗的关键。由于大部分患者为早产儿,过度的氧疗容易导致氧损伤。因此,供氧时应做血氧饱和度和动脉血气监测,使PaO_2维持在7.32～10.64kPa(55～80mmHg)、SaO_2维持在85%～95%。如供氧浓度已达70%,PaO_2仍<6.65kPa(50mmHg)时,应改用鼻塞持续气道正压通气(CPAP),开始压力为0.39～0.59kPa(4～6cmH_2O),可调至0.49～0.78kPa(5～8cmH_2O)。如CPAP压力>0.78kPa(8cmH_2O),PaO_2仍<6.65kPa(50mmHg)或$PaCO_2$>7.89kPa(60mmHg),或频发呼吸暂停时,应行气管插管机械通气。根据血气分析结果调节呼吸机参数。严重呼吸衰竭患儿用常频通气无效时,可考虑改用高频通气。

(2)一氧化氮吸入疗法:肺动脉高压是新生儿呼吸窘迫综合征的致病环节之一,如有条件,可给予一氧化氮吸入以扩张肺血管,降低肺动脉压力,对改善氧合有明显帮助。

(3)关闭动脉导管:可用吲哚美辛(消炎痛),每次0.1～0.2mg/kg。隔12小时、24小时后再各用1次。静脉滴注效果较好,口服较差,生后3天内用药效果较好,若无效可行外科手术结扎。

3.对因治疗

新生儿呼吸窘迫综合征是单病因疾病,临床上现普遍采用表面活性物质替代疗法。表面活性物质分为天然制剂、半合成制剂和人工合成制剂三类,天然制剂疗效优于合成制剂。已确诊为本病时应尽早使用,剂量根据不同制剂而定,经气管内给药,可用2～4次,一般首次用药后12小时重复1次即可。

4.预防

胎龄 24～31 周有高危因素的早产儿，可在生后即刻(15～30 分钟)应用表面活性物质，而不用等待症状出现后再应用。

第三节 新生儿胎粪吸入综合征

胎粪吸入综合征(MAS)也称为胎粪吸入性肺炎，多见于足月儿和过期产儿。胎粪最早可见于 32 周早产儿，但一般在 38 周后出生的新生儿为明显；自出生后第一天排泄出，胎粪为墨绿色、无味、黏稠的肠道排泄物，由胎儿消化道和皮肤脱落细胞、分泌物、胎脂等组成，不含细菌。在胎儿接近成熟时，胎粪可以受肠道蠕动作用，在副交感神经和肠动素影响下，排出到羊水中。胎儿在宫内的呼吸运动，在促使肺液分泌时，也可以将胎粪污染的羊水吸入气道和肺内。在脐带受压、胎儿窘迫、低氧血症、分娩时窒息等病理条件下，胎儿出现肛门括约肌松弛及强烈呼吸运动，可以将胎粪污染的羊水大量吸入。

一、临床流行病学

胎粪污染羊水可见于 1/10～1/4 的活产足月和过期产新生婴儿，其中约 1/3 可以出现临床呼吸困难的症状。发生严重呼吸衰竭、依赖气道插管和机械通气者仅占小部分。中国香港资料显示胎粪污染羊水占 13%的活产婴儿，其中 12%诊断为 MAS，依赖气道插管和机械通气者占 MAS 的 15%，或者为胎粪污染羊水活产婴儿的 1.4%。发生 MAS 危险性随胎龄而增大，在胎龄 37 周为 2%，但到 42 周时可以高达 44%。

二、病因和病理生理学

大量羊水胎粪吸入可以在产程未发动时、产程启动和分娩阶段。一般认为 MAS 与胎儿宫内窘迫相关，但目前资料并不完全支持。胎儿心率变化、Apgar 评分、胎儿头皮血 pH 等指标与羊水胎粪污染并不相关。但根据 MAS 随胎龄危险性增高看，提示宫内胎粪排出与胎儿副交感神经发育成熟及对于脐带受压迫后的反射性调节有关，而且胎粪排出也反映了胎儿消化道的发育成熟带来的自然现象。在胎儿受到刺激时(受挤压、脐带扭结、窒息、酸中毒等)，胎儿肛门括约肌松弛并排出胎粪入羊水中，同时反射性开始深呼吸，将污染的羊水及胎粪吸入气道和肺内。由于正常情况下，肺内分泌液保持肺液向羊膜囊流动，胎儿宫内呼吸运动的实际幅度非常小，即使出现少量胎粪进入羊水并不会被大量吸入肺内。但在妊娠后期随羊水减少、产程发动开始刺激胎儿等因素，可能表现为胎儿出现窘迫的征象。

进入气道的胎粪颗粒可以完全阻塞支气管，导致肺叶或肺段不张。当气道部分阻塞时，因气道压力高，使气体进入外周肺泡较容易，而排出气体压力较低，使气道部分阻塞成为完全阻塞，外周肺泡气体滞留导致肺气肿。肺组织过度膨胀时表现为肋间饱满、下压横膈等征象。在大小气道内的胎粪，可以刺激黏膜，产生炎症反应和化学性肺炎。出生后复苏抢救时，如果气道内的胎粪没有及时吸引清除，会逐渐向小气道及外周肺组织内移动，进入肺泡的胎粪则可以抑制肺表面活性物质，导致局部肺泡萎陷。肺部在以上原因的综合影响下，通气和换气功能出现障碍，表现为持续低氧血症、高二氧化碳血症和酸中毒等，严重时出现肺动脉高压。进入肺泡的胎粪颗粒可以立即被肺泡巨噬细胞吞噬和消化。

由于 MAS 往往伴有产前、产时和产后的缺氧，可能在生后早期肺部的病理损伤方面起更大的影响。气道和肺泡上皮细胞可以因缺氧而变性、坏死、脱落，肺泡内有大量渗出和透明膜形成。

三、临床表现及诊断

对 MAS 临床诊断主要有以下方面：

1.宫内窘迫史

有宫内窘迫或产时窒息者，可以在出生后 1、5、10 分钟进行 Apgar 评分，低于 3 分，为严重窒息可能。但严重 MAS 者，Apgar 评分可能在 3～6 分，与临床呼吸窘迫程度不成比例相关。

2.分娩时有胎粪污染羊水

此为发生呼吸窘迫的重要临床诊断依据。如果在分娩时有大量胎粪在婴儿皮肤、指甲、脐带污染，或从口腔、气道吸引出胎粪，则对于呼吸窘迫的病因基本可以确定。

3.临床出现呼吸困难症状

一般表现为进行性呼吸困难，有肋间凹陷征。在出生后 12～24 小时，随胎粪进入外周肺而表现出呼吸困难加重，气道吸引出胎粪污染的液体。呼吸困难的原因可以是气道阻塞使肺泡扩张困难，但更由于窒息导致胎儿肺液不能排出和低氧性肺内血管痉挛。体格检查可以发现胸廓较饱满等，系肺气肿的缘故。

4.放射学检查

有胎粪颗粒影、肺不张和肺气肿等征象。

5.重症 MAS 血气检查

表现为低氧血症和高碳酸血症，可以有严重混合性酸中毒，必须依赖经气道插管和机械通气。

四、治疗

(1)预防为主：常规产科吸引，头娩出后挤口鼻，吸引。

(2)气管插管吸引：窒息+胎粪黏稠(或不太黏稠)者气管插管吸引。胎粪黏稠无窒息，婴儿活跃者应权衡利弊，如气管插管不困难最好气管插管吸引。

(3)体位引流，高浓度湿化头罩给氧.保持安静。

(4)持续正压(CPAP)呼吸。

(5)上述方法无效考虑应用间断强制呼吸(IMV)，因病变不均匀，注意各项参数选择及调整。为防止气漏发生可用 SIMV，有条件的用较低频率(6～10Hz)的高频通气(HFOV)。

(6)广谱抗生素预防感染，用镇静剂，减少躁动，病情突然恶化应想到气胸的可能。

(7)用人工合成表面活性物质治疗重症 MAS 的效果尚需进一步临床证实。有持续肺动脉高压(PPH)用相应治疗。

第四节　新生儿持续肺动脉高压

出生后胎儿心血管系统必须很快适应宫外生活的新需求，其循环转换障碍在新生儿肺动脉高压的发生中起重要作用。如果不能顺利实现出生后肺血管阻力(PVR)的持续下降，可引起持续肺动脉高压(PPHN)。PPHN 指生后肺血管阻力持续性增高，肺动脉压超过体循环动脉压，使由胎儿型循环过渡至正常“成人”型循环发生障碍，而引起的心房及(或)动脉导管水平血液的右向左分流，临床出现严重低氧血症等症状。PPHN 多见于足月儿、近足月或过期产儿，但是早产儿亦可出现肺血管阻力的异常增高。该病已成为新生儿监护病房(NICU)的重要临床问题，可出现多种并发症，包括死亡、听力损伤、神经发育损伤和其他问题。

一、PPHN 的相关病因和机制

宫内慢性缺氧或围生期窒息是最常见的相关发病因素；宫内慢性缺氧和窒息可致 eNOS 及 Ca^{2+} 敏感钾通道基因表达降低，而后者是介导肺血管扩张的重要介质；血小板衍化生长因子(PDGF)也是较强的平滑肌细胞促分裂素，它在慢性肺高压的肺平滑肌增生中起重要作用。慢性缺氧可致肺小动脉的重塑和异常肌化；生后急性缺氧可致缩血管介质的释放以对抗生后肺血管的扩张。

肺实质性疾病，常见有呼吸窘迫综合征(RDS)、胎粪吸入综合征(MAS)和肺炎等，它们可因低氧而出现肺血管收缩、肺动脉高压。上述情况虽然与肺血管的暂时性痉挛有关，但与新生儿的胎龄(成熟度)有较大关系，所以 PPHN 常发生在足月儿或过期产儿，早产儿相对少见，如有，也多见于有宫内生长滞缓的早产儿。

肺发育不良，包括肺实质及肺血管发育不良，如肺泡毛细血管发育不良、肺实质发育低下和先天性膈疝、心功能不全，病因包括围产期窒息、代谢紊乱、宫内动脉导管关闭等；母亲在产前接受非类固醇类抗炎药物如布洛芬、吲哚美辛和阿司匹林等。环氧化酶抑制剂能减少花生四烯酸的合成，使动脉导管过早关闭。因宫内动脉导管关闭，可致外周肺动脉的结构重塑，肺动脉肌化、肺血管阻力增高而导致 PPHN 的发生。肺炎或败血症时，由于细菌或病毒、内毒素等引起的心脏收缩功能抑制、内源性 NO 的抑制、血栓素和白细胞三烯的释放、肺微血管血栓、血液黏滞度增高、肺血管痉挛等。遗传因素在 PPHN 发病中的作用仍不十分清楚。2001 年，Pearson 在新英格兰医学杂志首次报道了氨基甲酰磷酸合成酶基因多态性与 PPHN 的关系，该基因的多态性与尿素循环中间产物精氨酸和瓜氨酸水平相关，在新生儿期尿素循环尚未发育完善，由于遗传因素而致的氨基甲酰磷酸合成酶功能低下，使精氨酸和瓜氨酸水平的下降可影响 NO 的产生，最终导致 PPHN 的发生。母亲在孕期使用选择性五羟色胺再摄取抑制剂(SSRI)(如百优解)抗抑郁治疗，可使新生儿 PPHN 的发病率增加，其中在孕 20 周之后仍使用该药显著增加 PPHN 的发生，而在孕 20 周前应用该药或在孕期任何时间应用非 SSRI 类抗抑郁药并不增加 PPHN 的发生。

二、PPHN 发病的病理形式

PPHN 并不是一种单一的疾病，而是由多种因素所致的临床综合征，因此对不同病因及不同病理生理改变的 PPHN，临床处理、治疗反应往往有差异。了解 PPHN 的发病相关因素对治疗方法的选择、疗效估计和预后判断有重要意义。PPHN 的病理生理基本有三种形式：

1.肺血管适应不良

指肺血管阻力在生后不能迅速下降，而其肺小动脉数量及肌层的解剖结构正常。肺血管阻力的异常增加是由于肺实质性疾病如胎粪吸入综合征(MAS)、

RDS、围生期应激、酸中毒、低温、低氧、高碳酸血症等引起；这些患者占 PPHN 的大多数，其肺血管阻力增高属于对急性损伤的异常适应，其改变是可逆的，对药物治疗常有反应。

2.肺血管发育不良

指在宫内表现为平滑肌从肺泡前生长至无平滑肌的正常肺泡内动脉，而肺小动脉的数量正常，属于对慢性损伤的代偿，也属于适应不良。由于血管平滑肌肥厚、管腔减小使血流受阻。慢性宫内缺氧可引起肺血管重塑和中层肌肥厚；宫内胎儿动脉导管早期关闭（如母亲应用阿司匹林、吲哚美辛等）可继发肺血管增生；对于这些患者，治疗效果较差。

3.肺血管发育不全

指气道、肺泡及相关的动脉数减少，血管面积减小，使肺血管阻力增加。X 线胸片见肺血管纹少，肺野相对清晰，故可称为“黑色肺 PPHN”。该型 PPHN 的病理改变可见于先天性膈疝、肺发育不良等，其治疗效果最差。

三、临床表现

患者多为足月儿或过期产儿，可有羊水被胎粪污染、围生期窒息、胎粪吸入等病史。生后除短期内有窘迫外，在生后 24 小时内可发现有发绀，如有肺部原发性疾病，患儿可出现气急、三凹征或呻吟，动脉血气显示严重低氧，二氧化碳分压相对正常。应强调，在适当通气情况下，任何新生儿早期表现为严重的低氧血症及肺实质疾病的严重程度与胸部 X 线表现不成比例，并除外气胸及先天性心脏病时均应考虑 PPHN 的可能。

PPHN 患儿常表现为明显发绀，一般吸氧不能缓解；通过心脏听诊可在左或右下胸骨缘闻及三尖瓣反流所致的收缩期杂音。因肺动脉压力增高而出现第二心音增强。

当新生儿在人工呼吸机应用时，呼吸机参数未变而血氧分压不稳定应考虑有 PPHN 可能。当有肺实质性疾病存在通气/血流失调时，也可出现血氧分压的不稳定，故该表现也不是 PPHN 所特有。

四、辅助检查

1.超声多普勒检查

该项检查已作为 PPHN 诊断和评估的主要手段，可排除先天性心脏病的存在；证实心房或动脉导管水平右向左分流；提供肺动脉高压程度的定性和定量诊断证据，并可进行一系列血流动力学评估。小儿肺动脉高压分度：肺动脉收缩压30～40mmHg为轻度，41～70mmHg为中度，>70mmHg为重度。也有学者认为婴幼儿应以肺动脉压/体动脉压比值作为分度指标更有意义，0.35～0.45、0.46～0.75、>0.75分别为轻、中、重度。

2.高氧试验

吸100%氧10分钟后患儿发绀不缓解，此时取左桡动脉或脐动脉血(动脉导管后血)做血气分析，如 PaO_2 <50mmHg，提示存在PPHN或发绀型先天性心脏病所致的右向左血液分流。

3.动脉导管前、后 PaO_2 差异试验

同时取右、左桡动脉(或右桡动脉、脐动脉)血，前者为导管前血，后者为导管后血，如两份血 PaO_2 差异≥15～20mmHg或两处的经皮血氧饱和度差>10%，且导管前血高于导管后血，说明在动脉导管水平有右向左分流，但仅有卵圆孔分流者差异不明显。

4.高氧通气试验

用呼吸器吸100%氧，以100～150/min的呼吸频率，吸气峰压为30～40cmH_2O，使 $PaCO_2$ 下降至20～30mmHg，pH上升至7.5左右时，则肺血管扩张，阻力降低，右向左分流逆转，PaO_2 明显上升。此方法可用于鉴别PPHN和先天性心脏病，后者 PaO_2 不上升。

5.心电图

与年龄一致的右心室占优势。可能有心肌缺血ST-T波的改变。

6.X线片

部分肺动脉高压的患儿肺血管影减少，继发于肺部疾病者(胎粪吸入，肺透明膜病)可发现相应的肺部改变。心胸比例可稍增大。

五、诊断

根据临床表现和辅助检查便可确诊。

六、鉴别诊断

主要与引起发绀的以下两种情况进行鉴别。

1.呼吸系统疾病

可引起发绀，但多数发绀与呼吸困难一致，而PPHN两者不一致，发绀重而呼吸困难多不明显，高氧试验两者为相反的结果。

2.发绀型先天性心脏病

为PPHN的主要鉴别疾病，主要靠超声心动图可发现先天性心脏畸形。胸部X线片、心电图及高氧通气试验可做参考。

七、治疗

(1)基础疾病治疗及保持安静、体温正常，纠正低血糖、低血钙、酸中毒及其他代谢紊乱。

(2)降低肺动脉压力

①机械通气：通过较高呼吸频率，高通气以降低 $PaCO_2$ 至4.0～4.67kPa，并吸入氧浓度高。以期达到扩张肺动脉，降低肺动脉压力，呼吸器参数初调值：FiO_2 1.0，RR 80～100次/分，PIP 1.96～2.94kPa、PEEP 0.196～0.294kPa。I∶E为1∶1，流量20～30L/min。待右向左分流消失，氧合情况稳定后，缓慢调低呼吸器参数；逐次调低 FiO_2 1%～2%，PIP 0.098～0.196kPa。由于高通气易并发气胸应提高警惕。亦可用高频震荡通气。

②药物降低肺血管阻力

a.5%碳酸氢钠：若高通气机械呼吸仍不能使pH达7.45，可酌情使用之，使血液pH偏碱，有利肺血管扩张。

b.妥拉唑啉：首次剂量1mg/kg自上肢或头皮静脉缓注10分钟，继以每小时1～2mg/kg静脉点滴维持。本药有全身血压下降、少尿、抽搐、胃肠道出血、十二指肠穿孔、血小板减少等不良反应，且发生率高，使用要谨慎。

c.硫酸镁：首剂200mg/kg，稀释成10%浓度20～30分钟内静脉推注，继以每小时20～50mg/kg静脉点滴维持(血浓度2.88～5.67mmol/L)，待肺动脉压力下降，氧合情况稳定后10～12小时起逐渐减量。有全身血压下降，完全性传导阻滞，呼吸减慢，膝反射消失等不良反应。

③吸入一氧化氮(NO)：吸入NO可选择性扩张肺血管，降低肺血管阻力和肺动脉压力，开始吸入NO 5～10ppm，有效者吸入不久经皮氧饱和度即上升，若NO吸入治疗30分钟经皮氧饱和度仍＜85%，逐渐提高NO吸入浓度，大部分在20ppm以内即有效。肺动脉压力下降，氧合情况稳定10～12小时，逐步调低NO吸入浓度。NO与氧结合形成 NO_2，过高 NO_2 对肺组织有害；NO本身为自由基，大量吸入可造成损伤；NO于血红蛋白结合形成高铁血红蛋白，当高铁血红蛋白＞3%时会造成缺氧；此外NO尚可抑制血小板凝聚功能。虽临床所用上述NO吸入浓度是安全的，但仍应监测。

(3)维持正常血压:应使血压高于肺动脉压力,一般保持收缩压>8.0kPa。对血容量不足者输注白蛋白(1g/kg)或血浆(10mL/kg);无血容量不足或输注血浆后血压仍不稳者可用正性肌力药;多巴胺每分钟5～10μg/kg静脉滴注,效果不理想者合用多巴酚丁胺每分钟10μg/kg静脉滴注。

第五节　新生儿低血糖症

尽管存在争议,但一般认为不论胎龄和日龄,新生儿全血血糖低于2.2mmol/L为低血糖症(全血的血糖浓度较血浆低10%～15%)。低血糖持续存在或反复发生超过7天称为新生儿持续低血糖症。

一、病因

1.糖原储备不足

见于宫内生长迟缓、小于胎龄儿、早产儿等。

2.暂时性低血糖症

主要见于围生期应激、败血症、窒息、缺氧缺血性脑病、低体温、红细胞增多症、休克、妊娠期糖尿病或胰岛素依赖性糖尿病母亲的婴儿、糖摄入量不足、母亲用药等。

3.引起复发性或持续低血糖的原因

(1)激素过多的高胰岛素血症:如Beckwith-Wiedemann综合征、胰岛细胞腺瘤、β细胞增生或发育不良、胰岛细胞增生症。

(2)激素缺乏:如生长激素缺乏、促肾上腺皮质激素无反应、甲状腺素缺乏、肾上腺素缺乏、胰高血糖素缺乏、皮质醇缺乏、脑垂体发育不良、先天性视神经发育不良、下丘脑激素缺乏。

(3)糖类、氨基酸或脂肪酸代谢遗传缺陷。

(4)医源性因素:骤停输糖、换血、脐动脉插管不当等。

二、临床表现

新生儿低血糖常缺乏症状,同样血糖水平对患儿的症状轻重差异很大,原因尚不明。无症状性低血糖较症状性低血糖多10～20倍。症状和体征常为非特异性,多出现在生后数小时至1周内,或因伴发其他疾病过程而被掩盖。主要表现为反应差、阵发性发绀、震颤、眼球不正常转动、惊厥、呼吸暂停、嗜睡、不吃等,有的出现多汗、苍白及反应低下等。

新生儿低血糖可引起低血糖脑病，低血糖易引起脑损伤的时机和机制未明；低血糖对脑组织的损伤取决于低血糖的严重程度及持续时间，多数作者认为症状性低血糖预后较差，但无症状的低血糖持续时间过长，也会导致中枢神经系统损伤。神经系统后遗症，包括精神发育迟滞、癫痫发作、小头畸形和注意力缺陷障碍等。低血糖所致的神经损害类似于缺氧性脑损伤；低血糖影响脑的供能系统，Na^{+}-K^{+} ATP 酶功能首先受到影响，造成细胞内钾外流，细胞外钠进入细胞，引起细胞的肿胀、变性和坏死。另有报道低血糖可减少脑血流灌注而致脑组织损伤。葡萄糖再灌注引起中枢 NADPH 氧化酶的激活，导致了超氧化物产生和神经元死亡。病理表现主要是大脑皮质广泛的神经细胞变性和坏死；胶质细胞增生，以枕部及基底节最严重，有时可损伤视觉中枢。

三、实验室检查

血糖测定及其他检查：血糖测定是确诊和早期发现本症的主要方法。生后 1 小时内应监测血糖。对有可能发生低血糖者(如 SGA 儿)，应于生后第 3、6、12、24 小时监测血糖。诊断不明确者根据需要查血型、血红蛋白、血钙、血镁、尿常规与酮体，必要时做脑脊液、X 线胸片、心电图或超声心动图等检查。MRI 的检查发现具有特征性的改变：脑室周围白质 T_2 加权象异常高强度成像和(或)邻近的大脑皮质萎缩伴顶枕叶和枕区灰质白质分化缺陷。部分患者有多囊性脑软化。血糖低于 30mg/dL 的患者更易出现严重 MRI 改变。

四、治疗及预防

预防比治疗更为重要，对可能发生低血糖者，生后 1 小时即开始喂(或鼻饲)10％葡萄糖液，每次 5～10mL/kg，每小时 1 次，连续 3～4 次。生后 2～3 小时开始喂奶，24 小时内每 2 小时喂 1 次。体重低于 2kg、窒息儿复苏困难或时间长者，应尽快给予 5％～10％葡萄糖液 2～6mL/kg。此时输注葡萄糖液浓度不应太高，以防止高渗血症和高血糖症。出现低血糖症状时，应立即静脉注入 25％葡萄糖液 2～4mL/kg(早产儿可用 10％葡萄糖液 2mL/kg)，速度为 1mL/mm。随后继续滴入 10％葡萄糖液，速度为 3～5mL/(kg・h)；葡萄糖液滴入速度为 5～8mg/(kg・min)，以维持正常血糖水平。如为糖原贮备不足引起的低血糖(如 SGA 儿)，或血糖不能维持正常水平时，可将继续滴入的葡萄糖液改为 12.5％～15％葡萄糖液，以8～10mL/(kg・min)的速度输注。24～48 小时后，输入的溶液中应含生理需要量的氯化钠和氯化钾。症状好转后及时喂奶,同时逐渐减少葡萄糖的输入。在血糖>2.2mmoL/L 达 1~2 天后,可改为 5%葡萄糖液滴注后渐停。在血糖稳定以前,每天至少测血糖 1 次。如用上述方法补充葡萄糖仍不能维持血糖水平,可加用氢化可的松 5~10mg/(kg·d),至症状消失、血糖恢复正常后 24~48 小时停止。激素疗法可应用数天至 1 周。高血糖素 0.1~0.3mg/kg 肌注,必要时 6 小时后重复应用。肾上腺素和生长激素仅用于治疗慢性难治性低血糖症。此外,应积极治疗原发病,如半乳糖血症应完全停止乳制品,代以不含乳糖的食品;亮氨酸过敏的婴儿,应限制蛋白质;糖原累积症应昼夜喂奶;先天性果糖不耐受症则应限制蔗糖及水果汁等。治疗期间还需保持一定环境温度以降低热能消耗,并监测血糖变化。

第六节　新生儿高血糖症

凡新生儿血糖高于 7.0mmol/L(125mg/dL)称为高血糖症。

一、病因

1.医源性高血糖

常见于早产儿,多由于输注葡萄糖溶液的速度过快或不能耐受所致。引起血糖增高的因素主要为:①血糖调节功能不成熟,对糖耐受力低,尤其是早产儿、SGA(小于胎龄儿),这些婴儿胰岛β细胞功能不完善,对输入葡萄糖反应不灵敏和胰岛素活性较差。②疾病影响:在应激状态下,如处于窒息、感染、休克、颅内出血或寒冷损伤的新生儿,由于儿茶酚胺分泌增加,皮质醇分泌增多导致糖原分解加快,糖原异生作用增强以及胰岛分泌减少或胰岛素受体敏感性下降而导致高血糖。③其他:母分娩前短时间内静脉滴注葡萄糖和糖皮质激素以及婴儿在产房复苏时应用高渗葡萄糖、肾上腺素等。

2.暂时性高血糖

又称假性糖尿病,与胰岛β细胞暂时性功能低下有关,约 1/3 家族中有糖尿病患者。病程呈暂时性,血糖增高可达 14mmol/L(250mg/dL),消瘦、脱水和尿糖阳性。愈后不再复发,一般无需治疗。

3.真性糖尿病

新生儿少见。

二、临床表现与诊断

高血糖不重者无临床症状，血糖增高显著或持续时间长的患儿可发生高渗血症、高渗性利尿，出现脱水、烦渴、多尿等。呈特有面貌，眼闭合不严，伴惊恐状。体重下降，血浆渗透压增高。新生儿因颅内血管壁发育较差，出现严重高渗血症时，颅内血管扩张，甚至发生颅内出血。有人报道早产儿血糖＞33.6mmol/L(600mg/dL)时易发生脑室内出血。

血糖增高时，常出现糖尿。医源性高血糖，糖尿多为暂时性和轻度。暂时性糖尿病患儿的尿糖可持续数周或数月。除真性糖尿病外，医源性高血糖症或暂时性糖尿病时，尿酮体常为阴性或弱阳性。伴发酮症酸中毒者较少见。

由于新生儿高血糖症常无特异临床表现，诊断主要依据血糖和尿糖检测，但应及时查清原因，以利治疗。

三、预防

预防的主要措施是控制葡萄糖输入的速度，临床上应注意以下几点：

(1)对母分娩前短时间内和新生儿在产房复苏时用过葡萄糖者，入病房后先查血糖(用试纸法或微量血糖法)，然后决定所需输糖速度。

(2)在新生儿窒息复苏时及低体温等情况下，应慎用25%高渗葡萄糖，稀释药物以5%葡萄糖为宜，应考虑在应激状态下血糖往往不低，且易有高血糖的可能。

(3)对早产儿、SGA，尤其在有中枢神经系统损害时，输葡萄糖速度勿＞5～6mg/(kg・min)，应监测血糖、尿糖，以调整输糖速度和浓度。

(4)进行肠道外营养的新生儿，补充热卡不能单靠提高葡萄糖浓度来解决，应加用多种氨基酸液和类脂质以达全静脉营养的目的。如同时静脉点滴含精氨酸的氨基酸溶液，则可刺激胰岛素的分泌。既增加能量摄入，又不致高血糖。为避免高血糖的发生，美国儿童营养协会建议，脂肪乳剂输入时间延长到24小时，以0.2～0.25g/(kg・h)速度输入。肠道外营养及限制液体的婴儿持续静滴胰岛素可以增加糖耐量，提供热量营养。

四、治疗

(1)医源性高血糖症应根据病情暂时停用或减少葡萄糖输入量，严格控制输液速度，并监测血糖加以调整。肠道外营养应从葡萄糖的基础量开始，逐步增加。

(2)重症高血糖症伴有明显脱水表现时，应及时补充电解质溶液，以迅速纠正血浆电解质紊乱状况，并降低血糖浓度和减少糖尿。

(3)对空腹血糖浓度＞14mmol/L(250mg/dL)伴尿糖阳性或高血糖且持续不见好转者，可试用胰岛素每次 0.1～0.3U/kg，6～12 小时一次，密切监测血糖和尿糖改变，以防止低血糖的发生。在血糖正常后仍需密切监测血糖，最好每 2 小时 1 次，根据血糖值及时调整葡萄糖输注速度，直至血糖稳定 12 小时后再适当延长监测时间。

(4)高血糖持续，尿酮体阳性，应作血气监测，并及时纠正酮症酸中毒。

(5)去除病因，治疗原发病，如停用激素、纠正缺氧、恢复体温、控制感染、抗休克等。

第三章　呼吸系统疾病

第一节　急性上呼吸道感染

急性上呼吸道感染系由各种病原引起的上呼吸道的急性感染(俗称“感冒”)，是小儿最常见的疾病。该病主要侵犯鼻、鼻咽和咽部，根据主要感染部位的不同可诊断为急性鼻炎、急性咽炎、急性扁桃体炎等。

一、病因

90%以上为病毒感染，主要有鼻病毒、呼吸道合胞病毒、流感病毒、副流感病毒、腺病毒、冠状病毒等。病毒感染后可继发细菌感染，最常见为溶血性链球菌，其次为肺炎链球菌、流感嗜血杆菌等。肺炎支原体也可引起上呼吸道感染。

婴幼儿时期由于上呼吸道的解剖和免疫特点而易患本病。营养障碍性疾病，如维生素D缺乏性佝偻病，亚临床维生素A、锌或铁缺乏症等，或免疫缺陷病、被动吸烟、护理不当、气候改变和环境不良等因素，则易发生反复上呼吸道感染或使病程迁延。

二、临床表现

症状可轻可重。一般年长儿症状较轻，婴幼儿症状较重。

1.一般类型上呼吸道感染

(1)症状：①局部症状有鼻塞、流涕、喷嚏、干咳、咽部不适和咽痛等。②全身症状有发热、烦躁不安、头痛、全身不适、乏力等。部分患儿有食欲缺乏、呕吐、腹泻、腹痛等消化道症状。

婴幼儿起病急，全身症状为主，常有消化道症状，局部症状较轻。多有发热，体温可高达39～40℃，热程2～3天至1周，起病1～2天可因高热引起惊厥。

(2)体征：可见咽部充血，扁桃体肿大。可有下颌和颈淋巴结肿大。肺部听诊一般正常。肠道病毒感染者可见不同形态的皮疹。

2.两种特殊类型上呼吸道感染

(1)疱疹性咽峡炎:①由柯萨奇A组病毒引起,好发于夏、秋季。起病急骤。②症状有高热、咽痛、流涎、厌食、呕吐等。③体征有:咽部充血,咽腭弓、软腭、腭垂黏膜上可见数个至十数个2~4mm灰白色的疱疹,周围有红晕,1~2天破溃形成小溃疡。疱疹也可发生于口腔的其他部位。④病程为1周左右。

(2)咽结合膜热:①病原体为腺病毒3型和7型,好发于春、夏季,散发或发生小流行。②症状有高热、咽痛、眼部刺痛,有时伴消化道症状。③体征有咽部充血,可见白色点块状分泌物,周边无红晕,易于剥离;一侧或双侧滤泡性眼结膜炎,可伴球结膜出血;颈及耳后淋巴结增大。④病程1~2周。

三、辅助检查

(1)病毒感染者外周血白细胞计数正常或偏低,中性粒细胞减少,淋巴细胞计数相对增高。

(2)病毒分离和血清学检查可明确病原。

(3)免疫荧光、免疫酶及分子生物学技术可做出早期诊断。

(4)细菌感染者外周血白细胞计数可增高,中性粒细胞增高,在使用抗菌药物前行咽拭子培养可发现致病菌。

(5)C反应蛋白(CRP)和前降钙素原(PCT)有助于鉴别细菌感染。

四、鉴别诊断

1.流行性感冒

简称流感,由流感病毒、副流感病毒引起,最大的特点是突然发生和迅速传播。临床症状较重,表现为发病急骤、发热、寒战、头痛、肌痛、乏力等不适,体温在39~41℃,流感的流行病史对诊断有重要意义。

2.急性传染病早期

上呼吸道感染常为各种传染病的前驱症状 如麻疹、流行性脑脊髓膜炎、百日咳、猩红热等,应结合流行病史、临床表现及实验室资料等综合分析,并观察病情演变加以鉴别。

3.婴幼儿上呼吸道感染往往有呕吐、腹痛、腹泻等消化系统症状

可能被误诊为胃肠道疾病,必须慎重鉴别。

4.急性阑尾炎

伴腹痛者应注意与急性阑尾炎鉴别。急性阑尾炎腹痛常先于发热,腹痛部位

以右下腹为主,呈持续性,有固定压痛点、反跳痛及腹肌紧张、腰大肌试验阳性等体征,白细胞及中性粒细胞计数增高。

5.变应性鼻炎

有典型的过敏症状、病史,常与吸入变应原有关。常打喷嚏、鼻痒、鼻塞、流清水样鼻涕,但一般不发热,鼻黏膜苍白、水肿,鼻腔分泌物涂片示嗜酸性粒细胞计数增多和(或)血清特异性 IgE 含量增高,上述表现支持变应性鼻炎的诊断。

五、治疗

1.治疗

(1)一般治疗:充分休息,多饮水、给予有营养而易消化的食物、增加维生素。加强护理,保持室内空气新鲜和适当的温度与湿度。

(2)对症治疗:①发热:体温 38℃以下,一般可不处理。高热或有热惊厥史者应积极降温,可以头部冷敷,或口服阿司匹林 5～10mg/kg,或对乙酰氨基酚口服 5～10mg/kg,安乃近滴鼻、小儿解热栓肛门塞入,均有良好的降温作用;②鼻塞:轻者不必处理,影响哺乳时,可于授乳前用 0.5%麻黄素 1～2 滴,滴鼻;③止咳化痰;④镇静止痉:烦躁时苯巴比妥 2～3mg/kg,口服。

(3)抗病毒药物治疗:因上感多为病毒所致,目前尚无有效的抗病毒药物,现常用的有利巴韦林口服或雾化吸入。

(4)抗生素类药物:链球菌所引起的咽炎或扁桃体炎,用青霉素类或第一代头孢菌素治疗,疗效较好。

(5)中药:辨证施治,有一定疗效。

2.预防

(1)加强体育锻炼,多做户外活动,保持室内空气新鲜,增强营养和身体抵抗力,防止病原体入侵。

(2)根据气候变化适当增减衣服,加强护理,合理喂养,积极治疗佝偻病和营养不良。

(3)流行性感冒流行时不带孩子去公共场所。小儿集体机构,可用食醋 2～10mL/m^3 加水 1～2 倍,加热熏蒸至全部气化,每日一次,连续 5～7 日。

(4)必要时可采用免疫调节剂。

第二节　急性支气管炎

急性支气管炎是婴幼儿时期的多发病、常见病，多继发于上呼吸道感染，也常为某些传染病(如麻疹、百日咳、白喉等)的一种临床表现。

急性支气管炎的病原体是各种细菌或病毒，或为混合感染。凡可引起上呼吸道感染的病原体均可引起急性支气管炎。在病毒感染的基础上，可继发细菌感染。常见的致病菌为肺炎链球菌，流感嗜血杆菌及β溶血性链球菌A组等。营养不良、佝偻病、特应体质等是本病发生的诱因。

一、临床表现

(1)发病可急可慢，多先有上呼吸道感染症状，逐渐出现明显的咳嗽。轻者无明显病容，重者可有发热、头痛、乏力、纳差、精神萎靡等，也可伴有腹痛、呕吐、腹泻等消化道症状。咳嗽一般持续7～10天。如不及时治疗感染，可向下蔓延导致肺炎。

(2)胸部听诊有或多或少不固定的干性啰音及大、中湿啰音，咳嗽或体位变化后可减少或消失。

(3)血象：白细胞数正常或偏低，继发细菌感染者可升高。胸部X线检查多阴性或仅见双肺纹理增粗、紊乱。

二、诊断要点

根据患儿的呼吸道症状、体征，结合辅助检查多可诊断，但应注意与支气管异物、肿瘤压迫、肺炎早期等疾病相鉴别。

三、治疗

1.一般治疗

(1)护理：①保持良好的家庭环境卫生，室内空气流通、新鲜，控制和消除各种有害气体和烟尘，家庭成员戒除吸烟习惯。②合理衣着，避免受凉；加强室内空气流通，以温度18～20℃、湿度60%为宜；注意隔离，以防交叉感染。③加强体育锻炼，增强体质，提高耐寒能力和机体抵抗力。

(2)营养管理：由护士对患者的营养状况进行初始评估，记录在《住院患者评估记录》中。总分≥3分，有营养不良的风险，需在24小时内通知营养科医师会诊，根据会诊意见采取营养风险防治措施；总分＜3 分，每周重新评估其营养状况，病情加重应及时重新评估。

根据需要给予营养丰富的饮食，重症患儿进食困难者，可给予鼻饲或肠道外营养；注意适当补充白开水。

2.对症治疗

(1)镇咳化痰：一般不用镇咳药物，以免抑制中枢神经加重呼吸道炎症，导致病情恶化，但咳嗽重、妨碍休息者可给予适量镇静药物。痰多者可口服镇咳化痰药，也可给予雾化吸入治疗。帮助患儿定时变换体位，空心拳拍背，可以促使痰液排出。

(2)如果合并发热、呕吐、腹泻等给予相应对症处理，注意补充水、电解质，保持内环境稳定。

3.对因治疗

根据病原学结果选用合适的抗病毒治疗，并发细菌感染者，可选用适当的抗生素治疗。

第三节　毛细支气管炎

毛细支气管炎是婴儿期常见的下呼吸道炎症性疾病。多见于 2 岁以内，尤以 6 个月左右婴儿最为多见。微小的呼吸道管腔易因黏稠分泌物阻塞，黏膜水肿及平滑肌痉挛(1 岁半以内)而发生梗阻，并可引起肺气肿或肺不张。本病多发于冬春两季，呈散发性或流行性发病，后者称为流行性毛细支气管炎，又因该病是以喘憋为主要特征的一种特殊类型肺炎，故又称喘憋性肺炎。

本病可由不同的病原所致，呼吸道合胞病毒(RSV)最常见，其次为副流感病毒(以 3 型最常见)、腺病毒等。亦可伴细菌混合感染。

一、临床表现

(1)感染是以上呼吸道感染症状开始。大多数有接触呼吸道感染患者的历史。接触后潜伏期为 4～5 天。初始出现上呼吸道症状，2～3 天后出现下呼吸道症状，症状轻重不等，重者呼吸困难发展很快，迅速出现发作性喘憋。大多数婴儿有发热，体温高低不一，低热(或无热)、中等发热及高热各占 1/3，一般伴有呕吐，但不严重，多无严重腹泻。由于肺气肿和胸腔膨胀压迫腹部，使进食和喂养困难。喘憋发作时呼吸加速、费力，呻吟并伴呼气延长和呼气喘憋。婴儿呼吸频率 60～

80 次/分，甚至 100 次/分以上，脉搏快而细，150～200 次/分。患儿有明显的鼻扇和三凹征，部分面部苍白和发绀。

(2)胸部检查时可见胸廓饱满呈桶状，叩诊呈鼓音(或过清音)，听诊可闻哮鸣音，偶闻笛音等于啰音，当喘憋缓解时，可有弥漫性细湿啰音、中湿啰音或捻发音。因肺气肿严重致横膈和肝脾下移，由于过多换气引起不显性失水量增加，加之入量不足，部分患儿多发生较严重脱水，小婴儿还可能发生代谢性酸中毒。其他症状包括：轻度结膜炎，程度不等的喉炎，少数病例有中耳炎。

(3)典型病儿的血气分析显示 PaO_2 下降和 $PaCO_2$ 正常或增高。pH 值与疾病严重性相关。病情较重的婴儿可有代谢性酸中毒，由于通气/灌流(V/Q)不均而出现低氧血症。严重者可发生工型或Ⅱ型呼吸衰竭。

(4)胸部 X 线表现不均一。大部分病例表现有全肺程度不等的阻塞性肺气肿，约半数有支气管周围炎影像或有肺纹理增厚，可出现小点片阴影。10%的病例出现肺不张。RSV 感染后多可检测到肺功能异常。10%～50% RSV 下呼吸道感染患儿可发生复发性喘息。在 RSV 支气管肺炎分泌物中检测到较高水平 RSV-IgE 特异性抗体的患儿中，有 70%患儿具有喘息症状。

(5)本病病程一般为 5～10 天，预后较佳。近年来治疗措施得当，发展成重症者已较少见。

二、诊断要点

(1)本病发病年龄偏小(2 岁以内)，发病初期即出现明显喘憋；体检两肺闻及喘鸣音及细湿啰音。

(2)X 线检查胸片显示明显肺气肿及小片状阴影。本病诊断不难，但尚需与支气管哮喘、粟粒性肺结核、呼吸道异物等相鉴别。

三、治疗

(一)一般治疗

1.护理

①合理衣着，避免受凉；加强室内空气流通，以温度 18～20℃、湿度 60%为宜；注意隔离，以防交叉感染。②经常变换体位，以减少肺部瘀血，促进炎症吸收。咳嗽、痰多者可以合适的力量拍背促进排痰。

2.营养管理

由护士对患者的营养状况进行初始评估，记录在《住院患者评估记录》中。总分≥3，有营养不良的风险，需在24小时内通知营养科医师会诊，根据会诊意见采取营养风险防治措施；总分<3，每周重新评估其营养状况，病情加重应及时重新评估。

根据需要给予营养丰富的饮食，重症患儿进食困难者，可给予鼻饲或肠道外营养；注意适当补充白开水。

3.其他一般治疗

①氧疗。重症患儿可采用不同方式吸氧，如鼻前庭导管给氧、面罩或氧帐等。②重症喘憋病例合理应用雾化吸入，对患儿有一定帮助，可稀释痰液，易于咳出。一般雾化可与给氧同时进行，雾化后及时予以拍背、吸痰以保持呼吸道通畅。③注意水和电解质的补充，纠正酸中毒和电解质紊乱，适当的液体补充还有助于气道的湿化。但要注意输液速度，过快可加重患儿心脏负担。

（二）对症治疗

（1）喘憋的治疗：①喘憋较重者，应抬高头部和胸部，以减轻呼吸困难。缺氧明显时最好雾化给氧。②使用高渗盐水（3%）射流雾化可以减轻支气管黏膜水肿，减轻喘憋症状。<2岁，每次2～4mL，轻症患儿每日3～4次，直至出院；重症患儿可采取连续8次雾化后改为每日3～4次，直至出院。③射流雾化器雾化乙酰半胱氨酸可以帮助祛痰，每次3mL，每日1～2次。④喘憋发作期间，宜用异丙嗪镇静并缓解支气管痉挛（>2岁患儿使用），一般口服，每次1mg/kg，每日2次；或口服氯苯那敏（≤2岁使用）。烦躁明显者可加用水合氯醛灌肠。

（2）解痉平喘：①使用支气管扩张药，如 β_2 受体激动药（首选吸入应用）、抗胆碱能药物（吸入）、茶碱类药物。硫酸镁静脉滴注亦可平喘，可以试用。②雾化药物一般使用射流雾化器雾化吸入，可单用沙丁胺醇（万托林）或联合使用抗感染药物布地奈德混悬液（普米克令舒）、异丙托溴铵（爱全乐）。布地奈德混悬液，每次0.5～1mg，每日2次，或遵医嘱。沙丁胺醇2.5～5.0mg，每日3～4次，或遵医嘱，初始剂量以2.5mg为宜。异丙托溴铵，<6岁，每次250μg；6～12岁，每次250～500μg。③喘鸣严重时可静脉滴注甲泼尼龙1～2mg/（kg·d）或口服泼尼松1mg/（kg·d），连用3～7天。

（3）频繁干咳影响睡眠及休息者，可服少量镇咳药物，如复方福尔可定糖浆，每日2～3次，应注意避免用药过量及时间过长，影响纤毛的生理性活力，使分泌物不易排出。

（4）保持呼吸道通畅，保证液体摄入量、纠正酸中毒，并及时发现和处理呼吸衰竭及其他生命体征危象。

（三）抗病原体药物治疗

如系病毒感染所致，可用利巴韦林静脉滴注或雾化吸入；亦可试用α-干扰素肌内注射，但其疗效均不肯定。支原体感染者可应用大环内酯类抗生素，有细菌感染者应用适当的抗生素治疗。

（四）生物制品治疗

重症患儿可静脉注射免疫球蛋白（IVIG）400mg/（kg·d），连续3～5天，能够缓解临床症状，减少患儿排毒量和缩短排毒期限。静脉注射抗呼吸道合胞病毒免疫球蛋白的疗效与IVIG相当，抗RSV单克隆抗体对高危婴儿（早产儿、支气管肺发育不良、先天性心脏病、免疫缺陷病）和毛细支气管炎后反复喘息发作者的预防效果确切，但容易导致RSV发生基因突变，而对该单克隆抗体产生抗性。

第四节　支气管扩张

支气管扩张可分为先天性和后天性两大类。先天性支气管扩张较少见，可因支气管软骨发育缺陷或气管支气管肌肉及弹力纤维发育缺陷所致。后天性支气管扩张常继发于反复呼吸道感染、百日咳、麻疹和腺病毒重症肺炎等。从形态上可分为柱状及囊状两大类，柱状者较轻。支气管扩张可为局限性，亦可广泛存在。

一、临床表现

1.症状

主要为咳嗽与多痰。多见于清晨起床后或变换体位时，痰量或多或少，含稠厚脓液，臭味不大，常有不规则发热，病程日久者可见不同程度的咯血、贫血和营养不良。患儿易患上、下呼吸道感染，常常在同一病区复发肺炎，甚至并发肺脓肿。

2.体征

与肺炎近似，但轻重不一，有时听诊无异常，但大多数在肺底可闻湿啰音，有时听到喘鸣音，管状呼吸音，痰鸣音或呼吸音减低及呼吸音不对称等。病程久者可出现胸廓畸形、气管移位、杵状指（趾）等。还可合并副鼻窦炎、营养不良、肝脾肿大、淀粉样变性病及肥大性骨关节病。

3.实验室检查

（1）外周血白细胞总数及中性粒细胞多在正常范围，继发感染时则可升高。血红蛋白一般无明显改变，个别有轻度贫血，红细胞沉降率轻度增快。

（2）痰液检查无恒定致病菌，多为混合感染，故在治疗前宜进行痰液培养药物敏感试验。

4.X线检查

轻者只有肺纹理增多,排列紊乱,边缘模糊;病变明显时双中下肺可见大小不等的环状透光阴影、卷发影或蜂窝状影,以肺底部和肺门附近为多见,常伴有肺段或肺叶不张。继发肺部感染时,常见云絮状或斑片状阴影,吸收缓慢。

体层X线检查/CT可见变形的支气管,支气管镜检查可以识别病变的性质、推测病变的部位,为支气管造影创造条件。支气管造影可显示支气管呈柱状、梭状或囊状扩张,更能明确支气管扩张病变的部位、范围和性质。

二、诊断依据

(1)慢性咳嗽、大量脓痰、反复咯血及肺部感染等病史。

(2)肺部闻及固定而持久的局限性湿啰音。

(3)肺高分辨率薄层CT或支气管造影显示支气管腔扩张和管壁增厚。

三、治疗

1.一般治疗

(1)护理:给予支持疗法增加营养,补充维生素以改善全身营养状况,酌情输血、血浆等。出现发绀、呼吸困难者及时给氧;发热者应及时给予降温,出现烦躁不安可给予镇静等对症处理。

(2)营养管理:由护士对患者的营养状况进行初始评估,记录在《住院患者评估记录》中。总分≥3分,有营养不良的风险,需在24小时内通知营养科医师会诊,根据会诊意见采取营养风险防治措施;总分<3分,每周重新评估其营养状况,病情加重应及时重新评估。

重症患儿进食困难者,可给予鼻饲或肠道外营养;注意适当补充白开水。

2.病原学治疗

(1)解除诱发因素,积极根治合并的慢性鼻窦炎、慢性扁桃体炎等。

(2)经验治疗:抗生素选择的原则应兼顾球菌、杆菌及厌氧菌。

(3)病因治疗:根据痰培养结果选择抗生素。

3.对因治疗

保持支气管通畅,积极排除痰液。

(1)体位引流。

(2)通过支气管镜引流。

(3)应用支气管扩张药。

(4)止血治疗、对症治疗。

第五节　肺脓肿

肺脓肿是化脓性细菌感染所致的肺化脓症。可见于各年龄组小儿,以继发于肺炎者为多见,亦可由于呼吸道异物吸入或继发于败血症及邻近组织化脓病灶的直接蔓延所致(如肝阿米巴或膈下脓肿等),此外肺囊肿、肺部肿瘤或异物压迫也可继发肺化脓性感染。病原菌以金黄色葡萄球菌、厌氧菌常见,其他细菌包括肺炎链球菌、流感嗜血杆菌、大肠杆菌、克雷白杆菌、铜绿假单孢菌和厌氧菌等。肺吸虫、蛔虫、阿米巴、真菌感染也可引起肺脓肿。原发性或继发性免疫功能低下和免疫抑制剂应用均可促其发生。急性期如积极治疗多数可以治愈,超过 3 个月则脓腔周围纤维组织增生,洞壁增厚,称为慢性脓肿。

一、临床表现

1.症状

起病较急,多数有高热、畏寒,热型不一,以间歇热或弛张热最为常见,可伴寒战、常有咳嗽、呼吸急促、面色苍白、乏力盗汗、精神不振、纳差、体重下降等;年长儿可诉胸痛,病初可咳出少量痰液,随着病变的进展脓肿与支气管相通,咳嗽加重并咳出大量臭味脓痰,有时痰中带血甚至大量咯血。痰量多时收集起来静置后可分三层:上层为黏液或泡沫,中层为浆液,下层为脓块或坏死组织。病变发展快时可形成张力性脓气胸及支气管胸膜瘘。

2.体征

多有中毒症状或慢性消耗表现。脓肿早期可因病变范围小,位置较深,常无异常体征。脓肿形成后,其周围有大量炎性渗出,局部叩诊可呈浊音或实音,语颤增强,呼吸音减弱,脓痰咳出后如脓腔较大,已与支气管相通时,叩诊可呈空瓮音,听诊可闻管状呼吸音,严重者可出现呼吸困难、发绀、数周后可出现杵状指(趾)等。如有支气管胸膜瘘则可出现脓胸或脓气胸的相应体征。

3.实验室检查

急性期外周血白细胞数及中性粒细胞数有明显增高,可有核左移。慢性期白细胞数增高不明显,可有贫血、血沉增快。痰培养或涂片可获致病菌,脓痰下层部分镜下见弹力纤维。

4.X 线检查

早期胸部 X 线摄片显示片状致密阴影，边缘不清。脓腔形成后，若脓液经支气管咯出，胸片可见空洞，内见液平面，周围为炎性浸润影。脓肿可单发或多发，慢性肺脓肿则以厚壁空腔为主要表现，周围为密度增高的纤维索条。异物吸入引起者，则以两下肺叶多见。

5.纤维支气管镜检查

对异物吸入所致的肺脓肿，可取出异物，也可以取脓液进行细菌培养或将抗生素注入脓腔治疗。

二、诊断要点

除根据上述病史、症状、体征和实验室检查资料外，主要依靠 X 线后前位及侧位胸片示片状致密阴影或空洞其内有液平面，同时可以测定脓肿的数目、大小及部位。空洞边缘较厚，其周围的组织有炎性浸润，脓肿的大小比较稳定，在短时间内改变不大。B 型超声、CT 检查可协助鉴别肺脓肿和脓胸。本病应与肺大泡、先天性肺囊肿、支气管扩张继发感染及包裹性脓胸、肺结核相鉴别。

三、治疗

1.一般治疗

(1)护理：注意休息，饮食供给充足水分，宜给热量丰富、含有较多维生素并易于消化吸收的食物。有缺钙病史者应同时补充钙剂。

(2)营养管理：由护士对患者的营养状况进行初始评估，记录在《住院患者评估记录》中。总分≥3 分，有营养不良的风险，需在 24 小时内通知营养科医师会诊，根据会诊意见采取营养风险防治措施；总分＜3 分，每周重新评估其营养状况，病情加重应及时重新评估。

重症患儿进食困难者，可给予鼻饲或肠道外营养；注意适当补充白开水。

(3)疼痛管理：由护士对患者的胸痛情况进行初始评估，疼痛评分在 4 分以上的，应在 1 小时内报告医师，联系麻醉科医师会诊。

2.抗生素治疗

在一般抗细菌感染用药的基础上，根据临床疗效和细菌培养及药物敏感试验，选用合适的抗生素，疗程 4～6 周，必要时适当延长。除全身用药外，又可用抗生素液雾化吸入。亦可自气管滴注抗生素，使在脓腔内达到较高的药物浓度。

3.痰液引流

痰液引流是重要的治疗手段。常用方法有以下几种。

(1)引流前先做雾化吸入并口服祛痰药,鼓励咳嗽,轻拍背部,使痰液易于排出。根据病变部位,进行体位引流,每日 3 次。

(2)引流不畅或治疗效果不佳时,可做支气管镜检查吸出脓痰并注入抗生素,将纤维支气管镜插至病变部位的支气管开口处吸痰,常规送细菌培养、结核杆菌和细胞学检查。用生理盐水局部反复冲洗,然后注入抗生素,每周 1～2 次,直至症状消失。局部用抗生素须根据药物敏感试验而定。

(3)若脓腔较大又靠近胸壁,依据 X 线检查或超声波定位,在常规消毒下经肺直接穿刺脓腔,尽可能将脓液抽净,然后注入稀释的抗生素。但经肺穿刺有一定的危险性,易发生气胸和出血,应做好给氧及止血的准备。尽量避免反复穿刺,以免引起健康的肺组织和胸腔感染。

(4)经皮穿刺放置引流管:经正侧位 X 线胸片或 X 线透视确定脓腔部位后,首先在局部麻醉下用细长针试穿胸腔,一旦抽出脓液,立即停止抽吸,按原路径及深度插入导管穿刺针,置入内径 11.5mm 的细长尼龙管或硅胶管至脓腔内,退出导管。置管长度应使尼龙管在管腔内稍有卷曲,便于充分引流。皮肤缝线固定尼龙管。定时经管抽吸脓液,用生理盐水或抗生素液灌洗脓腔,管外端接低负压引流袋。等脓液引流干净,复查 X 线胸片,脓腔基本消失后夹管数天,无发热、咳脓痰等症状,拔管。此方法创伤小,置管不受脓腔部位限制,并可多个脓腔同时置管引流。

4.支持疗法

注意休息及营养,给予高热量、高蛋白、高维生素、易消化饮食,重症或体质虚弱者可少量多次输注氨基酸、血浆或全血。

第六节　化脓性胸膜炎

化脓性胸膜炎是胸膜化脓性感染并有胸腔积脓,故又称为脓胸。多继发于肺部感染和败血症,胸腔积脓多时可涉及整个一侧胸腔,亦可局限一处成包裹性脓胸。此病可发生于任何年龄,多见于 2 岁以下的婴幼儿,年长儿多继发于未经适当治疗的肺炎、败血症或其他邻近器官的炎症。病原菌以化脓性球菌为主,最常见为金黄色葡萄球菌,其次为流感嗜血杆菌、肺炎链球菌,也可见于革兰阴性杆菌、厌氧菌。

一、临床表现

1.症状

在肺炎、败血症等治疗过程中，如持久不愈，体温持续高热不退或退后复升，全身情况恶化，出现咳嗽、发憋、气急、胸痛、发绀、呼吸困难等应考虑并发脓胸。如突然出现呼吸困难、烦躁、发绀，甚至发生呼吸、循环衰竭症状，应考虑有张力性气胸。脓胸的病情视积脓多少及肺组织压缩程度而异。

2.体征

肺部体征视积脓多少而不同。大量脓胸时，患侧胸廓呼吸运动受限，胸廓饱满，肋间隙增宽，语颤减低，叩诊积液部位为实音或浊音，并可随患儿体位改变而变化。听诊呼吸音减低或完全消失，在肺与积液交界面附近可听到管状呼吸音，有肺炎者则同时有湿啰音。脓液大量时，可出现纵隔移位，心尖搏动移位。胸膜发生黏连时呈包裹性脓胸。脓胸病程超过 2 周时可出现胸廓塌陷、肋间隙变窄、胸段脊柱凸向对侧或侧弯，当脓胸感染完全控制后，这些畸形多能逐渐恢复。

二、辅助检查

1.实验室检查

外周血白细胞数明显增高，多在 20×10^{9} 以上，中性粒细胞增高，有核左移及中毒颗粒。血清 C 反应蛋白可增高。

2.胸腔穿刺抽出液检查

多为脓性，白细胞数增高以中性粒细胞为主，培养或涂片可获病原菌，并做药物敏感试验，为选用抗生素作依据。脓液性状与病原菌有关，金黄色葡萄球菌感染为黄绿色或黄褐色，脓液极黏稠；肺炎链球菌感染为黄色黏稠脓液；链球菌感染为淡黄色稀薄脓液；厌氧菌感染为恶臭脓液。

3.X 线检查

脓液少时，立位 X 线胸片可见肋膈角消失或膈肌运动受限，胸腔下部积液处可见抛物线样弧形阴影，且随体位而改变。脓液多时，一侧胸腔呈均匀密度增高影，其内不见肺纹理，肋间隙增宽，纵隔和心脏向健侧移位。进入气体后可见气液平面。如因粘连而成包裹性脓胸，则 X 线片可见梭形或卵圆形阴影，位置相对固定，不随体位有所改变。采取不同体位（立位、仰卧位、侧卧位）摄 X 线片或 X 线透视，可以帮助判断胸膜腔积液量的多少、积液的位置、有无包裹。

4.超声波检查

可确定积脓的部位、多少,用于胸腔穿刺定位及鉴别胸腔积液与胸膜增厚。

三、诊断及鉴别诊断

(1)根据严重的感染中毒症状、呼吸困难,气管和心浊音界向对侧移位,病侧叩诊大片浊音,且呼吸音明显降低,大致可考虑为脓胸。

(2)胸部X线检查可确诊胸腔有积液。积液时胸部X线片可见大片均匀昏暗影,肺纹多被遮没,且纵隔明显被推向对侧。边缘清楚的片状阴影,可能为包裹性脓胸。肺叶间积液时,侧位X线片显示叶间梭状阴影。必要时可行CT检查。

(3)此病确诊必须根据胸腔穿刺抽得脓液,并做脓液培养及涂片检查。

(4)本病常需与大叶性肺炎、肺不张、大量心包积液、大范围的肺萎陷、巨大肺大疱及肺脓肿、疱疝、巨大疱下脓肿、肺包虫或肝包虫病、结缔组织病合并胸膜炎相鉴别。

四、治疗

1.一般治疗

(1)护理:给予支持疗法增加营养,补充维生素以改善全身营养状况,酌情输血、血浆等。出现发绀、呼吸困难者及时给氧;发热者应及时给予降温,出现烦躁不安可给予镇静等对症处理。

(2)营养管理:由护士对患者的营养状况进行初始评估,记录在《住院患者评估记录》中。总分≥3分,有营养不良的风险,需在24小时内通知营养科医师会诊,根据会诊意见采取营养风险防治措施;总分<3分,每周重新评估其营养状况,病情加重应及时重新评估。

重症患儿进食困难者,可给予鼻饲或肠道外营养;注意适当补充白开水。

(3)疼痛管理:由护士对患者胸痛情况进行初始评估,疼痛评分在4分以上的,应在1小时内报告医师,联系麻醉科医师会诊。

2.对症治疗

(1)控制感染应尽早明确病原菌。未明确前,可根据病史及脓液的性质选择2种以上的有效抗生素,足量静脉给药,若脓液培养结果回报后可根据药敏选用抗生素。如为金黄色葡萄糖菌及表皮葡萄球菌感染,应选用头孢菌素加半合成青霉素类;对肺炎链球菌感染仍首选青霉素;对革兰阴性杆菌感染可用二、三代头孢菌素或与氨基糖苷类合用;疑有厌氧菌感染可用甲硝唑治疗。一般疗程在4周以上,至体温和白细胞计数正常、脓液吸收后再逐渐停药。

(2)胸腔穿刺抽脓为重要的治疗手段,应尽早进行。

穿刺疗法原则:①诊断性穿刺可定性定位。②3 天内可采用每天穿刺抽脓使肺膨胀。③任何时间脓液增多或有张力时,均应先胸腔穿刺再考虑引流。④早期脓液较稀时,胸腔穿刺可每天或隔天 1 次,尽量把脓抽尽,直至脓液消失。脓液黏稠时,可注入生理盐水冲洗,还可适当注入抗生素。在穿刺排脓时,如出现频繁咳嗽、呼吸困难或有休克症状,应立即停止操作,给予吸氧等处理。

(3)胸腔闭式引流:若经穿刺排脓,3 天后脓液增长快、量多且稠、不易抽尽、中毒症状不见好转,穿刺排脓不畅及呼吸困难或胸壁已发生感染、病灶呈包裹性而穿刺困难时,应尽可能采取闭式引流。

适应证:①年龄小,中毒症状重;②脓液黏稠,反复穿刺排脓不畅或包裹性不宜穿刺引流;③张力性脓气胸,紧急时在患侧胸前第 2～3 肋间先穿刺排气,达到减压后再做闭式引流;④有支气管胸膜瘘或内科治疗 1 个月,临床症状未见好转或胸壁已并发较严重感染者。

第四章 消化系统疾病

第一节 胃食管反流病

胃食管反流(GER)有生理性和病理性两种。正常人每天都有短暂的、无症状的生理性胃食管反流,这并不引起食管黏膜的损伤。当胃内容物反流至食管导致组织损伤而引起症状则为病理性反流,随之出现的一系列疾病症状,统称为胃食管反流病(GERD)。

小儿胃食管反流症是指由于胃内容物不受控制地从胃反流入食管,甚至口腔而引起的一系列顽固性呕吐、反胃及食管炎症状,呼吸道症状,甚至神经精神症状的上消化道运动障碍性疾病。它可以导致小儿营养不良、生长发育迟缓、食管炎、反复发作的肺炎、支气管炎、哮喘,甚至婴儿猝死综合征(SIDS)。

小儿胃食管反流病是一种消化系统常见病,据报道,美国 GERD 的人群发病率在 25%～35%之间。我国,由胃食管反流引起的反流性食管炎患病率达 5%,近年国外研究发现 GERD 在儿童,尤其在新生儿及早产儿中有较高的发病率,并认为它与早产儿的呼吸暂停、喂养困难及吸入性肺炎等密切相关。因此,胃食管反流问题已经越来越被人们所关注,并做了广泛的研究。

一、病因及发病机制

目前认为 GERD 的发生和发展是多种因素综合作用的过程,包括防止过度胃食管反流和迅速清除食管内有害物质两种机制的功能障碍。

(一)抗反流机制

1.食管下端括约肌张力减低

食管下端括约肌(LES)是一段位于食管远端长约 1.0～3.5cm 特化的环行肌,它能产生并维持超过胃内压约 1.33～5.33kPa(10～40mmHg)的静息压来防止反流,还可在咳嗽、打喷嚏或用力而使腹内压突然增高时迅速做出反应。20 世纪 80 年代前,许多学者认为食管下端并无括约肌存在,只是经测压证实该处有一段高压区，有括约肌样作用。近年来，随着微解剖研究的深入，提示这种肌肉结构确实存在，并由此构成食管腹段至膈上的2～4cm的高压带，其压力随胃内压的增高而增加，构成最有效的抗反流屏障。LES的功能受神经及体液双重调节。迷走神经及胃泌素使食管下端括约肌静息压（LESP）升高，而胰泌素、胆囊收缩素（CCK）及肠抑胃肽（GIP）等则使其下降。LES的成熟还与受孕后日龄（胎龄＋出生后日龄）呈正相关，故新生儿尤其早产儿更易发生胃食管反流。当LESP低下时就不能有效地对抗腹腔与胸腔之间的正性压力梯度而导致持续的胃食管反流，在腹内压突然增加时也不能做出充分的反应，则胃内容物将被逆排入食管。研究发现GERD患者尤其是伴重度食管炎及Barrett食管患者的LESP明显低于正常人，因而食管下端括约肌（LES）功能不全以及食管下端括约肌静息压（LESP）降低是GERD最重要的发病因素之一。

然而多项研究表明，LESP正常者也会发生胃食管反流，而较轻型的GERD患者的LESP也往往是正常的。研究中还发现新生儿LESP并不低于年长儿及成人，所以CERD的发生可能不仅仅是由于LESP的降低。目前研究认为LES一过性松弛（TLESR）是正常人生理性胃食管反流及LESP正常的GERD患者的主要发病机制。在原发性蠕动（由吞咽引起的蠕动）过程中，LES松弛3～10秒以允许吞咽的食团进入胃内，而LES一过性松弛并不发生于正常蠕动之后，持续时间也较长，约10～45秒。在此过程中，LESP下降至0时括约肌即不再具有抗反流作用了。这就解释了正常人的生理性反流及LESP正常的GERD患者的发病原因。国外文献报道，约50%以上的GERD属于TLESR，TLESR伴发酸反流的发生率达82%。正常受试者中40%～50%的TLESR伴胃酸反流，GERD患者中TLESR伴胃酸反流则达60%～70%。这些都提示了TLESR是引起胃食管反流的主要因素。

2.解剖因素

除了LES外，这段食管的一些解剖因素无疑也起着抗反流屏障的作用。当腹内压升高时，食管腹段被钳夹呈扁形，从而起到抗反流作用，因此食管腹段越长，此功能则越完善。3个月以下的婴儿食管腹段很短，所以极易发生胃食管反流；胃食管交角（His角）为锐角，能使胃黏液在食管口外侧形成一活瓣而抗反流。食管手术及食管裂孔疝可令此角变钝，抗反流作用减弱；另外，膈角在吸气时可主动收缩，起到了食管外括约肌的作用，可加强LES的抗反流能力。而食管裂孔疝的形成破坏了外括约肌抗反流机制，因此这类患儿亦常伴有胃食管反流。

（二）食管清除机制

胃食管反流发生后，如果侵蚀性物质被很快地清除出食管，那么食管黏膜并不会受到损伤。正常情况下，在重力、食管蠕动、唾液及食管内产生的碳酸氢盐的共同作用下，食管通过两个步骤进行酸的清除。第一步容量清除：大部分反流物由于其自身重力和1～2次食管蠕动性收缩的联合作用而被迅速清除，但食管黏膜仍为酸性；第二步由吞下的碱性唾液及食管黏膜自身产生的碳酸氢盐缓冲，中和残留在食管壁上的酸性物质。

GERD与食管这种清除能力的削弱密切相关。在一些GERD患儿中常可见食管蠕动振幅降低，继发性蠕动减弱或消失。另外，睡眠中发生的反流尤其容易损伤食管。因为平卧睡眠时，反流物失去了重力的作用因而清除的速度被延缓了；其次，人在睡眠时实际上停止了吞咽和大量分泌唾液，所以既无原发性蠕动也无充分的唾液可用于中和食管内的酸。

（三）食管黏液屏障

正常的食管黏膜屏障包括3部分：①上皮前屏障，指附着的黏液，含不移动水及碳酸氢根，能对胃蛋白酶起到阻挡作用，也能中和反流物中的H^+；②上皮屏障，指上皮间紧密排列的多层鳞状上皮细胞，使反流物难以通过；③上皮后屏障，主要指黏膜下丰富的毛细血管及其提供的HCO_3^+，又称血管屏障。当食管黏膜屏障防御机制不全时，胃酸和胃蛋白酶以及十二指肠反流物-胆酸及胰液刺激食管，损伤黏膜，引起反流性食管炎、Barrett食管甚至食管腺癌。近来有研究表明，食管黏膜的损伤程度与每一次反流的时间长短密切相关，时间越长损伤程度越深。

（四）其他

1.胃排空功能

目前认为餐后胃排空延迟可使胃内容量增大，胃内压增高，从而刺激胃酸分泌并使LES腹内功能区长度缩短，同时可诱发TLESR参与GERD的发病。文献报道大约有50%的GERD患儿同时伴有胃排空延迟。

2.药物影响

阿司匹林和其他非甾体类抗炎药物（NSAIDS）对黏膜都具有侵蚀性。流行病学研究提示，服用这类药物可引发GERD。有食管狭窄的患者尤其易感NASIDS引发的食管损伤。而没有食管狭窄的患者，NASIDS引发CERD的机制尚不明了。

二、诊断要点

(一)临床表现

1.食管内症状

(1)呕吐:是小婴儿 GER 的主要临床表现。除一般性溢乳外,相当一部分为进行性喷射性呕吐。呕吐物多为乳汁和乳块,亦可为黄色或草绿色胃内容物,说明伴有十二指肠胃食管反流。部分呕吐物为血性或伴咖啡样物,反映并发食管炎所致出血。

(2)反胃:是年长儿 GER 的主要症状。空腹时反胃为酸性胃液反流,称为“反酸”。但也可有胆汁、胰液溢出。发生于睡眠时的反胃,常不被患者察觉,醒来可见枕上遗有胃液或胆汁痕迹。

(3)胃灼热:是年长儿的最常见症状,多为上腹部或胸骨后的一种温热感或烧灼感,典型情况下,多出现于饭后 1～2 小时。

(4)胸痛:也见于年长儿,疼痛位于胸骨后、剑突下或上腹部,常放射到胸、背、肩、颈、下颌、耳和上肢,向左臂放射较多,少数患者有手和上肢的麻木感,

(5)吞咽困难:因炎症刺激引起食管痉挛所致。无语言表达能力的婴儿则表现为喂食困难,患儿有较强的进食欲望及饥饿感,但吃一口后即表现出烦躁、拒食。

2.食管外症状

(1)呼吸系统的症状:反复呼吸道感染、慢性咳嗽、吸入性肺炎、哮喘、窒息、早产儿呼吸暂停、喉喘鸣等呼吸系统疾病。

(2)咽喉部症状:咽部异物感、咽痛、咳嗽、发音困难、声音嘶哑、喉喘鸣、喉炎等症状。

(3)口腔症状:反复口腔溃疡、龋齿、多涎,系反流物刺激损伤口腔黏膜所致。

(4)全身症状:最多见为贫血、营养不良。少见症状有:①婴儿哭吵综合征:指婴儿病理性 GER 伴神经精神症状,表现为应激性增高,进食时哭吵,烦躁不安。②Sandifer 综合征:是指病理性 GER 患儿类似斜颈的一种特殊的“公鸡样”的姿态,同时伴有 GER、杵状指、蛋白丢失性肠病及贫血貌。

(二)实验室和其他检查

1.24 小时食管动态 pH 值监测

为首选诊断方法。不仅可以发现反流,还可以区分生理性还是病理性。食管 pH 下降到 4 以下持续 15 秒以上定义为一次反流。Biox-ocha 评分＞11.6 考虑为病理性胃食管反流。

2.食管钡餐造影

X线分级对判断GER产生程度有一定帮助。①0级:无内容物反流入食管下端;②Ⅰ级:少量胃内容物反流至食管下端;③Ⅱ级:反流至食管,相当于主动脉弓平面;④Ⅲ级:反流至颈部食管;⑤Ⅳ级:频繁反流至咽部,且伴有食管运动障碍;⑥Ⅴ级:反流合并吸入气管或肺。Ⅰ～Ⅲ级为轻度,Ⅳ、Ⅴ级为重度。5分钟内有3次反流即可确立有GER存在。

3.食管动力功能检查

下食管括约肌压力低下、腹段括约肌或总长度短于正常儿者常伴有GER,但压力正常并不能除外GER。

4.食管内镜检查及黏膜活检

通过内镜及活组织检查可确定是否有食管炎的病理改变,并能确定其程度,但不能反映反流的严重程度。

5.胃-食管核素闪烁扫描

可诊断有无GER,并能观察食管功能。同时了解胃排空、食管清除等作用,当肺内出现标记的^{99m}Tc,即可证实呼吸道症状与GER有关。

以上各种方法均存在一定的假阳性、假阴性。目前推荐联合应用两种测定方法,保证诊断的准确性。以食管吞钡造影配合食管动力检查与24小时食道pH动态监测最为常用。

三、治疗

凡诊断为病理性胃食管反流的患儿,需及时进行治疗。

GER治疗目的:缓解症状,治愈食管炎症、溃疡,预防复发,防治并发症。主要通过增加抗反流机制及消除反流物的作用进行治疗。

1.一般治疗

包括体位治疗和饮食治疗。

(1)体位:新生儿、婴幼儿体位认为前倾俯卧30°最佳,但此体位可能增加婴儿猝死的危险,应慎重。年长儿右侧卧位抬高15～20cm,以利胃排空减少反流。

(2)饮食和喂养方式:新生儿宜少量多餐,以减少胃容量。婴儿以稠奶喂养(配方奶加米糊增厚)。年长儿少量多餐,以高蛋白低脂饮食为主。

2.药物治疗

根据GER的发病机制,药物治疗目的为增加LES压力,抑制胃酸分泌,促进食管蠕动及胃排空。

(1)促胃肠动力剂:多潘立酮,系多巴胺 D_2 受体拮抗剂,使胃肠道上部的蠕动和张力恢复正常,促进胃排空,增加胃窦和十二指肠运动,协调幽门收缩,增加食管蠕动和 LES 的张力。剂量:每次 0.3mg/kg,每天 3～4 次。

西沙必利,系 5-羟色胺受体(5-HT_4 受体)激动剂。刺激肠肌间神经丛的乙酰胆碱释放,加强并协调全胃肠运动,增加 LES 压力,缩短食管酸暴露时间,减少 GER 参数。不良反应为短暂的腹痛,肠鸣,稀便,有报道可致心电图 Q-T 延长,应用时应注意心电图的监测。剂量:新生儿每次 0.1mg/kg,婴幼儿每次 0.15～0.2mg/kg,儿童每次 0.3mg/kg,每天 3～4 次,最大剂量每次 5mg。

(2)止酸药:抑制胃酸分泌的药物主要包括组胺 H_2 受体拮抗剂、质子泵抑制剂。可选用西咪替丁,每天 10～15mg/kg,分 4 次;雷尼替丁,每天 3～5mg/kg,每天 2 次;质子泵抑制剂:奥美拉唑(洛赛克),每天 0.7mg/kg,一天 1 次。尤其适用于食管炎者。

3.手术治疗

绝大多数 GER 患儿经一般疗法和药物治疗后能痊愈,如有下例情况可考虑手术治疗:

(1)内科治疗 6～8 周和严格的药物治疗无效,有严重的并发症(消化道出血、营养不良、生长迟缓)。

(2)严重的食管炎或缩窄形成或发现有裂孔疝者。

(3)有呼吸道并发症如呼吸道梗阻、反复吸入性肺炎或窒息、伴支气管肺发育不良者。手术应严格掌握适应证。目前多采用 Nissen 胃底折叠术加胃固定术来完成抗反流作用。

第二节　消化性溃疡

消化性溃疡(PU)是指那些接触消化液(胃酸和胃蛋白酶)的胃肠黏膜及其深层组织的一种局限性黏膜缺损,其深度达到或穿透黏膜肌层。溃疡好发于十二指肠和胃,但也可发生于食管、小肠及胃肠吻合口处,极少数发生于异位的胃黏膜,如 Meckel 憩室。本病 95%以上发生在胃和十二指肠,即又称胃溃疡和十二指肠溃疡。近年来随着诊断技术的进步,尤为消化内镜在儿科的普及应用,该病的检出率明显上升,某医院溃疡病平均检出率占胃镜检查的 12%;成人中报道约有 10%的人在其一生中有过溃疡病。

一、病因及发病机制

消化性溃疡的病因繁多,有遗传、精神、环境、饮食、吸烟及内分泌等因素,迄今尚无定论,发病机制多倾向于攻击因素-防御因素失衡学说。正常情况下胃黏膜分泌黏液,良好的血液运输、旺盛的细胞更新能力及胃液分泌的调节机制等防御因素处于优势,或与盐酸、胃蛋白酶及幽门螺杆菌等攻击因素保持平衡;一旦攻击因素增强或(和)防御因素削弱则可形成溃疡。目前认为,在上述因素中两大环境因素对大多数溃疡患者的发病有重要意义,即幽门螺杆菌感染与非甾体类抗炎药的使用。

(一)致消化性溃疡的有害因素

消化性溃疡形成的基本因素是胃酸及胃蛋白酶分泌增加。

1.胃酸

1910 年 Schwartz 提出“无酸无溃疡”的名言,现在仍然正确。胃酸是由胃黏膜的壁细胞分泌,壁细胞上有 3 种受体即乙酰胆碱受体、胃泌素受体及组胺受体。这 3 种受体在接受相应物质乙酰胆碱、胃泌素及组胺的刺激后产生泌酸效应。迷走神经活动亦与胃酸分泌有关。

(1)壁细胞泌酸过程可分 3 步:①组胺、胆碱能递质或胃泌素与细胞底-边膜上的相应受体结合;②经第二信息(AMP、Ca^{2+})介导,使刺激信号由细胞内向细胞顶端膜传递;③在刺激下,使 H^+-K^+-ATP 酶移至分泌性微管,将 H^+ 从胞质泵向胃腔,生成胃酸。一般情况下组胺、乙酰胆碱和胃泌素除单独地促进胃酸分泌外,还有协同作用。

(2)正常人平均每日胃液分泌量 1000～1500mL,盐酸 40mmol/L;十二指肠溃疡(DU)患者每日胃液分泌量 1500～2000mL,盐酸 40～80mmol/L;而胃溃疡(GU)患者每日胃液分泌量及盐酸多在正常范围。胃酸分泌随着年龄改变而变化,小儿出生时胃液呈碱性,24～48 小时游离酸分泌达高峰,此认为与来自母体的胃泌素通过胎盘有直接关系,2 天后母体胃泌素减少,胃酸降低。10 天以后上升,1～4 岁持续低水平,4 岁以后渐升高。所以新生儿在出生 2 天后就可发生急性胃溃疡及胃穿孔。由于胃酸分泌随年龄增加,年长儿消化性溃疡较婴儿多。

(3)胃酸增高的原因

①壁细胞数量增加:正常男性为 1.09×10^9,女性为 0.82×10^9。而 DU 为 1.8×10^9(增加1 倍多),GU 为 0.8×10^9(接近正常)。

②促胃泌素:人促胃泌素 G17(胃窦部最高)或 C34(十二指肠最高),DU 患者

促胃泌素无增加。有学者提出 DU 患者胃酸分泌增高可能与壁细胞对胃泌素刺激敏感有关。Isenberg 和 Grossman 曾给 DU 及非溃疡(NUD)患者注射 8 个不同剂量的促胃泌素，结果达到最大胃酸分泌量(MAO)时促胃液素半数有效量 NDU 的均值为 148.2±30.3，DU 为 60.5±96，说明 DU 患者酸分泌过高是壁细胞对促胃液素敏感所致。

③驱动胃酸分泌增加的其他因素：神经、内分泌及旁分泌等因素可影响胃酸分泌增加，消化性溃疡患者基础胃酸分泌量分泌的紧张度增加，敏感性也增加。

2.胃蛋白酶

胃壁主细胞分泌胃蛋白酶原，按照免疫化学分型，分为蛋白酶原Ⅰ(PGI)和蛋白酶原Ⅱ(PGH)。PGI 存在 5 种亚型，分布于胃体主细胞，PGⅡ存在于胃体及胃窦。应用放免法可在 30%～50% DU 患者血中测出 PGI 升高，当达到 130μg/L，其致 DU 的危险较正常人增高3 倍。PCⅡ升高时致 GU 危险性增高 3 倍。

胃蛋白酶的消化作用是与胃酸紧密联系在一起的，当胃酸 pH 1.8～2.5 时胃蛋白酶活性达到最佳状态，当 pH＞4 时胃蛋白酶失去活性，不起消化作用。故消化作用必须有足够的酸使 pH 达到 3 以下才能激活胃蛋白酶，胃酸与胃蛋白酶共同作用产生溃疡，但胃酸是主要因素。小儿出生时胃液中胃蛋白酶含量极微，以后缓慢增加，至青春期达到成人水平。

3.胆汁酸盐

胆汁与胃溃疡的关系早有报道。在胃窦或十二指肠发生动力紊乱时，胆汁反流入胃，引起胃黏膜损伤，特别是胆汁和胰液在十二指肠互相混合生成溶血卵磷脂，后者破坏胃黏膜屏障，使氢离子反向弥散而损害胃黏膜。现认为胆汁对胃黏膜的损伤，主要是由胆汁酸(胆盐)所致。胆盐有增加胃内氢离子的反向弥散和降低黏膜电位差的作用，与胃内的酸性环境和胆汁的浓度有密切关系。动物实验表明氢离子反向弥散在胆汁高浓度和 pH2 的条件下反应最显著，低浓度和 pH8 的条件下反应轻微。

胆汁酸刺激肥大细胞释放组胺，组胺可使胃黏膜血管扩张，毛细血管壁的通透性增加，导致黏膜水肿、出血、发炎及糜烂，在这样的情况下黏膜很容易发展成溃疡。

4.幽门螺杆菌感染

幽门螺杆菌与慢性胃炎密切相关，抑制幽门螺杆菌使原发性消化性溃疡愈合率增加，消除幽门螺杆菌以后溃疡复发率显著下降，细菌的消除以及胃十二指肠炎的消退在很多研究中与溃疡不复发有关。文献报道，在未服用 ASA 及其他

NSAIDs的胃十二指肠溃疡患者中,90%以上均有幽门螺杆菌感染引起的慢性活动性胃炎,仅约5%～10%的十二指肠溃疡患者及30%的胃溃疡患者无明确的幽门螺杆菌感染的证据。且根除幽门螺杆菌后消化性溃疡1年复发率<10%,而幽门螺杆菌(+)的消化性溃疡愈合后1年复发率50%左右,2年复发率几乎达100%,所以,无酸无溃疡,有被"无幽门螺杆菌感染无溃疡"取代或者两者并存的趋势。

幽门螺杆菌感染在胃黏膜的改变很大程度上可能与幽门螺杆菌的产物(细胞毒素及尿素酶)以及炎症过程有关。幽门螺杆菌感染和黏膜的炎症可破坏胃及十二指肠黏膜屏障的完整性,DU不伴幽门螺杆菌少见,但不清楚的是为什么只有一小部分感染了幽门螺杆菌的患者发展为消化性溃疡,其发病机制如何?现认为可能与以下有关。

(1)幽门螺杆菌菌株:不同的幽门螺杆菌菌株有不同的致病性,产生不同的临床结果,具有细胞空泡毒素(CagA及VagA)的幽门螺杆菌菌株感染,使患溃疡的机会增加。目前已发现儿童溃疡患者感染此菌比例很高。

(2)宿主的遗传易感性:O型血的人较其他血型者DU发生率高30%～40%,血型物质不分泌型者发生DU的可能性高40%～50%,也有研究认为幽门螺杆菌感染和不同的血型抗原是DU发生中两个独立的因素。

(3)炎症反应:中性粒细胞引起氧化反应。幽门螺杆菌表面蛋白质激活单核细胞和巨噬细胞,分泌IL-1及TNF,合成血小板激活因子而产生严重的病理反应。

(4)酸分泌反应:有报道幽门螺杆菌感染者,食物蛋白胨等可引起胃窦G细胞促胃泌素的释放增加,细菌消除后恢复正常。更多认为幽门螺杆菌感染导致胃窦部炎症,使胃窦部胃泌素释放增加,生长抑素分泌下降而致胃酸分泌增加。

(5)十二指肠的胃上皮化生:幽门螺杆菌引起十二指肠胃黏膜化生,使十二指肠碳酸氢盐分泌降低,胃酸分泌增加。

另有学者认为幽门螺杆菌产生的细胞空泡毒素在胃液中释放与激活,通过幽门到肠管,活化的空泡毒素在未被肠内一些蛋白酶消化前,即引起十二指肠上皮细胞空泡形成,于是在十二指肠缺乏幽门螺杆菌存在的条件下导致十二指肠溃疡。

5.药物因素

引起消化性溃疡的药物中较重要的有三类:

(1)阿司匹林(ASA)。

(2)非甾体抗炎药物(NSAIDs),如吲哚美辛及保泰松。

(3)肾上腺皮质激素。ASA及大多数其他NSAIDs与消化性溃疡的相互作用表现在几个方面：小剂量时可致血小板功能障碍；稍大剂量可引起急性浅表性胃黏膜糜烂致出血，约 2/3 长期使用 NSAIDs 的患者存在胃十二指肠黏膜病变，其中大多数为浅表损害，约 1/4 长期应用药物的患者有溃疡病。但 ASA/NSAIDs 致胃溃疡机制尚不清楚，现认为是这些药物直接损伤胃黏膜，除使氢离子逆向弥散增加之外，还可抑制前列腺素合成，使胃酸及胃蛋白酶分泌增加，胃黏膜血液供应障碍，胃黏膜屏障功能下降。

6.遗传因素

(1)GU 和 DU 同胞患病比一般人群高 1.8 倍和 2.6 倍，GU 易患 GU、DU 易患 DU。儿童中 DU 患儿家族史明显。O 型血发生 PUD 高于其他血型 35%左右，主要为 DU；且溃疡伴出血、穿孔，并发症者以 O 型多见。调查发现，DU 患儿男性多于女性，48.08%系 DU 家族史，家族发病率一级家属＞二级家属＞三级家属，一级家属的发病率高于普通人群的 11 倍，O 型血多见，占患儿的 44.23%，且症状严重。

(2)HLA 是一种复杂的遗传多态性系统，基因位点在第 6 对染色体的短臂上，至今发现多种疾病与某些 HLA 抗原有相关性。HLA 血清分型发现 HLA-B5、HLA-B_{12}、HLA-BW35 与 DU 有相关性。HIA-DQA1 * 03 基因与 DU 有关。某医院对十二指肠溃疡患儿 HIA-DQA1 基因检测发现，DU 患儿 * 03 等位基因频率明显低于健康正常儿童，提示 * 03 基因对 DU 有重要的抵抗作用。

(3)胃蛋白酶原(PG)是胃蛋白酶前体，分泌 PGI 及 PGⅡ，家系调查发现 DU 患者一半血清中 PGI 含量增高，在高 PGI 后代，50%也显示高 PGI，表明 PGI 血症患者为单染色体显性遗传，支持 DU 遗传基因存在。

7.精神因素

15 年前，对胃造瘘患者观察发现，人胃黏膜随人的情绪变化而出现不同的反应，兴奋时，胃黏膜充血，胃液分泌增多，胃运动加强；而抑郁和绝望时，胃黏膜苍白，胃运动减慢。近代研究发现，当机体处于精神紧张或应激状态时，可产生一系列的生理、神经内分泌及神经生化。胃肠道的功能，包括胃液分泌及胃肠运动都会在情绪、催眠和生物反馈抑制的影响下发生变化。

应激时，胃酸分泌增加，胰腺分泌下降，胃的排空率明显下降，溃疡患者在应激时产生的恐惧程度高于健康人群。

Mark 等分析发现：溃疡患者多疑、固执，有较强的依赖感，处理事物能力差，不成熟，易冲动，易感到孤独，自我控制能力差，易处于受压和焦虑的状态。对生活事件往往做出消极的反应。学龄儿童消化性溃疡发病率增加与学习负担过重、精神压力和心理因素逐渐复杂有关。

8.食物因素

中国南方食米地区，消化性溃疡发病率较食面食为主的北方地区为高。乱吃冷饮，嗜好辛辣食品或暴饮暴食，早餐不吃，晚上贪吃，过食油炸食物、含汽饮料等不良习惯都对胃黏膜造成直接损伤。

（二）消化性溃疡的防御因素

1.胃黏膜屏障作用

胃黏膜屏障是由黏膜表层上皮细胞的细胞膜及细胞间隙的紧密连接所组成，黏膜抵抗氢离子反渗的作用过程有三个部分：

（1）维持胃液中氢离子浓度与胃壁组织液中氢离子浓度的梯度差。

（2）抵挡氢离子逆向弥散及其他有害物质如胆汁、药物及胃蛋白酶对黏膜的损害。

（3）上皮和黏膜/黏膜下血循环营养黏膜，并促进愈合。

2.黏液屏障作用

胃黏膜表面覆盖着一层黏液，是由黏膜上皮细胞及胃隐窝处颈黏膜细胞分泌，内含大分子物质如糖蛋白、黏多糖、蛋白质及磷脂等，其厚度约为上皮细胞的10～20倍。使其下面的黏膜与胃腔内容物隔离，阻挡氢离子及胃蛋白酶的损害。

3.碳酸氢盐分泌

胃和十二指肠黏膜近端还能分泌小量碳酸氢盐进入黏膜层，中和黏膜层表面的酸，使上皮细胞表面能经常维持pH 6～8的范围，抵挡氢离子的逆向弥散作用。

4.胃黏膜血液供应与上皮细胞再生能力

胃、十二指肠黏膜层有丰富的血液供应，向黏膜细胞输送足够的营养物质及不断清除代谢产物，使上皮细胞及时更新。动物实验证实黏膜损伤后能在30分钟内迅速修复。因此脱落与更新之间维持在平衡状态，从而保持了黏膜的完整性。当胃黏膜供血不足，黏膜缺血坏死，细胞再生更新延缓时，则有可能形成溃疡。

5.前列腺素作用

胃黏膜上皮细胞有不断合成及释放内源性前列腺素（PG）的作用，主要是PCE_2；后者具有防止各种有害物质对消化道上皮细胞损伤和酸坏死的作用，这种作用称为细胞保护。具体表现为：

（1）保护胃黏膜免遭有毒物质的损害。

（2）减少NSAIDs所致消化道出血，凡在酸性pH下不解离并溶于脂肪的物质，在胃内很容易进入黏膜细胞，一旦进入细胞后，由于pH的改变而发生解离，其通透性降低，潴留在黏膜细胞内起毒性作用，如NSAIDs。

PG 细胞保护作用的机制：

(1)促使胃黏膜上皮细胞分泌黏液及 HCO_3^-。

(2)抑制基础胃酸及进餐后胃酸分泌。

(3)加强黏膜的血液循环和蛋白质合成。

(4)促进表面活性磷脂的释放，从而加强了胃黏膜表面的流水性。

(5)清除氧自由基。非甾体类消炎药抑制前列腺素合成，故可诱发溃疡。除前列腺素外，一些脑肠肽如生长抑素、胰多肽及脑啡肽等也有细胞保护作用。

6.表皮生长因子

表皮生长因子(EGF)是从唾液腺、十二指肠黏液中的 Brunner 腺及胰腺等组织分泌的多肽。已有不少报道，EGF 在胃肠道内与胃黏膜的特异受体结合而发挥细胞保护作用。如给予外源性的 EGF 后，能明显减轻乙醇及阿司匹林等有害物质对胃黏膜的损伤，初步的临床观察给消化性溃疡患者口服 ECF 后，可促进溃疡愈合。

ECF 保护胃黏膜促进溃疡愈合的作用，可能与 EGF 参与胃黏膜上皮细胞再生的调节，刺激消化道黏膜 DNA 合成，促进上皮再生与痊愈有关，也有报道 EGF 可使胃黏膜血流量增多。

二、诊断要点

(一)临床表现

1.新生儿期

此期胃溃疡多于十二指肠溃疡，以急性应激性溃疡多见，通常见于早产儿，有窒息、缺氧史，低血糖，呼吸窘迫综合征，严重中枢神经系统疾病的患儿。以突然上消化道出血及穿孔为主要特征，大多在出生 24～48 小时发生，起病急骤，呕血、便血、腹胀、休克，易被误诊，往往在手术或尸解时才被确诊。少数患儿表现为哭吵、拒奶、呕吐等非特异症状。

2.1 个月～3 岁

此年龄期仍以急性应激性溃疡为多，胃溃疡和十二指肠溃疡发病率相等。应激性溃疡临床表现危急，呕血、便血、穿孔可以是首发症状。原发性溃疡则多表现为食欲差，呕吐，进食后阵发性哭闹、腹胀不适，因呕吐和吃奶差引起生长发育迟缓，也可表现呕血和黑便。

3.3 岁～6 岁

原发性溃疡渐增多，胃溃疡和十二指肠溃疡发病率相近。临床表现多有腹痛，不规则间歇性，常位于脐周，与进食无明显关系，有时也表现为“心窝部疼痛”，进食后加重，部分患者有夜间痛，清晨腹痛。进食后呕吐是另一常见的临床表现。黑便、呕血可为主要症状。

4.6 岁以上儿童

以原发性溃疡及十二指肠溃疡多见。临床症状渐渐与成人接近。腹痛为最常见的临床表现。大多呈间歇性，偶尔持续性或周期性间以数周或数月。部位多位于剑突下，也可在脐周。多为隐痛，也可为剧烈烧灼感。与进食无关。有时进食后缓解，但数小时后又再度发作。还可出现嗳气、泛酸、便秘、消瘦。一些患儿无慢性腹痛，突然呕吐、黑便、昏厥甚至休克。也有表现为慢性贫血伴粪便隐血阳性。

并发症：消化道出血、溃疡穿孔、幽门梗阻，以出血为多见。

（二）确诊需要依靠 X 线检查和内镜检查。

1.胃镜检查

胃镜检查是诊断消化性溃疡最可靠的方法，具有确诊价值。不仅诊断率高，达95％，而且在确定溃疡的数目、形状、部位和分期情况下更为可靠。溃疡多呈圆形、椭圆形，少数呈线形、不规则形。十二指肠溃疡有时表现为一片充血黏膜上散在小白苔，形如霜斑，称“霜斑样溃疡”，在小儿不少见。根据部位分：胃溃疡，十二指肠溃疡，复合性溃疡（胃和十二指肠溃疡并存）。根据胃镜所见分三期：①活动期：溃疡基底部有白色或灰白色厚苔，边缘整齐，周围黏膜充血、水肿，有时易出血，黏膜向溃疡集中。霜斑样溃疡属活动期。②愈合期：溃疡变浅，周围黏膜充血水肿消退，基地出现薄苔。③瘢痕期：溃疡基底部白苔消失，遗下红色瘢痕，以后红色瘢痕转为白色瘢痕，其四周黏膜辐射状，表示溃疡完全愈合，可遗留轻微凹陷。

2.X 线检查

应用硫酸钡进行胃肠造影。壁龛或龛影是唯一确诊溃疡的 X 线直接征象。一些征象如局部压痛、胃大弯痉挛切迹、幽门梗阻、十二指肠球部激惹、痉挛、畸形，能提示溃疡的存在但不能作为确诊依据。X 线诊断小儿消化性溃疡的准确性大约为60％。急性溃疡浅表，愈合快，更易误诊。

3.Hp 的检测

常规检测 Hp，在胃窦距幽门 5cm 内取胃黏膜组织，作细菌培养、组织切片染色、快速尿素酶试验等，或进行 ^{13}C-尿素呼吸试验。

三、治疗

消化性溃疡治疗应达到四个目的：缓解症状，促进愈合，预防复发，防止并发症。所有无严重并发症的患儿均应首先进行内科治疗，只有在内科治疗无效的顽固性溃疡病儿或发生大出血、穿孔、器质性幽门梗阻时，才考虑外科手术治疗。内科治疗包括药物治疗，消除有害的因素如避免应用 NSAID 等，减少精神刺激，休息。

（一）一般治疗

饮食方面以容易消化，刺激性小的食物为主；饮食有节制，定时适当；少吃冷饮、糖果、油炸食品，避免含碳酸盐饮料、浓茶、咖啡，酸辣调味品等刺激性食物。培养良好生活习惯，有规律生活，保证充足睡眠，避免过分疲劳和精神紧张。继发性溃疡病者应积极治疗原发病。

（二）药物治疗

消化性溃疡的药物治疗包括抑制胃酸分泌，强化黏膜防御能力，根治 Hp 感染。

1.抑制胃酸治疗

抑制胃酸治疗是消除侵袭因素的主要途径。

（1）组胺 H_2 受体拮抗剂：常用的 H_2 受体拮抗剂为雷尼替丁，每天 3～5mg/kg，每日 2 次或睡前一次，疗程 4～8 周；西咪替丁，每日 10～15mg/kg，每日 2 次，疗程 4～8 周；法莫替丁，0.9mg/kg，睡前一次，疗程 2～4 周。一般来说，H_2 受体拮抗剂为相当安全的药物，严重的不良反应发生率很低。最常见的有腹泻，头晕，嗜睡，疲劳，肌痛，便秘；其他少见的有泌乳，男性乳房发育（雷尼替丁几乎无此不良反应）；中性粒细胞减少，贫血，血小板减少；血清肌酐升高；大剂量静脉注射的患儿可引起血清转氨酶升高，心动过缓，低血压，精神错乱。

（2）质子泵抑制剂：奥美拉唑，每日 0.6～0.8mg/kg，清晨顿服，疗程 2～4 周，溃疡绝大多数能愈合。

（3）中和胃酸的药物：氢氧化铝凝胶、铝碳酸镁等。起缓解症状和促进溃疡愈合的作用。

（4）胃泌素 G 受体阻止剂：丙谷胺，主要用于溃疡病后期，作为其他制酸药（尤其是质子泵抑制剂）停药后维持治疗时抗胃酸反跳，促进溃疡愈合质量，防止复发。抗胆碱能制剂很少应用。

2.强化黏膜防御能力

（1）硫糖铝：疗效相当于 H_2 受体拮抗剂，常用剂量每日 10～25mg/kg，分四次，疗程 4～8 周。主要优点是安全，偶尔可引起便秘、恶心。该药分子中含铝，长期服用，尤其当肾衰竭时会导致铝中毒。

(2)铋剂类:胶态次枸橼酸铋钾(CBS),果胶酸铋钾,复方铝酸铋。剂量每日6～8mg/kg,分3次,疗程4～6周。CBS治疗消化性溃疡疗效与H_2受体拮抗剂相似,主要优点在于能减少溃疡的复发率,此可能与其对Hp有杀灭作用有关。CBS可导致神经系统不可逆转损害、急性肾衰竭。尤其当长期、大剂量应用时,小儿应用时应谨慎,严格掌握剂量和用药时间。最好有血铋监测。

(3)柱状细胞稳定剂:麦滋林-S、替普瑞酮、吉法酯等。主要作为溃疡病的辅助用药。尤其与抗胃酸分泌类药物联合使用,有促进溃疡愈合作用,也用于溃疡疾病恢复期维持治疗,以促进溃疡愈合质量及胃黏膜功能恢复,防止复发。

(4)其他:表皮生长因子、生长抑素等治疗溃疡并已在临床研究中。

3.抗Hp治疗

临床常用的药物有:次枸橼酸铋钾(CBS)每日6～8mg/kg,阿莫西林每日50mg/kg,甲硝唑每日25～30mg/kg,替硝唑每日10mg/kg,呋喃唑酮每日5～10mg/kg、克拉霉素每日10～15mg/kg。一类是以铋剂4～6周与二种抗生素(阿莫西林、甲硝唑、替硝唑、呋喃唑酮)2周联合,一类为质子泵抑制剂(PPI)联合二种抗生素(克拉霉素、阿莫西林、甲硝唑或替硝唑)1～2周组成"三联"方案。

(三)治疗实施

初期治疗:H_2受体拮抗剂或奥美拉唑作为首选药物,硫糖铝也可作为第一线治疗药物。Hp阳性患儿应同时进行抗Hp治疗。

维持治疗:抗酸药物停用后可用柱状细胞稳定剂、丙谷胺维持治疗。对多次复发、症状持久不缓解,伴有并发症,合并危险因素如胃酸高分泌,持续服NSAID或Hp感染等可予H_2受体拮抗剂或奥美拉唑维持治疗。

(四)手术治疗

消化性溃疡手术是切除大部分胃液分泌的面积,切断迷走神经以防止胃酸产生。手术指证:①溃疡病合并大出血、急性穿孔和器质性幽门梗阻;②顽固性溃疡,经积极内科治疗不愈;③术后复发性溃疡;④怀疑为恶性溃疡。

第三节　慢性胃炎

慢性胃炎是指各种原因持续反复作用于胃黏膜所引起的慢性炎症。慢性胃炎发病原因尚未明了,各种饮食、药物、微生物、毒素以及胆汁反流,均可能与慢性胃炎的发病有关。近年的研究认为幽门螺杆菌的胃内感染是引起慢性胃炎最重要的因素,其产生的机制与黏膜的破坏和保护因素之间失去平衡有关。

一、病因及发病机制

（一）幽门螺杆菌

自从 1983 年澳大利亚学者 Warren 和 Marshall 首次从慢性胃炎患者的胃黏液中分离出幽门螺杆菌以来，大量的研究表明，幽门螺杆菌与慢性胃炎密切相关。在儿童中原发性胃炎幽门螺杆菌感染率高达 40%，慢性活动性胃炎高达 90%以上，而正常胃黏膜几乎很难检出幽门螺杆菌。感染幽门螺杆菌后，胃部病理形态改变主要是胃窦黏膜小结节，小颗粒隆起，组织学显示淋巴细胞增多，淋巴滤泡形成，用药物将幽门螺杆菌清除后胃黏膜炎症明显改善。此外成人健康志愿者口服幽门螺杆菌证实可引发胃黏膜的慢性炎症，并出现上腹部痛、恶心及呕吐等症状；用幽门螺杆菌感染动物的动物模型也获得了成功，因此幽门螺杆菌是慢性胃炎的一个重要病因。

（二）化学性药物

小儿时期经常感冒和发热，反复使用非甾体类药物如阿司匹林和吲哚美辛等，使胃黏膜内源性保护物质前列腺素 E_2 减少，胃黏膜屏障功能降低，而致胃黏膜损伤。

（三）不合理的饮食习惯

食物过冷、过热、过酸、过辣、过咸，或经常暴饮暴食、饮食无规律等均可引起胃黏膜慢性炎症，食物中缺乏蛋白质及 B 族维生素也使慢性胃炎的易患性增加。

（四）细菌、病毒和（或）其毒素

鼻腔、口咽部的慢性感染病灶，如扁桃腺炎、鼻旁窦炎等细菌或其毒素吞入胃内，长期慢性刺激可引起慢性胃黏膜炎症。有报道 40%的慢性扁桃腺炎患者其胃内有卡他性改变。急性胃炎之后胃黏膜损伤经久不愈，反复发作亦可发展为慢性胃炎。

（五）十二指肠液反流

幽门括约肌功能失调时，使十二指肠液反流入胃增加。十二指肠液中含有胆汁、肠液和胰液。胆盐可减低胃黏膜屏障对氢离子的通透性，并使胃窦部 G 细胞释放胃泌素，增加胃酸分泌，氢离子通过损伤的黏膜屏障并弥散进入胃黏膜引起炎症变化、血管扩张及炎性渗出增多，使慢性胃炎持续存在。

二、临床表现

小儿慢性胃炎的症状无特异性，多数有不同程度的消化不良症状，临床表现的轻重与胃黏膜的病变程度并非一致，且病程迁延。主要表现是反复腹痛，无明显规律性，通常在进食后加重。疼痛部位不确切，多在脐周。幼儿腹痛可仅表现不安和正常进食行为改变，年长儿症状似成人，常诉上腹痛，其次有嗳气、早饱、恶心、上腹部不适及泛酸。进食硬、冷、辛辣等食物或受凉、气温下降时可引发或加重症状。部分患儿可有食欲缺乏、乏力、消瘦及头晕，伴有胃糜烂者可出现黑便。体征多不明显，压痛部位可在中上腹或脐周，范围较广泛。

三、实验室和其他检查

1.胃镜检查

浅表性胃炎：黏膜充血、水肿，呈花斑状红白相间，如麻疹患儿的皮肤；黏膜上有黏液斑附着，不易剥脱，脱落后黏膜表面常发红或有糜烂；微小结节形成呈微细状、粗糙颗粒状或结节状隆起；黏膜糜烂、出血、出现散在小点状小片状新鲜或陈旧性出血。萎缩性胃炎：黏膜多呈苍白或灰白色，黏膜下血管可显露。

2.胃黏膜病理组织学改变

上皮细胞变性，小凹上皮细胞增生、固有膜炎症细胞浸润、腺体萎缩。炎症细胞主要是淋巴细胞、浆细胞。

根据有无腺体萎缩诊断为慢性浅表性胃炎、慢性萎缩性胃炎。

根据炎症程度，慢性浅表性胃炎分为轻、中、重三级。

轻度：炎症细胞浸润较轻，多限于黏膜的浅表1/3，其他改变均不明显。

中度：病变程度介于轻～重之间，炎症细胞累及黏膜全层的浅表1/3～2/3。

重度：黏膜上皮变性明显，且有坏死、胃小凹扩张、变长变深、可伴肠腺化生，炎症细胞浸润较重，超过黏膜2/3以上，可见固有膜内淋巴滤泡形成；如固有膜中性粒细胞浸润，应注明“活动性”。

3.Hp检查

胃窦黏膜Hp培养、胃窦黏膜组织切片Warthin-Starry银染色、胃窦黏膜快速尿素酶试验、^{13}C-尿素呼气试验、粪便Hp抗原(HpSA)检测等。

4.X线检查

如腹部平片、胃肠钡餐，对慢性胃炎诊断帮助不大，但有助于鉴别诊断。

5.胃酸测定

应用五肽胃泌素或增大剂量组织胺法测定，浅表性胃炎胃酸正常或略低，萎缩性胃炎则明显降低。胃泌素测定：胃泌素由胃窦G细胞分泌，由于反馈作用胃酸低时胃泌素分泌增高，胃酸高时胃泌素分泌减低，此外血清胃泌素高低与胃窦黏膜有无病变关系密切，无酸患者胃泌素若不高，说明胃窦黏膜病变严重，G 细胞减少。

6.血、粪便常规

胃黏膜糜烂出血者可有贫血，大便潜血阳性，萎缩性胃炎患者可有贫血。

本病需与消化性溃疡、慢性肝胆系统疾病、非溃疡性消化不良鉴别。

四、治疗

1.一般治疗

去除病因，如慢性扁桃体炎、副鼻窦炎等慢性感染，胆汁反流等，避免使用损害胃黏膜的药物，饮食应多次少餐，软食为主，避免生冷及刺激性食物。

2.药物治疗

(1)Hp 相关性胃炎需进行根除 Hp 治疗。

(2)其他慢性胃炎尚无特效疗法，主要是对症治疗。

①增强胃黏膜抵抗力：麦滋林-S 颗粒 30～40mg/(kg·d)，分 3～4 次；硫糖铝 20mg/kg，每日 3 次；铝碳酸镁（胃达喜）＜6 岁，0.25g，＞6 岁，0.5g，每日 3 次；思密达等。

②对腹痛明显者，可加用柳酸剂，常用雷尼替丁 3～5mg/(kg·d)，西咪替丁 10～15mg/(kg·d)，分早晚二次或一次顿服，治疗 4 周，不作常规用药。

③胃肠动力药：胃肠动力缓慢者可选用多潘立酮每次 0.3mg/kg，每天 3～4 次。

④其他：胃炎胶囊、胃炎干糖浆、中药制剂养胃冲剂，肠胃康冲剂，胃苏冲剂，三九胃泰等可选用。

第四节　小儿腹泻

小儿腹泻，又称腹泻病，是由多病原、多因素引起的以大便次数增多伴性质改变为主要表现的一组疾病，也可伴有发热、呕吐、腹痛等症状。腹泻严重时患儿可出现不同程度的水、电解质、酸碱平衡紊乱，是儿科最常见疾病之一。6 个月以内的婴儿，出生后不久即出现腹泻，仅表现大便次数增多，患儿食欲好，生长发育正常，当增加辅食后，大便次数可自行好转，这类腹泻称为生理性腹泻，多见于母乳喂养儿。小儿腹泻发病年龄以 6 个月～2 岁婴幼儿多见，一年四季均可发病，但夏秋季发病率最高。

一、病因及发病机制

（一）易感因素

1.婴幼儿消化系统特点

婴幼儿消化系统发育不完善，胃酸和消化酶分泌不足且活性低，患儿消化道的负担较重，易引起消化功能紊乱。

2.婴幼儿防御能力较差婴幼儿血清免疫球蛋白及胃肠道 SIgA 较低，易出现肠道感染引起腹泻。

3.人工喂养

母乳中含有 SIgA、巨噬细胞及粒细胞等免疫因子，有抗肠道感染作用，人工喂养患儿不能从中获得，易出现肠道感染引起腹泻。

（二）感染因素

1.肠道内感染

(1)病毒感染：寒冷季节婴幼儿腹泻 80％由病毒感染引起。其中轮状病毒是病毒性肠炎最主要病原，其次为星状和杯状病毒、柯萨奇病毒、诺沃克病毒、冠状病毒等。

(2)细菌感染：以可致泻的大肠杆菌为主要病原，包括致病性大肠杆菌、产毒性大肠杆菌、侵袭性大肠杆菌、出血性大肠杆菌和黏附性-集聚性大肠杆菌。其他细菌有空肠弯曲菌、沙门氏菌、金黄色葡萄球菌等。

(3)真菌感染：婴儿以白色念珠菌多见，其他包括曲菌、毛霉菌等。婴幼儿长期应用广谱抗生素引起肠道菌群失调或激素引起免疫功能的降低，易发生肠道真菌感染导致腹泻。

(4)寄生虫感染：以阿米巴原虫、蓝氏贾第鞭毛虫、隐孢子虫多见。蓝氏贾第鞭毛虫、阿米巴原虫和隐孢子虫蓝氏贾第鞭毛虫、阿米巴原虫和隐孢子虫蓝氏贾第鞭毛虫、阿米巴原虫和隐孢子虫常见为蓝氏贾第鞭毛虫、阿米巴原虫和隐孢子虫等。常见为蓝氏贾第鞭毛虫、阿米巴原虫和隐孢子虫等。常见为蓝氏贾第鞭毛虫、阿米巴原虫和隐孢子虫等。

2.肠道外感染如中耳炎、上呼吸道感染、泌尿系感染、皮肤感染或急性传染病等疾病的病原菌直接感染患儿肠道引起腹泻。

（三）非感染因素

1.饮食因素

由于喂养不当，包括喂养次数、食量、种类的改变太快，给予过多脂肪类、纤维素类食物或高果糖的果汁，均可引起腹泻。部分患儿对牛奶、豆类或某种食物过敏也可引起腹泻。

2.气候因素

由于天气突然变冷或天气过热，导致腹部受凉或消化酶分泌降低均可导致腹泻。

二、临床表现

（一）消化道症状

腹泻时粪便次数增多，量增加，性质改变，粪便次数每日 3 次以上，甚至 10～20 次/日，呈稀便、糊状便、水样便，少数患儿黏液脓血便。判断腹泻时粪便的硬度比次数更重要。如果便次增多而粪便成形，不是腹泻。人乳喂养儿每天排便 2～4 次呈糊状，也不是腹泻。恶心、呕吐是常见的伴发症状，严重者呕吐咖啡样物，其他有腹痛、腹胀、食欲缺乏，严重者拒食等。

（二）全身症状

病情严重者全身症状明显，大多数有发热，体温 38℃～40℃，少数高达 40℃以上，烦躁不安，精神萎靡、嗜睡、惊厥、甚至昏迷。随着全身症状加重，可引起神经系统、心、肝、肾功能失调。

（三）水、电解质及酸碱平衡紊乱

主要为脱水及代谢性酸中毒，有时还有低钾血症，低钙血症。

1.脱水

一般表现为体重减轻，口渴不安，皮肤苍白或苍灰、弹性差，前囟和眼眶凹陷，黏膜干燥，眼泪减少，尿量减少。严重者可导致循环障碍。按脱水程度分为轻度、中度、重度。脱水的评估见表 4-1。

表 4-1　脱水及液体丢失量的估计

症状和体征	轻度脱水	中度脱水	重度脱水
一般情况	口渴、不安、清醒	口渴、烦躁不安、昏睡易激惹	嗜睡、萎靡不振、昏迷、发冷、四肢厥冷
桡动脉波动	正常	慢而弱	细数，有时触不到
收缩压	正常	正常～低	低于 10.7kPa 或听不到
呼吸	正常	深，可增快	深而快
皮肤弹性	正常	稍差	极差，捻起后展平＞2 秒

续表

症状和体征	轻度脱水	中度脱水	重度脱水
口唇	湿润	干	非常干
前囟	正常	凹陷	非常凹陷
眼眶	正常	凹陷	深凹陷
眼泪	有	无	无
尿量	正常	量少色深	数小时无尿
体重损失	5%	5%～10%	10%以上
液体丢失量(mL/kg)	50	50～100	100～120

2.代谢性酸中毒

脱水大多有不同程度的代谢性酸中毒。主要表现为精神萎靡、嗜睡、呼吸深长呈叹息状，口唇樱红，严重者意识不清、新生儿及小婴儿呼吸代偿功能差，呼吸节律改变不明显，主要表现为嗜睡、面色苍白、拒食、衰弱等，应注意早期发现。

3.低钾血症

病程在1周以上时低钾血症相继出现。营养不良者出现较早且较重。在脱水未纠正前，因血液浓缩、尿少，血钾浓度可维持正常，此时很少出现低钾血症。输入不含钾的液体后，随着血液被稀释，才逐渐出现。血清钾低于3.5mmol/L以下，表现为精神萎靡，肌张力减低，腹胀，肠蠕动减弱或消失，心音低钝。腱反射减弱或消失。严重者昏迷、肠麻痹、呼吸肌麻痹，心率减慢，心律不齐，心尖部收缩期杂音，可危及生命。心电图表现ST段下移，T波压低、平坦、双相、倒置，出现U波，P-R间期和Q-T间期延长。

4.低钙血症和低镁血症

在脱水与酸中毒纠正后可出现低钙血症。表现烦躁，手足搐搦或惊厥，原有营养不良、佝偻病更易出现，少数患儿可出现低镁血症，表现为手足震颤，舞蹈病样不随意运动，易受刺激，烦躁不安。严重者可发生惊厥。

(四)几种常见感染性腹泻的临床表现特点

1.轮状病毒性肠炎

好发于秋冬季，呈散发或小流行，病毒通过粪-口途径以及呼吸道传播。多见于6～24月的婴幼儿。潜伏期1～3天，常伴发热和上呼吸道感染症状。发病急，病初即有呕吐，然后腹泻，粪便呈水样或蛋汤样，带有少量黏液，无腥臭，每日数次至十余次。常伴脱水和酸中毒。本病为自限性疾病，病程 3～8 天，少数较长，粪便镜检偶见少量白细胞。病程 1～3 天内大量病毒从粪便排出，最长达 6 天。血清抗体一般 3 周后上升，病毒较难分离，免疫电镜、ELISA 或核酸电泳等均有助于病因诊断。

2.诺沃克病毒

多见于较大儿童及成年人，临床表现与轮状病毒肠炎相似。

3.大肠杆菌肠炎

常发生于 5～8 月份，病情轻重不一。致病性大肠杆菌肠炎粪便呈蛋汤样，腥臭，有较多的黏液，偶见血丝或黏冻便，常伴有呕吐，多无发热和全身症状。主要表现水、电解质紊乱。病程 1～2 周。产毒素性大肠杆菌肠炎起病较急，主要症状为呕吐、腹泻，粪便呈水样，无白细胞，常发生明显的水、电解质和酸碱平衡紊乱，病程 5～10 天。侵袭性大肠杆菌肠炎，起病急，高热，腹泻频繁，粪便呈黏冻状，带脓血，常伴恶心、腹痛、里急后重等症状，有时可出现严重中毒症状，甚至休克。临床症状与细菌性痢疾较难区别，需作粪便培养鉴别。出血性大肠杆菌肠炎，粪便次数增多，开始为黄色水样便，后转为血水便，有特殊臭味，粪便镜检有大量红细胞，常无白细胞。伴腹痛。可伴发溶血尿毒综合征和血小板减少性紫癜。

4.空肠弯曲菌肠炎

全年均可发病，多见于夏季。可散发或暴发流行。以 6 个月～2 岁婴幼儿发病率最高，家畜、家禽是主要的感染源，经粪-口途径动物-人或人-人传播。潜伏期 2～11 天。起病急，症状与细菌性痢疾相似。发热、呕吐、腹痛、腹泻、粪便呈黏液或脓血便，有恶臭味。产毒菌株感染可引起水样便，粪便镜检有大量白细胞及数量不等的红细胞，可并发严重的小肠结肠炎、败血症、肺炎、脑膜炎、心内膜炎、心包炎等。

5.耶尔森菌小肠结肠炎

多发生于冬春季节，以婴幼儿多见。潜伏期 10 天左右。无明显前驱症状。临床症状多见且与年龄有关。5 岁以下患儿以腹泻为主要症状，粪便为水样、黏液样、脓样或带血。粪便镜检有大量白细胞，多半腹痛、发热、恶心和呕吐。5 岁以上及青少年以下腹痛、血白细胞增高、血沉加快为主要表现，酷似急性阑尾炎。本病可并发肠系膜淋巴结炎、结节性红斑、反应性关节炎、败血症、心肌炎、急性肝炎、肝脓肿、结膜炎、脑膜炎、尿道炎或急性肾炎等。病程 1～3 周。

6.鼠伤寒沙门菌肠炎

全年发病，以 4～9 月发病率最高。多数为 2 岁以下婴幼儿，易在儿科病房发生流行。经口传播。潜伏期8～24小时。主要临床表现为发热、恶心、呕吐、腹痛、腹胀、“喷射”样腹泻，粪便次数可达30次以上，呈黄色或墨绿色稀便，水样便，黏液便或脓血便。粪便镜检可见大量白细胞及不同数量的红细胞，严重者可出现脱水、酸中毒及全身中毒症状，甚至休克，也可引起败血症，脑脊髓膜炎。一般病程2～4周。带菌率高，部分患儿病后排菌2个月以上。

7.金黄色葡萄球菌肠炎

很少为原发性，多继发于应用大量广谱抗生素后或继发于慢性疾病基础上。起病急，中毒症状重。表现为发热、呕吐、频泻。不同程度脱水、电解质紊乱，严重者发生休克。病初粪便为黄绿色，3～4日后多转变为腥臭，海水样便，黏液多。粪便镜检有大量脓细胞及革兰阳性菌。培养有葡萄球菌生长，凝固酶阳性。

8.伪膜性肠炎

多见长期使用抗生素后，由于长期使用抗生素导致肠道菌群失调，使难辨梭状芽孢杆菌大量繁殖，产生坏死毒素所致。主要症状为腹泻，粪便呈黄稀、水样或黏液便，少数带血，有伪膜排出(肠管型)，伴有发热、腹胀、腹痛。腹痛常先于腹泻或与腹泻同时出现。常伴显著的低蛋白血症，水、电解质紊乱，全身软弱呈慢性消耗状。轻型患儿一般于停药后5～8天腹泻停止，严重者发生脱水、休克至死亡。如果患儿腹泻发生于停药后或腹泻出现后持续用抗生素，则病程常迁延。

9.白色念珠菌肠炎

多发生于体弱、营养不良小儿，长期滥用广谱抗生素或糖皮质激素者。口腔内常伴有鹅口疮。粪便次数增多，色稀黄或发绿，泡沫较多，带黏液有时可见豆腐渣样细块(菌落)，粪便在镜下可见真菌孢子和假菌丝，作粪便真菌培养有助于鉴别。

三、分型

1.按病程分类

(1)急性腹泻:腹泻病程＜2周。

(2)迁延性腹泻:腹泻病程2周～2月。

(3)慢性腹泻:腹泻病程＞2月。

2.按病情分类

(1)轻型腹泻:多由饮食及肠道外感染引起。一般无全身症状，精神尚可，失水不明显，主要为胃肠道症状，偶有伴随症状恶心、呕吐等，大便次数每日10次左右，量少，呈黄色或黄绿色稀糊状伴有奶瓣或泡沫。

(2)重型腹泻:多为肠道内感染引起。表现为严重的胃肠道症状，常伴呕吐，严重者可见咖啡渣样液体，大便次数每日多至数十次，量多，多呈水样便或蛋花汤样便伴有少量黏液或血便。除此之外还可出现明显脱水、电解质紊乱及全身中毒症状。

四、辅助检查

(1)血液检查包括血常规及血生化检查。白细胞总数及中性粒细胞增多提示细菌感染；淋巴细胞计数增多提示病毒感染；嗜酸性粒细胞增多提示有寄生虫感染或接触过敏原。血清钠的浓度提示脱水性质，根据血钾、血钙、血镁浓度提示患儿是否出现电解质紊乱。

(2)粪便检查包括便常规、便潜血，便培养。肠炎患儿大便可见红细胞、白细胞；消化不良或脂肪泻可见脂肪滴；便潜血可了解患儿大便是否出现便血；便培养可检验出致病菌。

五、诊断

(1)症状体征患儿每日大便次数超过正常排便习惯，且出现大便性质改变，水分增多，粪质减少，可伴奶瓣、黏液、血便等。伴随症状可表现为呕吐、腹痛或不同程度发热。可出现不同程度脱水、电解质紊乱、酸中毒。

(2)实验室检查：轮状病毒肠炎患儿大便行电镜检测可发现轮状病毒颗粒。便常规镜检可见红、白细胞等。细菌培养可见致病菌。

(3)过敏性腹泻患儿摄入牛乳 48 小时内出现症状，若停止摄入，腹泻症状好转。

六、治疗

腹泻病的治疗原则为预防脱水，纠正脱水，继续饮食，合理用药。

(一)急性腹泻的治疗

1.脱水的防治

(1)预防脱水：腹泻导致体内大量的水与电解质丢失。因此，患儿一开始腹泻，就应该给口服足够的液体并继续给小儿喂养，尤其是婴幼儿母乳喂养，以防脱水。选用以下方法：①ORS(世界卫生组织推荐的口服液)：本液体为 2/3 张溶液，用于预防脱水时加等量或半量水稀释以降低张力。每次腹泻后，2 岁以下服 50～100mL，2～10 岁服 100～200mL，大于 10 岁的能喝多少就给多少。也可按 40～60mL/kg，腹泻开始即服用。②米汤加盐溶液：米汤 500mL＋细盐 1.75g 或炒米粉

25g＋细盐 1.75g＋水 500mL 煮 2～3 分钟。用量为 20～40mL/kg,4 小时服完,以后随时口服能喝多少给多少。③糖盐水:白开水 500mL＋蔗糖 10g＋细盐 1.75g。用法用量同米汤加盐溶液。

(2)纠正脱水:小儿腹泻发生的脱水,大多可通过口服补液疗法纠正。重度脱水需静脉补液。

①口服补液:适用于轻度、中度脱水者。有严重腹胀、休克、心肾功能不全及其他较重的并发症以及新生儿,均不宜口服补液。分两个阶段,即纠正脱水阶段和维持治疗阶段。纠正脱水应用 ORS,补充累积损失量,轻度脱水给予 50mL/kg,中度脱水 50～80mL/kg,少量多次口服,以免呕吐影响疗效,所需液量在 4～6 小时内服完。脱水纠正后,ORS 以等量水稀释补充继续丢失量,随丢随补,也可按每次 10mL/kg 计算。生理需要量选用低盐液体,如开水、母乳或牛奶等,婴幼儿体表面积相对较大,代谢率高,应注意补充生理需要量。

②静脉补液:重度脱水和新生儿腹泻患儿均宜静脉补液。

第一天补液:包括累积损失量、继续损失量和生理需要量。累积损失量根据脱水程度计算,轻度脱水 50m/kg,中度脱水 50～100mL/kg,重度脱水 100～120mL/kg。溶液电解质和非电解质比例(即溶液种类)根据脱水性质而定,等渗性脱水用 1/2 张含钠液,低渗性脱水用 2/3 张含钠液,高渗性脱水用 1/3 张含钠液。输液滴速宜稍快,一般在 8～12 小时补完,约每小时 8～10mL/kg。对重度脱水合并周围循环障碍者,以 2∶1 等张含钠液 20mL/kg,于 30～60 分钟内静脉推注或快速滴注以迅速增加血容量,改善循环和肾脏功能。在扩容后根据脱水性质选用前述不同溶液继续静滴,但需扣除扩容量。对中度脱水无明显周围循环障碍不需要扩容。继续丢失量和生理需要量能口服则口服,对于不能口服、呕吐频繁、腹胀者,给予静脉补液,生理需要量每日 60～80mL/kg,用 1/5 张含钠液补充,继续损失量是按“失多少补多少”,用 1/3 含钠溶液补充,两者合并,在余 12～16 小时补完,一般约每小时 5mL/kg。

第二天补液:补充继续丢失量和生理需要量。能口服者原则同预防脱水。需静脉补液者,将生理需要量和继续丢失量二部分液体(计算方法同上所述)一并在 24 小时均匀补充。

(3)纠正酸中毒:轻、中度酸中度无需另行纠正,因为在输入的溶液中已含有一部分碱性溶液,而且经过输液后循环和肾功能改善,酸中毒随即纠正。严重酸中毒经补液后仍表现有酸中毒症状者,则需要用碱性药物。常用的碱性药物有碳酸氢钠和乳酸钠。在无实验室检查条件时,可按 5%碳酸氢钠 5mL/kg 或 11.2%乳酸钠 3mL/kg，可提高 CO_2 结合力 5mmol/L。需要同时扩充血容量者可直接用 1.4%碳酸氢钠 20mL/kg代替 2∶1 等张含钠液，兼扩容和加快酸中毒纠正的作用。已测知血气分析者，按以下公式计算：

需补碱性液(mmol)数＝(40－CO_2 结合力)×0.5×体重(kg)/2.24；或

＝BE×0.3×体重(kg)

5%碳酸氢钠(mL)＝BE×体重(kg)/2

碱性药物先用半量。

(4)钾的补充：低钾的纠正一般按氯化钾 3～4mmol/(kg·d)或 10%氯化钾 3mL/(kg·d)，浓度常为0.15%～0.3%，切勿超过 0.3%，速度不宜过快。患儿如能口服，改用口服。一般情况下，静脉补钾，需肾功能良好，即见尿补钾。但在重度脱水患儿有较大量的钾丢失，补液后循环得到改善，血钾被稀释。酸中毒纠正，钾向细胞内转移，所以易造成低血钾。重度脱水特别是原有营养不良或病程长，多日不进食的患儿，及时补钾更必要。一般补钾 4～6 天，严重缺钾者适当延长补钾时间。

(5)钙和镁的补充：一般患儿无须常规服用钙剂，对合并营养不良或佝偻病的患儿应早期给钙。在输液过程中如出现抽搐，可给予 10%葡萄糖酸钙 5～10mL，静脉缓注，必要时重复使用。个别抽搐患儿用钙剂无效，应考虑到低镁血症的可能，经血镁测定，证实后可给 25%硫酸镁，每次给 0.2mL/kg，每天 2～3 次，深部肌注，症状消失后停药。

2.饮食治疗

强调腹泻患儿继续喂养，饮食需适应患儿的消化吸收功能，根据个体情况，分别对待，最好参考患儿食欲、腹泻等情况，结合平时饮食习惯，采取循序渐进的原则，并适当补充微量元素和维生素。母乳喂养者应继续母乳喂养，暂停辅食，缩短每次喂乳时间，少量多次喂哺。人工喂养者，暂停牛奶和其他辅食 4～6 小时后(或脱水纠正后)，继续进食。6 个月以下婴儿，以牛奶或稀释奶为首选食品。轻症腹泻者，配方牛奶喂养大多耐受良好。严重腹泻者，消化吸收功能障碍较重，双糖酶(尤其乳糖酶)活力受损，乳糖吸收不良，全乳喂养可加重腹泻症状，甚至可引起酸中毒，先以稀释奶、发酵奶、奶谷类混合物、去乳糖配方奶喂哺，每天喂 6 次，保证足够的热量，逐渐增至全奶。6 个月以上者，可用已经习惯的平常饮食，选用稠粥、面条，并加些植物油、蔬菜、肉末或鱼末等，也可喂果汁或水果食品。密切观察，一旦小儿能耐受即应恢复正常饮食。遇脱水严重、呕吐频繁的患儿，宜暂禁食，先纠正水和电解质紊乱，病情好转后恢复喂养。必要时对重症腹泻伴营养不良者采用静脉营养。腹泻停止后，应提供富有热卡和营养价值高的饮食，并应超过平时需要量的10%～100%，一般2周内每日加餐一次，以较快地补偿生长发育，赶上正常生长。

3.药物治疗

(1)抗生素治疗：临床指证为：①血便；②有里急后重；③大便镜检白细胞满视野；④大便pH 7以上。非侵袭性细菌性腹泻重症、新生儿、小婴儿和原有严重消耗性疾病者如肝硬化、糖尿病、血液病、肾衰竭等，使用抗生素指证放宽。

①喹诺酮类药：治疗腹泻抗菌药的首选药物。常用诺氟沙星(氟哌酸)和环丙沙星。由于动物试验发现此类药物可致胚胎关节软骨损伤，因此在儿童剂量不宜过大，疗程不宜过长(一般不超过1周)。常规剂量：诺氟沙星每日15～20mg/kg，分2～3次口服；环丙沙星每日10～15mg/kg，分2次口服或静脉滴注。

②小檗碱：用于轻型细菌性肠炎，每日10mg/kg，分3次口服。

③呋喃唑酮(痢特灵)：每日5～7mg/kg，分3～4口服。

④氨基糖苷类：本类药临床疗效仅次于第三代头孢菌素与环丙沙星，但对儿童不良反应大，主要为肾及耳神经损害。庆大霉素已很少应用。阿米卡星每日5～8mg/kg，分次肌注或静脉滴注。妥布霉素3～5mg/kg，分2次静脉滴注或肌注。奈替米星4～16mg/kg，1次或分2次静脉滴注。6岁以下小儿慎用。

⑤第三代头孢菌素及氧头孢烯类：腹泻的病原菌普遍对本类药敏感，包括治疗最为困难的多重耐药鼠伤寒沙门菌及志贺菌。临床疗效好，不良反应少，但价格贵，需注射给药，故不作为临床第一线用药，仅用于重症及难治性患者。常用有头孢噻肟、头孢唑肟、头孢曲松、拉氧头孢等。

⑥复方新诺明：每日20～50mg/kg，分2～3次口服。近年来，因其耐药率高，较少应用。<3岁慎用，<1岁不用。

⑦其他类抗生素：红霉素是治疗空肠弯曲菌肠炎的首选药，每日25～30mg/kg，分4次口服或一次静脉滴注，疗程7天。隐孢子虫肠炎口服大蒜素片。真菌性采用制霉菌素，氟康唑或克霉唑。伪膜性肠炎停用原来抗生素，选用甲硝唑、万古霉素、利福平口服。

(2)肠黏膜保护剂：蒙脱石，1岁以下，每日3.0g(1袋)，1～2岁每日3.0～6.0g，2～3岁每日6.0～9.0g，3岁以上每日9.0g，每天分3次。溶于30～50mL液体(温水、牛奶或饮料)中口服。首剂量加倍。

(3)微生态疗法：常用药：①乳酶生，为干燥乳酸杆菌片剂，每次0.3，每日3次；②乐托尔，为嗜酸乳酸杆菌及其代谢产物，每包含菌100亿，每次50～100亿，每日

2次；③回春生（丽珠肠乐），为双歧杆菌活菌制剂，每粒胶囊含双歧杆菌0.5亿，每次1粒，每日2～3次；④妈咪爱，为活菌制剂，每袋含粪链球菌1.35亿和枯草杆菌0.15亿，每次1袋，每日2～3次；⑤培菲康，为双歧杆菌、乳酸杆菌和肠球菌三联活菌制剂，胶囊每次1～2粒，散剂每次1/2～1包，每日2～3次。

（二）迁延性和慢性腹泻的治疗

（1）预防、治疗脱水，纠正水、电解质和酸碱平衡紊乱。

（2）营养治疗：此类患者多有营养障碍。小肠黏膜持续损害、营养不良继发免疫功能低下的恶性循环是主要的发病因素。营养治疗是重点，尽早供给适当的热量和蛋白质以纠正营养不良状态，维持营养平衡，可阻断这一恶性循环。一般热量需要在每日669.4kJ/kg（160kcal/kg），蛋白质每日2.29g/kg，才能维持营养平衡。饮食的选择，应考虑到患儿的消化功能及经济状况，母乳为合适饮食，或选用价格低廉，可口的乳类食品，具体参照"急性腹泻"饮食治疗。要素饮食是慢性腹泻患儿最理想食品，含已消化的简单的氨基酸、葡萄糖和脂肪，仅需少量肠腔内和肠黏膜消化，在严重小肠黏膜损害和伴胰消化酶缺乏的情况下仍可吸收和耐受。应用时浓度用量视临床状况而定。少量开始，2～3天达到所要求的热卡和蛋白质需要量。每天6～7次，经口摄入或胃管重力间歇滴喂。当腹泻停止，体重增加，逐步恢复普通饮食。对仅表现乳糖不耐受者选用去乳糖配方奶，豆浆，酸奶等。对严重腹泻儿进行要素饮食营养治疗后腹泻仍持续、营养状况恶化，需静脉营养。静脉营养（TPN）的成分是葡萄糖、脂肪、蛋白质、水溶性和脂溶性维生素、电解质、微量元素。中国腹泻病方案推荐配方为每日脂肪乳剂2～3g/kg，复方结晶氨基酸2～2.5g/kg，葡萄糖12～15mg/kg，液体120～150mL/kg，热卡209.2～376.6kJ/kg（70～90kal/kg）。24小时均匀进入体内。长期TPN会导致肠黏膜萎缩，肠腺分泌减少及胆汁黏稠，而且长期输注葡萄糖，会影响食欲。因此，一旦病情好转，即改经口喂养。也可采用部分经口喂，部分静脉供给营养素和液体。

（3）抗生素：要十分慎重，用于分离出特异病原的感染，并根据药敏试验结果指导临床用药。

（4）肠黏膜保护剂。

（5）微生态疗法。

第五节　婴儿肝炎综合征

婴儿肝炎综合征是指一岁以内的婴儿（包括新生儿）主要表现为黄疸，肝脾肿大和肝功能异常的临床症候群。病因复杂，可因病毒感染（包括甲型肝炎病毒、乙型肝炎病毒、丙型肝炎病毒，巨细胞病毒，风疹病毒、埃可病毒、腺病毒、水痘病毒和EB病毒等）、遗传性代谢缺陷（如半乳糖血症、遗传性果糖不耐症、糖原贮积症Ⅳ型、氨基酸代谢障碍如酪氨酸血症、尼曼-匹克病、戈谢病、二羟酸尿症、特发性肝血红蛋白沉着病和 α_1 抗胰蛋白酶缺乏症等）和肝内胆管及间质发育障碍（如肝内胆管缺如、胆管发育不良、胆管囊性扩张、肝纤维化等）引起，一些其他的原因如朗罕细胞性组织细胞增多症、化学物和药物中毒等也可导致肝功能损害。如能查出病因，明确诊断，就不再称婴儿肝炎综合征。

一、临床表现

1.症状

（1）黄疸：为最主要临床表现。表现为黄疸持续不退或逐渐加重。患儿皮肤及全身黄染，可伴瘙痒。

（2）胃肠道症状：可出现纳差、恶心、呕吐、腹胀、腹泻。

2.体征

（1）发热：表现为全身中毒症状。

（2）大便性质改变：大便呈浅黄或呈白陶土色，常伴脂肪泻。

（3）尿色改变：尿色随黄疸加深而逐渐变深，严重时呈浓茶色。

（4）肝脾大：多为轻到中度大，严重时可见明显的腹壁静脉怒张，随病情发展可导致肝硬化、腹水、下肢水肿。

（5）出血倾向：皮肤可见出血点、瘀斑等，也可表现为患儿注射部位出血不止。

二、辅助检查

1.血常规、肝功能检查

细菌感染时白细胞增高；巨细胞病毒感染时，可有单核细胞增多，血小板减少等；结合胆红素和非结合胆红素增高，以结合胆红素升高明显；谷丙转氨酶升高提示肝细胞受损程度；凝血因子和纤维蛋白原、血清白蛋白可降低。

2.病原学检查

病毒感染标记物和病毒抗原检测以及血培养、中段尿培养、血抗弓形虫抗体检查等。

3.影像学检查

肝、胆、脾B超及肝脏CT或肝胆磁共振胆管成像（MRCP）可显示畸形或占位病变。

三、诊断

1.症状体征

患儿黄疸持续加重，同时伴有肝脾大。

2.相关检查

血清胆红素增高，肝功能检查以转氨酶增高为主。有代谢异常的血生化改变，或胆道闭锁的检查证据。

四、治疗

婴儿肝炎综合征在明确病因后，应按原发病治疗，但大多数早期难以确定病因，临床上以对症治疗为主。

1.利胆退黄

腺苷蛋氨酸（思美泰）用于肝内胆汁淤积症，30～60mg/（kg·d），疗程 2 周。中药茵栀黄、苦黄合剂等。

2.护肝改善肝细胞功能

甘草酸单胺、葡醛内酯等。

3.维生素 K_1

每天 10mg，可迅速纠正维生素 K_1 依赖凝血因子缺乏。

4.微生态制剂

对改善症状有效。

5.加强支持治疗

白蛋白，维生素补充。

6.防治感染

细菌感染予以相应的抗生素。CMV 感染者可予以更昔洛韦。

第五章　心血管系统疾病

第一节　常见先天性心脏病

一、房间隔缺损

房间隔缺损(ASD)为常见的一种先天性心脏病,约占先心病的7%～10%。房间隔缺损根据解剖病变的不同而有第一孔未闭和第二孔未闭之分。第一孔未闭型缺损(原发孔房间隔缺损)位于心房间隔下部,呈半月形缺损,往往较大,常伴有二尖瓣或三尖瓣的裂孔而形成关闭不全,多见于二尖瓣。第二孔未闭型缺损(继发孔房间隔缺损)位于心房间隔的中部卵圆窝处,或靠近上、下腔静脉,直径多为1～3cm。房间隔缺损可合并其他心血管畸形,较常见的有部分性肺静脉畸形引流入右心房及肺动脉狭窄等。

(一)临床表现

1.症状

(1)缺损小、分流少的患者可全无症状。中等大小缺损,亦很少症状,不影响生长发育。

(2)缺损大、左向右分流量多的患儿,影响生长发育,多消瘦、乏力、多汗,活动后气促,易患下呼吸道感染。

2.体检

(1)缺损较小者仅能在胸骨左缘听到Ⅱ级左右的喷射性收缩期杂音,肺动脉瓣区第二音固定分裂较明显。

(2)缺损较大者多心前区隆起,心尖搏动弥散,胸骨左缘第3肋间可听到Ⅱ～Ⅲ级喷射性收缩期杂音,肺动脉瓣区第二音亢进和固定分裂。左向右分流量较大时,胸骨左缘下方可听到舒张中期隆隆样杂音。

(二)辅助检查

1.X 线检查

婴幼儿患者心脏大小可正常或稍有增大,肺血增多亦不明显;如缺损很大,分流量很多,右房、右室、肺动脉总干及其分支均扩大,搏动强烈;左室和主动脉相对较小。左房因有向右房的分流,所以不大,此与室缺和动脉导管未闭等有别。在平片上有时右室与左室增大不易明辨,可在左侧位片上看,如进右房的下腔静脉影暴露在心缘外,则为右室增大,如下腔静脉影包涵在心影以内,则为左室增大。

肺血管影粗大,肺动脉干膨出,肺门影增大,透视下除肺门外肺野的血管也有搏动,称“肺门舞蹈”。由心脏的大小和肺血管影的粗密可以估测分流量。分流量大者肺静脉影与正常不同,肺野上部的静脉回流量可与下部相仿甚至超过下部。

2.心电图

大多病例有右室增大伴有右束支传导阻滞的图形,V_1 上有 rsR′样图形。实际上右束支传导功能仍正常,只是因为右室扩大,所以传导延时,R′波为右室流出道最后除极所产生。P-R 间期可延长(20%),系由于右房增大所致的 P-H 间期延长所致。

P 波的额面电轴朝向左下;如系静脉窦型房缺,P 波电轴可朝向左上,即 P 波在Ⅱ、Ⅲ、aVF 导联上倒置,可能系正常窦房结部位有缺损所致。

中年后(1/4)可发生房性的心律失常如房颤、房扑及房速等。至老年可有完全性右束支传导阻滞。

3.超声心动图

M 型超声上继发孔缺损可示右室增大,室间隔大多有矛盾运动,二尖瓣运动多属正常,与房室隔缺损时二尖瓣在舒张时穿过室间隔不同。二维超声可以查见各型的房间隔缺损,当声束垂直房间隔的切面中可见特征性的回声失落,剑突下切面最为多用。年长后剑突下探查可能不能满意,可加用胸骨旁位以观察房间隔。心尖四腔位亦可显示房间隔,但因声束与房间隔平行,卵圆窝的房间隔又较薄(婴儿 0.2mm,儿童 0.4mm),可以发生回声失落的假象。此外,二维超声可显示右房右室及肺动脉扩大,和室间隔的矛盾运动。体静脉的连接情况如左上腔静脉的存在、下腔静脉中断、奇静脉延续至上腔静脉等亦可查实。肺静脉有的虽可查见,但仍以用彩色多普勒检查为佳。

脉冲多普勒超声可显示通过房缺的异常血流,分流主要发生于收缩晚期和舒张早期,因左右房之间压差很小,又非限制性,所以分流的流速不快。脉冲多普勒超声可估测肺循环与体循环血流量比(Qp/Qs)。应用脉冲多普勒超声测量肺动脉及主动脉口处血流平均速度或流速时间积分及截面积可以分别估算肺循环血流量(Qp)与体循环血流量(Qs),与心导管检查结果相差不多。彩色多普勒超声可直接看到经过房缺的血流,对多发的筛孔型缺损尤为有助。对肺静脉与心房的连接情况可予显示,胸骨旁短轴可看到左右两侧的下肺静脉,左上肺静脉亦可由胸骨旁探查,当然胸骨上探查亦佳。彩色多普勒超声可显示异常的肺静脉回流。如有左上腔静脉和无顶冠状静脉窦,于左臂注射显影剂,可见显影剂在左房出现较右房为早。

年长儿经胸超声(TTE)探查房间隔可能不能令人满意,经食管超声(TEE)较为理想,因探头距房间隔很近,且与房间隔垂直,如辅以造影剂更能证实。在介入法关闭房缺时,可以指导放置封堵器、观察有无残余分及对二尖瓣、三尖瓣的影响。近年来开展的实时三维超声(RT-3D-TTE)可更准确显示房缺的大小,房缺口与卵圆窝上缘与下缘及房室瓣的关系。

4.心导管及心血管造影

由于接受了自左房分流的血氧饱和度高的血液,右房的血氧升高,与腔静脉之间的血氧饱和度差超过10%对诊断有意义。因下腔静脉血液在不同节段和不同时间的血氧差异很大,所以用上腔静脉与右房对比较为可靠。但如上腔静脉血氧特高,饱和度超过85%,应考虑有肺静脉异位回流,可用右锁骨下静脉对比。由血氧差算出的分流量小者,Qp/Qs约2∶1左右,大者可达4∶1甚至5∶1。由肺动脉的血氧饱和度可粗估分流量的大小,如80%～85%,为小分流量;85%～90%,为中等量;90%以上为大分流量。右房的血氧高于腔静脉尚需排除下列情况:室缺伴三尖瓣反流,左室与右房交通,部分性或完全性房室隔缺损,部分性或完全性肺静脉异位连接,及乏氏窦破入右房等。如同时伴有肺静脉异位连接到上腔静脉,则上腔静脉与右房的血氧差即不明显。

导管如由大隐静脉循下腔静脉上插,较易通过房缺而入左房,但这不能排除导管是推开卵圆孔的帘膜而人左房的可能,后者实际并无分流存在。如导管确系通过房缺而入左房,右房与上腔静脉需有明显氧差,左右房压差缩小或消失方有意义。如通入左房的位置特低,应考虑“原发孔”缺损,此时很易插入左室,但不易插入肺静脉。

右肺静脉回流入右房的畸形在病理生理上与房缺相仿,临床上亦无法区分。心导管检查时如已插入右肺静脉,抽出时仔细观察,如心导管端始终朝向右侧,则可提示右肺静脉直接连接右房,彩超可协助诊断。

房间隔缺损患者肺动脉压往往稍高,肺循环阻力可不高。导管通过肺动脉瓣口时，可能有收缩压的阶差；分流量大者，右室与肺动脉压力阶差可达20～30mmHg(2.6～4kPa)，而并无器质性的肺动脉瓣狭窄存在，房缺术后压差消失。

临床表现与非入侵性的检查如能确诊者，可省略心导管检查而直接进行手术或介入法治疗。

(三)治疗

(1)房间隔缺损宜在学龄前予以手术修补。

(2)手术时应注意在心房内探查，如发现有部分性肺静脉畸形引流，可一并予以矫正。

(3)房间隔缺损介入性治疗：经导管用封堵器关闭二孔型房间隔缺损。Amplatzer 堵闭器已收到良好效果。

二、室间隔缺损

室间隔缺损(VSD)是小儿最常见的先天性心脏病，约占先天性心脏病的20%～25%。它可以单独存在，也可与其他心脏和大血管畸形并存。根据缺损位置常用分类为膜及膜周部缺损(单纯膜部、嵴下型膜部、隔瓣下型膜部)，最多见；动脉干下型，次之；肌部缺损(肌小梁部、流出道部)，少见。临床症状与缺损大小及肺血管阻力有关。大型缺损因肺血流量增多、肺小动脉肌层退化不完全及血管内膜增厚而造成肺动脉高压。若肺动脉压超过体循环动脉压，可发生右向左分流而出现发绀，称艾森曼格综合征。小型膜部及肌部室间隔缺损可能在婴儿期自行闭合。

(一)临床表现

1.症状

(1)小型缺损可无症状。

(2)中型缺损易患下呼吸道感染，偶尔发生心力衰竭。

(3)大型缺损肺部感染频繁，生长发育落后，活动后呼吸困难、乏力，易并发心力衰竭。

2.体征

(1)小型缺损仅在胸骨左缘第3、4肋间听到粗糙全收缩期杂音，多扪及震颤，肺动脉第二音不亢进。

(2)中型缺损左侧心前区可稍隆起，胸骨左缘第3、4肋间听到Ⅲ～Ⅳ级的粗糙全收缩期杂音，可扪及震颤，肺动脉第二音亢进。

(3)大型缺损左侧心前区多隆起，心尖搏动弥散，位于锁骨中线外第4～5肋间，胸骨左缘第3、4肋间可听到Ⅱ～Ⅳ级粗糙全收缩期杂音，多扪及震颤，心尖部可听到舒张中期隆隆样杂音，肺动脉第二音明显亢进。

（二）辅助检查

1.心电图检查

小型室间隔缺损患者及大型限制性室隔缺损在出生后婴儿的心电图可在正常范围。心电图检查可间接反映血流动力学状况。大型非限制的室隔缺损伴肺血流量增多的婴儿可为正常窦性节律，窦性心动过速，额面 QRS 波电轴正常，双室增大。左胸前导联 QRS 波呈左室优势伴深 Q 波为左室容量超负荷的表现。P 波有切凹，V_1P 波双向，向下的部分不小，提示左向右分流引起左房增大，亦间接反映左室的容量负荷。婴儿右胸前导联 T 波直立高耸提示右心室增高达体循环水平。如已有右室肥厚图形并伴左室容量超负荷，则提示左向右的分流量仍相当大。合并肺动脉高压者可呈电轴右偏，右室收缩期超负荷图形。在出生后数月系统随访检查心电图较单次心电图更能提供有关病情及预后的信息。新生儿电轴往往在＋90°～＋130°，如数月内电轴逐渐向左进入＋75°、＋60°、＋30°的角度，则可提示肺循环的阻力已逐渐下降，如电轴继续朝右偏，反映肺循环阻力未降或逐步增高，在高分流的患儿中，观测电轴的动向对估量预后尤其有价值。电轴左偏（朝上向量）往往提示多发性缺损、流入道部位的缺损。在两岁内约有半数心电图上示双室增大，二岁后左室占优势渐多，也有随着缺损的相对或绝对缩小而在心电图上渐趋正常。如有肺动脉高压或右室流出道梗阻则可表现电轴右偏，右室肥厚而无左室肥厚。

2.X 线检查

对估量分流量和肺循环的阻力可有帮助，如配合体征和心电图，对随访病程发展和判断预后亦有参考价值。典型的改变为心脏增大和肺动脉主干及其分支增粗。分流量大者左房左室增大，伴肺动脉压高者右室增大，右房一般不大，如原有左房左室增大，肺动脉压增高后因分流量减少，左房左室增大减轻。在 2 岁以内患儿，约有 70％的心胸比例大于 55％，但到 10 岁时大于 55％者即降至 20％。其原因为：①正常小儿肺容量和胸廓的增长较心脏快，所以心胸比例由婴儿到儿童应有所下降；②室缺的口径有相对或绝对地缩小；③肺部的血管床容量增长很快，所以即使缺损大小不变，肺血管容量可增加承纳分流；④发生肺血管有梗阻性病变，分流量减少，左房左室的容量负荷下降，心脏增大减轻甚至不大。心脏明显增大可压迫左主支气管而引起左下肺不张。小型或限制型室隔缺损者胸部 X 线片正常。

肺血管影可反映分流量多少和肺动脉压力高低，如分流量很大而肺循环阻力不高时，肺血管影增多增粗，肺门有明显搏动；如有肺血管病变，分流量减少，肺门搏动减弱，肺门血管粗大，但周围分支管径锐减。如合并右室流出道梗阻，中央及周围肺动脉均减少，肺动脉主干增宽罕见。在一岁内的婴儿X线上心影的大小及形态表现无特征性改变；心影或正常或扩大到左胸壁，心尖或翘起或向左下延伸，无肯定规律。

3.超声心动图检查

在二维超声切面中见到室间隔各部连续中断为诊断缺损的依据。室间隔中断，断端粗钝而影浓密，并能在多种切面中见到的则诊断缺损比较可靠。各种切面中所见室间隔的解剖组成不尽相同，检查时可从多种切面及不同方向扫描来确定缺损的部位进行分型诊断。室间隔的膜部较薄，通常在心尖及剑突下四腔加主动脉根部切面中可以见到，位于主动脉瓣下，延续于室间隔肌部。胸骨旁左室长轴切面中邻近主动脉瓣的室间隔为流出道部分。肌部室间隔流入道部分可见于心尖或剑突下四腔切面，上自三尖瓣环附着处，下至三尖瓣腱束附着点，其余可见的室间隔为小梁部。膜周型室间隔缺损包括膜部室间隔及其他部位肌部室间隔缺损，肌部室间隔缺损周边为肌肉，而膜部室间隔完整。双动脉下型VSD的上缘为主动脉瓣环与肺动脉瓣环纤维连接，两个动脉瓣处于相似水平。左室长轴切面偏向右室流出道，或从主动脉短轴转向长轴切面过程能够清楚显示双动脉下型VSD的特征，剑突下右室流出道切面也可见到上述特征。心尖四腔切面中看不到双动脉下型VSD，膜部室间隔完整。经过多种切面检查，二维超声心动图对VSD的分型诊断与手术观察比较总符合率达90%～97.5%。结合彩色血流显像检查也有助于VSD的分型诊断。在主动脉根部短轴切面，向流入道缺损者其分流血流与三尖瓣环平行，小梁部缺损者其分流血流朝向右室体部，流出道缺损者分流血流朝向流出道。室间隔的大小不等，还受心肌舒缩及邻近组织黏附的影响。大部分缺损为单个，也有多发性，最常见于小梁部肌部室间隔缺损。也有膜周型VSD与小梁部肌部VSD同时存在。二维超声心动图对VSD诊断敏感性很高，但小型VSD（$<2mm$），近心尖部的VSD或多发性VSD易被遗漏，如同时应用彩色血流显像有助发现上述类型的VSD。动物实验及临床应用结果证明，三维超声心动图在显示室间隔缺损部位、大小及形状等方面优于二维超声心动图。

假性膜部室隔瘤常见于膜周流入道型VSD，剑突下或心尖四腔加主动脉根部切面中均可观察。心室收缩时突向右室呈瘤状，舒张期回复于缺损平面。随着假性膜部室隔瘤的形成，分流逐渐减少，分流多在瘤的下部。但VSD的边缘仍保持原来大小，彩色血流显像可以清楚显示分流的部位及范围。

应用二维及多普勒超声心动图技术可以估测Qp/Qs。通过测量三尖瓣反流速度，肺动脉瓣反流速度估测右心室收缩压及肺动脉舒张压外，还可应用连续波多普勒超声直接测量经 VSD 分流血流的流速来了解左、右心室收缩压的压差（ΔP），进一步可估测右心室收缩压。不存在右心室流出道梗阻时，肺动脉收缩压与右心室收缩压相似。因此可以评估肺动脉高压。M 型超声用于测量心腔内径，间接反映室隔缺损的血流动力学状况，也可测得左心室功能。

手术或停体外循环后及时进行经食管超声心动图检查可确定是否存在残余分流或残余梗阻。室间隔缺损时术后即刻经食管超声心动图检查有残余分流可达 1/3 病例，其中 2/3 病例在出院时可消失。残余分流束宽≥4mm 者需要再次手术修补。残余分流束宽为 3mm 者需要结合左向右分流量（Qp/Qs）决定。流出道部位的室间隔缺损时常合并主动脉瓣脱垂及反流，术中经食道超声心动图检查可以评估纠治后各个主动脉瓣叶脱垂情况及反流程度提高手术效果。

超声心电图检查尚有助于发现合并的右室流出道梗阻及主动脉瓣脱垂、反流，以及其他合并畸形如房隔缺损、动脉导管未闭等。

4.CT 和 MRI

单纯的室间隔缺损一般也不需要作 CT 和 MRI 检查。MRI 检查一般以自旋回波 T_1W 图像为主来观察室间隔连续性是否中断，若同时在梯度回波电影序列上发现有异常的分流血流存在，则是诊断室间隔缺损可靠的依据，梯度回波电影序列还可用来观察有无伴随的主动脉瓣关闭不全等。CT 和 MRI 检查对于发现肌部的小缺损还是比较敏感的，其中多层螺旋 CT 的空间分辨率更高一些。CT 和 MRI 检查还可清楚地显示左心房增大、左心室增大、右心室增大、肺动脉扩张等室间隔缺损的间接征象。

5.心导管及心血管造影

由于超声心动图及 MRI 等无创性影像诊断技术已经能够有效地诊断室隔缺损的部位及血流动力学改变，目前单纯室隔缺损很少再需要心导管及心血管造影作为手术前的诊断方法。当诊断不明确，特别合并重度肺动脉高压而不能确定是否适合手术治疗时，心导管检查则有重要的诊断价值。通过心导管检查测定心腔压力及体、肺循环血流量可计算肺血管阻力，并可根据吸入纯氧或者扩张肺血管药物（如一氧化氮、前列腺素等）干预下肺动脉压分流量及阻力的变化评估肺血管的反应性，以了解肺动脉高压的程度及性质。

左心室造影轴向投照有助于显示缺损部位。长轴斜位投照时，X 线与前部室间隔相切，对最常见的膜周型室间隔缺损及小梁区肌部缺损显示最好。长轴斜位左室造影也可显示位于流入道的肌部缺损。但肝锁位左室造影对流入道肌部缺损的直接征象显示更好。多发性室间隔缺损也以长轴斜位左室造影显示最佳。左室造影右前斜位30°～45°投照,X线与漏斗部室间隔基本相切,是漏斗部缺损的最佳造影体位,可显示漏斗部缺损的直接征象。右前斜位左室造影片上,漏斗部缺损由主动脉瓣下方向肺动脉瓣下方喷射的造影剂束显示。根据进入右室时造影剂束上缘是否紧靠肺动脉瓣,判断是肺动脉瓣下型缺损还是流出道肌部缺损。右前斜位左室造影不仅能显示漏斗部缺损的直接征象,还能显示伴随的主动脉瓣脱垂及主动脉瓣脱垂的程度。为排除或诊断伴发的主动脉瓣关闭不全或动脉导管未闭可加做升主动脉造影。右心室造影适应于怀疑右室流出道梗阻时。

(三)治疗

(1)缺损小而无症状者,不一定需手术治疗,但应预防感染性心内膜炎。

(2)中型缺损有症状者,宜于学龄前期在体外循环下作心内直视修补术。

(3)大型缺损在6个月以内发生难以控制的充血性心力衰竭,或反复罹患肺炎和生长缓慢,应予手术治疗。

(4)6个月至2岁婴儿,虽然心力衰竭能控制,但肺动脉压力持续增高,亦应及时手术修补缺损。

(5)动脉干下型室间隔缺损,易合并主动脉瓣脱垂,且无自行闭合的可能,宜尽早手术修补缺损。

(6)室间隔缺损介入性治疗:经导管用封堵器封堵肌部室间隔缺损、小膜部室间隔缺损或术后残余分流。

三、动脉导管未闭

动脉导管在胎儿期是正常血液通路,出生后随着呼吸的开始,血氧分压提高,动脉导管于10～15小时内在功能上关闭。未成熟儿动脉导管关闭延迟。多数婴儿于出生后3个月左右,导管在解剖上也完全关闭。若持续开放,并产生病理生理改变,即诊断为动脉导管未闭(PDA)。本畸形为小儿先天性心脏病常见类型之一,约占先天性心脏病的5%～10%。

(一)临床表现

1.症状

(1)导管口径较细者,临床可无症状。

(2)导管粗而分流量较大者,多有气急、乏力、多汗、心悸等症状。偶尔扩大的肺动脉可压迫喉返神经而引起声音嘶哑。

2.体检

(1)患儿多消瘦,左侧心前区胸廓可稍隆起。

(2)胸骨左缘第2肋间听到粗糙响亮的连续性机器样杂音,占整个收缩期与舒张期;杂音向左锁骨下及颈部传导,杂音最响处可扪及震颤。合并重度肺动脉高压或心力衰竭时,往往仅能听到收缩期杂音。分流量较大者,心尖区出现舒张期隆隆样杂音。肺动脉瓣区第二音增强,但多被杂音掩盖而不易识别。

(3)动脉压增宽,轻压指甲床可见毛细血管搏动,扪及水冲脉等。脉压显著增宽时,用听诊器于股动脉处可听到亢进的血管搏动声。

(4)合并显著肺动脉高压者,可出现下半身青紫和杵状趾。

(二)辅助检查

1.心电图

心电图的改变取决于左室容量负荷和右室压力负荷的严重程度。动脉导管较细者心电图大致正常;粗大动脉导管未闭者,可出现电轴左偏、左室肥厚;伴有肺动脉高压时可出现双室肥厚,年长后如有梗阻性肺动脉高压,可有电轴右偏、右室肥厚。在某些肢体导联和左心前导联P波可有切迹、双峰或增宽,均提示肺血流量增多而使左房增大。左室容量负荷过重在年长儿的心电图上有特征性图形,Ⅱ、Ⅲ、aVF、V_5、V_6导联R波高耸,Q波深及T波高尖;S-T段抬高呈弯钩状,V_1导联的S波深。大量左向右分流肺动脉压升高时心电图示双室增大,在V_1~V_6上可表现为上下幅度相仿的RS波。

2.胸部X线

心脏的大小与分流量直接有关,婴儿期有心衰症状者,心脏明显增大,心胸比例多超过0.6;幼儿和儿童患者约有1/4心脏大小正常,大多有心脏轻度增大,约有10%心胸比例超过0.6,有肺动脉高压时可见肺动脉干突出,左右心室增大。升主动脉在婴儿期往往正常,年长后渐渐增粗,主动脉结亦大,此与其他左向右分流型先心病不同;但至动脉导管开口处因一部分主动脉血分流入肺动脉,所以入降主动脉的流量锐减,管径趋小,似漏斗,为本病特征性改变。

3.超声心动图

二维超声心动图及彩色多普勒超声对动脉导管的诊断有十分重要的作用,两者结合是目前最常用的无创诊断技术。M型超声可显示左心容量负荷增加的表现:左心房、左心室扩大。经胸二维超声心动图可显示主动脉横断面、肺动脉增宽,在肺动脉分支处与降主动脉相连接的动脉导管,可测量未闭动脉导管的内径、长短,观察其形态,确定其类型。根据分流血流的速度可以估测肺动脉压。细小或扭曲的动脉导管在二维超声图像上可能不明显，然而彩色多普勒超声可显示其分流，有助于诊断。

4.CT 和磁共振显像

CT 和 MRI 可以较好地显示动脉导管未闭的直接征象，同时也能清楚显示主动脉弓等心脏结构对动脉导管未闭及合并畸形的诊断有重要价值，必要时作为超声心动图的辅助诊断技术。

5.心导管和造影检查

大部分 PDA 病例不需要心导管检查，如有肺动脉高压或有伴发其他畸形征象者，可进行心导管检查。如肺动脉（左分支尤明显）的血氧超过右室 0.6%～1.0% 容量者有诊断意义，但如肺动脉内压力升高，血氧差即缩小，甚至有降主动脉血氧低于升主动脉的反向分流证据。右心导管由右室至肺动脉，易入降主动脉，此为未闭导管存在的明证；造影可以确诊，宜将造影剂注射至降主动脉的导管口稍下，这样在舒张期造影剂可回入导管内。此外，经股动脉插管至主动脉峡部或近动脉导管开口处行左侧位造影，可清楚观察 PDA 的形态。

（三）治疗

（1）手术结扎或切断导管缝合即可治愈，宜于学龄前期施行。1 岁以内反复肺炎、心衰或合并肺动脉高压者应及时手术治疗。大年龄或合并肺动脉高压者需体外循环下修补。

（2）导管介入性治疗：动脉导管未闭的首选治疗方法。直径 2mm 以内的未闭动脉导管可选用 COOK 可控弹簧圈，直径 2～12mm 可选用 Amplatzer 蘑菇伞堵闭器。容易操作、效果良好。

（3）早产儿动脉导管未闭易合并呼吸窘迫综合征及心力衰竭，可试用吲哚美辛（消炎痛）促使动脉导管关闭，剂量为 0.1～0.2mg/kg，从每 8 小时 1 次到每 12 小时 1 次，总量不超过 0.6mg/kg，口服或静脉给药，有出血倾向和肾功能不良者禁用。

（4）某些复合性先天性心脏病，依赖动脉导管未闭而生存者，在畸形得到根治前，不能关闭动脉导管，相反需用前列地尔（前列腺素 E_1）维持导管开放，剂量为每分钟 0.1μg/kg。

四、主动脉缩窄

主动脉缩窄（COA）约占先天性心血管畸形的 8%。主动脉缩窄是指主动脉管腔有不同程度的局部狭窄，部位通常在动脉导管连接于主动脉的区域。根据缩窄段占据主动脉和降主动脉之间的部位分为导管前型、导管后型和导管旁型。

(一)临床表现

1.症状

(1)导管前型患儿常在出生后 6 周内,甚至早到出生后 48h 出现症状。最初症状是气促或多汗。迅速出现喂养困难、体重增长过缓、呼吸困难、肝脏增大、肺部啰音等心力衰竭表现。

(2)导管后型年幼时少有症状,年长者常在健康体检时发现上肢高血压而考虑本病。

2.体检

(1)身体上部多较魁梧,下部发育较差。

(2)桡动脉搏动强,股动脉搏动弱;上肢血压升高,下肢血压降低,两者收缩压差超过 20mmHg。

(3)分别测定四个肢体血压有助于判断缩窄部位。双上肢血压均升高,表明缩窄段位于左锁骨下动脉开口远心端;右上肢血压升高,左上肢血压降低,提示缩窄段位于左锁骨下动脉开口的近心端;缩窄段位于左锁骨下动脉开口远心端。但右锁骨下动脉迷走起源于缩窄段以下的降主动脉,或右锁骨下动脉开口有狭窄,可出现右上肢血压降低,而左上肢血压升高。

(4)心脏听诊胸骨左缘第 2、3 肋间有Ⅱ～Ⅲ级收缩期杂音,向背部传导。

(5)年长儿背部肩胛下有Ⅱ～Ⅲ级连续性杂音,起源于侧枝动脉。

(二)辅助检查

1.心电图

婴儿期心电图正常,若有左心室肥厚表现,尤其伴 ST 段降低和 T 波倒置时,要高度怀疑伴主动脉瓣和瓣下狭窄,或者心内膜弹力纤维增生症。较大儿童和青年人主动脉缩窄的心电图表现为左心室肥厚。当主动脉缩窄合并有其他心内畸形时,会出现畸形相应的心电图改变,如伴房室隔缺损,呈额面 QRS 电轴显著左偏。左心室肥厚伴劳损样心电图图形,表示有严重主动脉瓣或瓣下狭窄。婴儿期以后主动脉缩窄患者心电图呈持续性右心室肥厚提示有室间隔缺损,动脉导管未闭或二尖瓣病变引起的重度肺动脉高压。

2.X 线胸片

主要改变为:①心影左上缘可见主动脉缩窄的“3 字形征”:上部弧形影为扩张的主动脉弓与左锁骨下动脉,下部的弧形影为降主动脉的缩窄后扩张,两个弧形影之间的凹陷切迹为缩窄的部位;②肋骨切迹:为迂曲扩张的肋间动脉对肋骨下缘的压迫侵蚀所致。此征象是反映主动脉缩窄伴侧支循环的主要征象。好发部位为第四～八后肋骨下缘呈局限性凹陷。此征象在婴幼儿罕见；③心脏轮廓：心脏多数不大或轻度增大，约 1/4 左右的患者可呈中至重度增大，心影多成主动脉型；④合并心内畸形：当合并动脉导管未闭和（或）室间隔缺损时，可有左向右分流的征象，如肺血多，肺动脉段突出，心脏多呈中度以上增大，易贻误主动脉缩窄的诊断。

3.超声心动图

二维超声心动图经胸骨上主动脉弓长轴切面可显示主动脉弓的全貌，如主动脉缩窄的部位和长度。主动脉缩窄可分嵴状或膜状缩窄：嵴状缩窄，则在此切面中可观察到引起缩窄的嵴状突起强回声阴影，并可见缩窄远端降主动脉扩张；隔膜状缩窄，则在主动脉腔内可观察到一隔膜样回声。彩色多普勒血流显像可见血流通过缩窄部位时呈五彩镶嵌的高速血流，连续多普勒可测得超出正常范围的血流速度。合并畸形可通过胸骨旁大动脉短轴切面及 M 型超声心动图诊断二叶式主动脉瓣；心尖或剑突下四腔心切面可诊断室间隔缺损；高位胸骨旁切面能直接显示动脉导管未闭，彩色多普勒可显示分流血流；胸骨上切面在显示主动脉缩窄时也可见到动脉导管未闭。

4.多层螺旋 CT 和磁共振成像（MRI）

多层螺旋 CT 注射一次造影剂对主动脉弓降部进行连续扫描，可以显示主动脉缩窄部位，头臂血管和纵隔血管，但存在横轴面图像显示纵行的主动脉病变全貌有较大的限制和患儿接受射线量较大的缺点，因此不作为主动脉缩窄诊断的重要方法。MRI 可获得主动脉缩窄的高质量影像，矢状面或斜位，冠状位并结合横轴位可清楚显示胸主动脉缩窄的部位和严重程度，及主动脉弓部解剖。也可获取动脉导管和侧支循环动脉及其周围软组织结构的信息。MRI 特别适合于主动脉缩窄外科手术和球囊扩张或支架置入术前和术后长期随访研究；造影增强磁共振成像三维重建可提供主动脉缩窄的解剖细节，是磁共振扫描序列中对主动脉缩窄诊断效果最佳的序列。

5.心导管和心血管造影

检查目的为：①确定主动脉缩窄的解剖（局限性或长段），位置和严重程度；了解有无主动脉弓发育不全、异常的头臂动脉；②了解动脉导管状态（开放或关闭），血流分流方向和分流量；③确定动脉侧支循环出现和范围；④提供合并的心内畸形和严重程度；⑤评估左心室功能；⑥评估肺动脉压和肺血管阻力，此项在有合并心内畸形的患者中特别重要。

经股动、静脉穿刺实施左、右心导管检查，对大多数主动脉缩窄患者是安全的，也可通过卵圆孔行左心导管检查。在新生儿时期，采用脐动脉途径做左心导管检查常安全有效。

心血管造影仍然是评估主动脉缩窄和主动脉弓解剖的“金标准”。对低心输出量或有肾衰的危重婴儿，造影时，用非离子造影剂总量限制在每公斤体重 4～5ml。正侧位双向升主动脉造影可清楚显示主动脉缩窄的解剖信息和侧支动脉来源与范围，为介入或手术治疗提供依据。左心室造影，左室长轴斜位（左前斜 70°＋向头成角 20°）投照可观察左心室、膜部室间隔、左室流出道和主动脉弓及主动脉缩窄；右前斜位（25°～30°）投照可帮助评估左室功能和二尖瓣反流。

第二节　心律失常

心律失常是指是指心脏冲动的频率、节律、起源部位、传导速度与激动次序的异常。心律失常是心血管疾病中重要的一组疾病。它可单独发病亦可与心血管疾病伴发。可突然发作而致猝死，亦可持续累及心脏而衰竭。心律失常产生的基本原理包括有激动起源异常、传导异常以及两者兼之。新生儿及婴儿期的心律失常以窦性心动过速和窦性心律不齐最为常见，亦可发生室性心动过速及各种期前收缩。儿童期以期前收缩、房室传导阻滞、室上性心动过速多见，期前收缩以室性期前收缩占首位。

一、窦性心律失常

窦性心律不齐是窦房结冲动发放的一种正常生理变异，与呼吸有关。呼气时心率变慢，吸气时心率变快。偶尔心率可很慢，并出现交界性逸搏。窦性心律不齐在早产儿常见，特别是心动过缓伴周期性呼吸暂停时。患热性疾病或服用增加迷走张力的药物如地高辛时，窦性心律不齐加剧。运动时，窦性心律不齐通常消失。

窦性心动过缓是由于窦房结冲动发放缓慢。一般情况，1 岁以内心率在 100 次/分以下，1～6 岁在 80 次/分以下，6 岁以上在 60 次/分以下可诊断为窦性心动过缓。这种情况在运动员多见，在健康儿童出现也无意义。某些全身性疾病如黏液水肿可出现窦性心动过缓，疾病控制后窦性心动过缓消失。窦性心动过缓应与窦房及房室传导阻滞区别。窦性心动过缓患儿运动时心率可增加至 100 次/分以上，房室传导阻滞的患儿则不能。低出生体重婴儿窦性心率变化很大。在这些婴儿窦性心动过缓多见，并可伴交界性逸搏。房性期前收缩也很常见。这些心律的变化，尤其是心动过缓，在睡眠时更易出现，不伴症状，无需治疗。

游走心律是心脏的起搏点自窦房结至心房的任一部位周期性移动。这在儿童并不少见，通常为正常变异。这种情况也可出现在患中枢神经系统疾患的患儿，如蛛网膜下隙出血。

二、期前收缩

期前收缩由异位起搏点发出冲动所致。异位起搏点可位于心房、房室交界或心室的任何部位。通常，单纯性期前收缩无临床或预后意义。在某些情况下，期前收缩可由器质性心脏病（炎症、缺血、纤维化等）或药物引起，特别是洋地黄类药物。

房性期前收缩在儿童常见，甚至可出现在无心脏病变的患儿。房性期前收缩的 QRS 波群可正常，或延长（差异传导），或缺乏，这主要取决于房性期前收缩提前的程度（联律间期）。如房性期前收缩落在前一 QRS 波群的不应期，则其后无 QRS 波群。房性期前收缩必须与室性期前收缩区别。房性期前收缩时，提前出现的 QRS 波群前有 P 波，其形态与正常窦性 P 波不同。房性期前收缩常重新调整窦房结起搏点计时，因而其后代偿间隙不完全。室性期前收缩常有完全性代偿间隙，但这不是可靠的鉴别标准。

室性期前收缩可起源于心室的任何部位，特征为提前出现的、增宽的、畸变的 QRS 波群，其前无 P 波。如室性期前收缩的形态一致，则称之为单源性室性期前收缩。如形态不一，且联律间期不等，则称之为多源性室性期前收缩。室性期前收缩后常为完全性代偿间隙。室性融合波的存在也提示着期前收缩起源于心室。室性期前收缩时搏量减少，如期前收缩提得很前，听诊器可听不到，桡动脉处也不能扪及。如期前收缩频发，有时可表现为固定的节律，如期前收缩与正常搏动交替（二联律），或两个正常搏动后一个期前收缩（三联律）。单个期前收缩发生时，大多数患儿感觉不到，但有些患儿可感到心前区跳动感。这种感觉的产生是由于完全性代偿间隙后正常搏动搏量增加所致。焦虑、热性疾病、某些药物或刺激性物质的摄入可引起室性期前收缩。

区别室性期前收缩为良性的，还是会发展成比较严重的心律失常十分重要。前者在运动后心率加快时通常消失。如运动时期前收缩仍然存在，甚至增加，则预后意义较大。出现下述情况临床应予以重视：①频发室性期前收缩；②多源性室性期前收缩；③运动时期前收缩增加；④RonT 现象；⑤心脏本身有病变。如为良性期前收缩，一般无需特殊治疗，主要应向家属交待这类期前收缩不威胁生命。恶性室性期前收缩常继发于其他事件，如电解质紊乱、缺氧、药物中毒及心脏损伤等。因此，一个完整的治疗方案应包括这些事件的纠治。药物治疗首选利多卡因静脉推注，然后静滴维持。胺碘酮一般用于难治病例或伴有血流动力学损害的患儿。

口服维持抗心律失常药的选择一般凭经验或借助于电生理检查确定。

(一)诊断要点

1.临床表现

临床多无症状,年长儿偶诉心悸或心前区不适等。听诊可发现心律不齐,心脏搏动提前,其后常有一定时间的代偿间歇,第一心音强弱也不一致。

2.实验室和其他检查

心电图检查为主要诊断依据。摄胸片,作 ECG 运动试验、超声心动图、必要的化验检查,如心肌酶谱等。有条件者,作 24 小时动态心电图监护。

(二)治疗

1.一般治疗

生活规律,睡眠充足,避免过累与紧张。

2.病因治疗

心力衰竭时的早搏,如非强心苷引起,应用强心苷治疗。强心苷中毒发生的早搏,停用强心苷,给予氯化钾及苯妥英钠。风湿性心肌炎引起者可用肾上腺皮质激素。

3.抗心律失常药物的应用

(1)室上性早搏:健康新生儿和早产儿易伴各类早搏,可暂不用药,定期随访。如随访中发现心房扑动,必须治疗。1 岁以下婴儿在 24 小时心电图检测中见室上性心动过速,亦需治疗。幼儿和年长儿房性早搏频发,有阵发性室上性心动过速先兆时给予治疗,可先使用地高辛,如治疗后房性早搏仍频发,可酌情加用或改用普萘洛尔每日 1～3mg/kg,分 3 次口服;维拉帕米每日 2～3mg/kg,分 3 次口服;普罗帕酮每次 5～7mg/kg,每 8 小时或 6 小时 1 次口服;交接区性早搏的处理同房性早搏。

(2)室性早搏:

①小儿无症状,无器质性心脏病,室性早搏为单源性、配对时间固定,Q-T 间期正常,运动试验后早搏消失或减少,一般无需抗心律失常药物治疗,宜定期随访。

②有严重器质性心脏病,Q-T 间期延长,运动后早搏增多,24 小时动态心电图或运动试验后见短阵室性心动过速,应积极治疗。

③多源性室性早搏、形态和方向相反的成对室性早搏、室性早搏发生在 T 波上或并发完全性房室传导阻滞或长 Q-T 间期综合征时,多为室性心动过速或室性颤动的先兆,应及时处理。心室率缓慢者慎用异丙基肾上腺素,每分钟 0.05～0.5μg/kg,静脉维持,好转后减量,停药;或阿托品每次 0.01～0.02mg/kg,每 4～

6 小时 1 次，口服或注射。室性早搏口服药可选用普萘洛尔、普罗帕酮或胺碘酮等。

三、阵发性室上性心动过速

阵发性室上性心动过速（简称室上速）是由一组异位冲动形成或折返径路位于房室束分支以上的快速心律失常。患儿多无器质性心脏病。但也可发生于先天性心脏病、心肌炎、电解质紊乱及强心苷药物中毒等。感染、疲劳和精神紧张为常见诱发因素。

（一）诊断要点

1.临床表现

起止突然，心悸，气急，面色苍白，出冷汗，烦躁，呻吟，心率多在 180～300 次/分。持续发作可出现心力衰竭和心源性休克。听诊时第一心音强度完全一致、心律较固定而规则为本病特征。

2.实验室和其他检查

（1）心电图检查：规则心律，160～300 次/分，P 波异常或与 T 波融合而难以发现，QRS 波多正常，ST 段压低，T 波倒置。部分伴有房室传导阻滞或发作间歇伴有预激波。

（2）胸部 X 线检查：取决于原来有无心脏病变和心力衰竭。

（3）可进行食管心房调搏术对室上速分型诊断。

（二）鉴别诊断

1.窦性心动过速

其心率亦可达 200 次/min 以上，但 R-R 间隔非绝对匀齐，且受呼吸、运动及体位影响，心电图可见窦性 P 波出现。

2.非阵发性交界性心动过速

又称结自律过速。心电图特点：①心率 70～140 次/min。②窄 QRS 波，与窦房结节律无关。③可见逆行 P 波或与 QRS 波形成脱节的窦性 P 波（房室分离）及无 P 波。④各种形式的房性融合波。由于心率不快或加快不严重，一般不引起血流动力学改变，多无症状。合并房室脱节者多因洋地黄中毒、心肌炎、房间隔缺损或心内手术引起。

3.心房扑动

心电图特点：①F 波的频率 350～500 次/min，呈波浪状或锯齿状，F 波间无等电位线，Ⅱ、Ⅲ、aVF、V3R、V1 导联的 F 波较明显。②房室传导比例。婴儿心房扑动可出现1∶1房室传导，多数为2∶1～3∶1传导，4∶1房室传导较少见。③QRS波形状多属正常，偶有室内差异性传导，QRS波宽大畸形。

4.室性心动过速

心电图特征：①心室率常在150～250次/min，QRS波宽大畸形，时限增宽。②T波方向与QRS波主波相反，P波与QRS波之间无固定关系。③Q-T间期多正常，可伴有Q-T间期延长，多见于多形性室性心动过速。④心房率较心室率缓慢，有时可见到室性融合波或心室夺获。

（三）治疗

1.一般治疗

（1）护理：适当休息。病重者给予心电监护、吸氧。

（2）营养管理：清淡饮食。

2.药物治疗

抗心律失常药物最好在心电监测下、备好抢救药物品的情况下使用，常用药物如下。

（1）三磷腺苷（ATP）：常用剂量为0.2～0.4mg/kg，不稀释，快速静脉注射，应从小剂量开始。

（2）洋地黄类药物：适用于病情较重，发作持续24小时以上，有心力衰竭表现者。洋地黄化量0.02～0.04mg/kg，首次用1/2量，余量分2次，每4～6小时1次。口服剂量5～10μg/(kg·d)。代表药物有地高辛。室性心动过速或洋地黄中毒引起的室上性心动过速慎用此药。低血钾、心肌炎、阵发性室上性心动过速伴房室传导阻滞或肾功能减退者慎用。

（3）β受体阻滞药：每次0.05～0.15mg/kg，缓慢静脉注射。口服剂量1～5mg/(kg·d)，分2～3次。代表药物有普萘洛尔。重度房室传导阻滞，伴哮喘、心力衰竭者等禁用。

（4）普罗帕酮：单次剂量1～2mg/kg，以等倍的葡萄糖液稀释后缓慢静脉注射，如无效10～20分钟可重复用药，总量＜5mg/kg。口服3～5mg/kg，每6～8小时1次。

（5）胺碘酮：婴儿和儿童，开始每日10～15mg/kg，分3次静脉滴注，达到显著疗效后，改维持剂量为每日1次，每次5mg/kg，必要时可降至2.5mg/kg。儿童，初始剂量为2.5～5mg/kg，20～60分钟静脉滴注，维持剂量为每日15mg/kg。不良反应有：皮疹、角膜色素沉着、恶心、呕吐、甲状腺功能改变、窦性心动过缓、Q-T间期延长、室性心动过速、肺纤维化、肝损害。

(6)维拉帕米：0.1～0.2mg/kg，静脉缓慢注射。口服3～5mg/(kg·d)，分2～3次。不良反应为血压下降，并具有明显负性肌力作用，加重房室传导阻滞，1岁内婴儿禁用。

3.其他治疗

(1)兴奋迷走神经终止发作：对无器质性心脏病、无明显心力衰竭者，可先用刺激咽部、压迫一侧颈动脉窦、潜水反射、Valsalva方法等提高迷走神经张力刺激转律。

(2)血流动力学不稳定，出现意识不清、血压不稳定者，立即给予直流电复律，每次0.5～2J/kg，终止室上性心动过速。

(3)食管心房调搏术：用超速刺激或短阵猝发刺激终止心动过速。

(4)射频消融术：年龄＞7岁且反复发作的阵发性室上性心动过速患者或药物控制困难的可行经导管射频消融手术。

(四)并发症及处理

1.心功能不全

给予强心、利尿、扩血管等治疗。

2.洋地黄中毒

洋地黄常见毒性反应为心律失常，如期前收缩、阵发性室上性心动过速、心房扑动、心房颤动、阵发性室性心动过速、房室传导阻滞等。其次为恶心、呕吐等胃肠道症状；神经系统症状，如嗜睡、头晕、视物模糊、黄视。

洋地黄中毒的处理包括以下几方面。

(1)立即停用洋地黄制剂及排钾利尿药。

(2)对有低钾血症伴快速性心律失常而无二度或二度以上房室传导阻滞者，应补充钾盐。

(3)根据不同类型心律失常或传导阻滞，使用相应的药物治疗。

(4)可用地高辛特异性抗体片断治疗。

3.心源性休克

积极抢救休克的同时，纠正心律失常。治疗关键是提高心排血量，改善组织细胞氧供应及减少氧消耗。

4.心室颤动

是导致心源性猝死的严重心律失常，除颤和复律迅速恢复有效的心律，然后进行心肺复苏术。

5.阿-斯综合征

重视病因治疗,必要时安装临时起搏器或永久起搏器。

四、房室传导阻滞

房室传导阻滞是小儿常见的心律失常,指房室传导系统某部位不应期异常延长,激动心房向心室传播过程中传导延缓或部分甚至全部不能下传。临床将房室传导阻滞分为三度。

(一)病因

一度房室传导阻滞可见于正常健康儿童,也可由风湿性心肌炎、病毒性心肌炎、发热、肾炎、先天性心脏病引起,应用洋地黄时也能延长 P-R 间期。二度房室传导阻滞原因有风湿性心脏病、各种原因引起的心肌受损、严重缺氧、心脏手术及先天性心脏病等。三度房室传导阻滞,又称完全性房室传导阻滞,小儿较少见。病因可分为先天性和获得性两类。先天性者病因多不明,50%患儿心脏并无形态学改变,部分患儿合并先天性心脏病或心内膜弹性纤维增生症等。获得性者病因较多,常见的是以心脏手术引起的最常见,其次为病毒性心肌炎,其他还有药物中毒、电解质紊乱等,新生儿低血钙与酸中毒也可引起暂时性三度房室传导阻滞。

(二)Ⅰ度房室传导阻滞

1.诊断要点

(1)临床表现:临床无症状,体征仅第一心音减弱。

(2)辅助检查:心电图根据年龄和心率计算,P-R 间期超过正常最高值,即 1 岁以内婴儿超过 0.14 秒,学龄前幼儿超过 0.16 秒,学龄儿童超过 0.18 秒,青春期超过 0.20 秒。偶尔见到与心房率无关的 P-R 间期长短不一或随患儿体位而变异的工度房室传导阻滞,这见于迷走神经张力不稳定的小儿。

2.治疗

主要针对病因治疗。

(三)Ⅱ度房室传导阻滞

1.诊断

(1)临床表现:视传导阻滞的严重程度及心室率的快慢而定。可表现为无症状或有心悸、头晕等。

(2)辅助检查:心电图上可见:

①文氏型房室传导阻滞:P-R 间期逐步延长,最终 P 波后不出现 QRS 波;在 P-R 延长的同时,P-R 间期逐步缩短,而且脱漏的前、后两个 R 波的距离小于最短的

R-R 间期的两倍。

②莫氏Ⅱ型房室传导阻滞：P-R 间期固定不变，但心室搏动呈规则性脱漏，且常伴有 QRS 波增宽。

2.治疗

主要针对病因治疗。文氏型是暂时性的，多可恢复，而莫氏Ⅱ型常逐步演变为Ⅲ度房室传导阻滞。

（四）Ⅲ度房室传导阻滞

1.诊断要点

（1）临床表现

①表现不一，部分小儿并无主诉，病情重者可有乏力、眩晕、活动时气短，最严重的表现为阿-斯综合征发作，甚至发生猝死。

②体检：心率慢而规则，第一心音强弱不等，心底部可听到Ⅰ～Ⅱ级喷射性收缩期杂音。

（2）实验室和其他检查：X 线胸片多伴心脏增大。心电图见 P 波与 QRS 波之间彼此无关，心房率较心室率快，R-R 间期基本规则。心室波形有两种形式：一为 QRS 波的形态、时限正常，表示阻滞在房室束之上；另为 QRS 波有切迹，时限延长，示阻滞在房室束之下，此型预后较差。

2.治疗

（1）少数患者无症状，心室率又不太缓慢，可不治疗，但需随访观察。

（2）凡有低心排血量症状或阿-斯综合征表现者需进行治疗，可选用下列方法。

①异丙基肾上腺素：每次 2～5mg，舌下含服，每 4～6 小时 1 次，或每分钟 0.1～1.0μg/kg 静滴，好转后减量、停药或换药。

②阿托品：每次 0.01～0.02mg/kg，每 4～6 小时 1 次口服或静滴。

③由心肌炎或手术损伤引起者，可用糖皮质激素口服或静滴。开始用氢化可的松每日5～10mg/kg，或地塞米松每日 0.25～0.5mg/kg，静滴，以后用泼尼松每日1～2mg/kg，疗程2～8 周。

④安装临时性或永久性人工心脏起搏器。

第三节　心力衰竭

心力衰竭是一种临床和病理生理综合征，由于心脏结构或功能的受损，无法维持体循环或肺循环的适宜流速，不能以适宜的压力使心室充盈，不能满足机体代谢的需要。临床表现为相对低的心输出量和为了增加心输出量而产生的代偿反应。

一、病因

儿科心力衰竭的主要原因包括：

(1)先天性心脏病：产生过度的工作负荷，导致压力或容量超负荷，伴或不伴发绀。先天性心脏病的发生率为0.8%，其中1/3～1/2需要立即治疗，在未经治疗的患儿中，每年有0.1%～0.2%发展至心力衰竭。

(2)心肌疾病：为基因异常或后天获得性，代谢因素、感染性疾病、药物或毒物所致。

(3)心脏修补术后，心肌功能紊乱。

二、病理生理

1.心力衰竭血流动力学的变化

心功能或心输出量的调节主要涉及下列5个基本因素：

(1)前负荷：又称容量负荷，可用心室舒张末期压力表示。

(2)后负荷：又称压力负荷，系指心室开始收缩后所承受的负荷，可由心室射血时的收缩压或主动脉压表示。

(3)心肌收缩力：指与心脏前、后负荷无关的心室收缩能力，与心肌细胞内 Ca^{2+} 浓度、收缩蛋白及能量蛋白的转换有关，受交感神经调节。

(4)心率：心输出量(L/min)＝每搏输出量(L)×心率(次/分)。

(5)心室收缩协调性。

2.胎儿心力衰竭

胎儿心力衰竭发展到新生儿期可能是致命性的，但是在胎儿期，由于血流动力学的因素，胎儿能够很好地耐受。室上性心动过速、房室传导阻滞导致的严重心动过缓、贫血、三尖瓣的Ebstein畸形导致的严重三尖瓣反流，或房室流出道缺陷导致的二尖瓣反流、心肌炎都可能引起胎儿心力衰竭。大多数可通过胎儿超声心动分辨。严重的胎儿心力衰竭导致胎儿水肿、腹腔或心包积液。

3.生后第1天的心力衰竭

大多数心脏结构异常在生后数小时内不引起心力衰竭，而继发于窒息、低血糖、低血钙或败血症的心肌功能紊乱常常会在第1天引起心力衰竭。继发于低氧血症的三尖瓣反流或瓣膜异常的Ebstein畸形也常常在第1天出现心力衰竭。随着肺动脉压下降，情况会有所改善。

4.第1周的心力衰竭

严重的心脏功能紊乱如果未经治疗，最终在第1周发展成心力衰竭。动脉导管持续开放可能会增加存活概率，因此在这些新生儿，须应用前列腺素E1保持动脉导管开放。

(1)末梢动脉搏动和血氧饱和度应当在上、下肢分别检查。由于主动脉缩窄或主动脉弓离断，肺动脉压力高，经动脉导管水平的右向左分流使得下肢血流灌注不足，导致血氧饱和度低。

(2)房间隔或室间隔缺损不会导致生后最初2周心力衰竭，因此需要考虑主动脉缩窄和肺静脉异位引流等原因。

(3)早产儿心肌储备力差，只是动脉导管未闭(PDA)也可能在生后第1周导致心力衰竭。

(4)肾上腺功能不足或新生儿甲状腺中毒都可能表现为心力衰竭。

5.第2周之后的心力衰竭

在生后6～8周，室间隔缺损患儿可表现出心力衰竭。

三、临床表现

1.心功能减低

表现为烦躁不安、多汗(特别是婴儿心力衰竭时)、心悸、气短，重症心力衰竭时血管搏动无力、血压下降、四肢末梢发凉、皮肤发花等末梢循环障碍表现，心动过速(是心力衰竭较早出现的体征)，奔马律，长期心功能不全时合并生长、发育迟缓。

2.肺循环淤血(左心衰竭)表现

呼吸急促、浅表，婴儿呼吸频率可达60～100/min，哺乳或平卧时加重，直立抱起或半卧位症状减轻。年长儿可出现阵发性呼吸困难，严重者端坐呼吸伴发绀，呛咳、咳泡沫痰。双肺可闻及喘鸣音或湿啰音。

3.体循环淤血(右心衰竭)

表现颈静脉怒张，年幼儿手背静脉充盈饱满。肝大是右心衰竭最早期、最常见、最重要的体征，同时并有边钝及触痛，肝静脉回流征阳性。周围水肿是右心衰竭重要的体征，严重者有腹水或胸腔积液，婴儿周围水肿不明显，应每日测量体重作为观察体液潴留的客观指标。重症心力衰竭可伴有轻、中度黄疸。小儿时期尤以婴幼儿期多为全心衰竭，同时具有左心衰竭和右心衰竭的表现。

四、辅助检查

1.胸部X线检查

有助于确定心脏增大及肺充血。通常心胸比例超过0.5,提示心脏增大。正常新生儿及婴儿心胸比例可达0.55。急性心力衰竭及舒张性心力衰竭时,不一定有心脏增大表现。肺静脉充血、肺间质及肺泡水肿,提示严重左心室功能不全。

2.心电图

不能提示有无心力衰竭,但有助于病因诊断及指导洋地黄的应用。

3.超声心动图

心脏收缩功能指标以射血分数最为常用。射血分数为心室泵血功能指标,前、后负荷及心肌收缩力的改变均可导致射血分数降低。左室射血分数低于45%为左心室收缩功能不全。测量左心室舒张末期内径(容量)指数及左心室收缩末期室壁应力,可分别反映左心室前负荷及后负荷状况。应用超声心动图可同时了解心脏血管结构、瓣膜功能,并可估测肺动脉压,对心力衰竭病因的诊断亦有重要价值。

4.脑利钠肽

脑利钠肽(BNP)和氨基末端脑利钠肽前体(NT-proBNP)主要由心室肌细胞分泌。心室扩大、心室壁应力增高是刺激脑利钠肽分泌增多的主要因素,并与心力衰竭严重程度相关。血浆脑利钠肽在出生后最初几天较出生时高,3～4天后下降,稳定在正常水平。血浆脑利钠肽升高也可见于左心室肥厚、肾功能不全及川崎病急性期等疾病。

5.其他检查

核素心室造影及心肌灌注显像有助于评估心室功能和心肌缺血状况。有些隐匿的心功能不全需要借助多巴酚丁胺负荷超声心动图协助诊断。磁共振显像也可用于评估心功能。有创性血流动力学检查主要用于经过无创性检查而诊断仍然不能明确的病例。

五、诊断标准

(1)临床诊断依据。具备以下4项可考虑心力衰竭:①安静时心率增快,婴儿>180/min,幼儿>160/min,不能用发热或缺氧解释者;②呼吸困难,发绀突然加重,安静时呼吸达60/min以上;③肝大达肋下3cm以上或在密切观察下短时间内较前增大,而不能以横膈下移等原因解释者;④心音明显低钝或出现奔马律;⑤突然烦躁不安,面色苍白或发灰,而不能用原有疾病解释;⑥尿少、下肢水肿,除外营养不良、肾炎、维生素 Bi 缺乏等原因所造成者。

(2)根据纽约心脏病学会(NYHA)提出的一项儿童心脏病患者心功能分级方案可评价心力衰竭程度,主要按患儿症状和活动能力分为 4 级。

Ⅰ级:体力活动不受限制。学龄期儿童能够参加体育课,并且能和同龄儿童一样活动。

Ⅱ级:体力活动轻度受限。休息时无任何不适,但一般活动可引起疲乏、心悸或呼吸困难。学龄期儿童能够参加体育课,但活动量比同龄儿童小。可能存在继发性生长障碍。

Ⅲ级:体力活动明显受限。少于平时一般活动即可出现症状,如步行 15 分钟就感到疲乏、心悸或呼吸困难。学龄期儿童不能参加体育活动,存在继发性生长障碍。

Ⅳ级:不能从事任何体力活动,休息时亦有心力衰竭症状,并在活动后加重。存在继发性生长障碍。

六、鉴别诊断

1.重症肺炎合并呼吸衰竭

重症肺炎合并呼吸衰竭有呼吸困难、脉搏增快等症状,但心脏不扩大,超声心动图测定心功能正常,依此与小儿充血性心力衰竭相鉴别。

2.重症支气管肺炎及毛细支气管炎

患儿有呼吸困难、呼吸及脉搏增快等体征,与心力衰竭相似,但其心脏不扩大,超声心动图示心功能正常。

3.先天性心脏病

因患儿缺氧,常出现呼吸增快、烦躁、发绀加重及心率加快等体征,但无肝大等心力衰竭的表现。

4.肝病或肾病引起腹水

应与右心衰竭鉴别。不同疾病引起的腹水常表现出不同的伴随症状,如发热、黄疸、贫血、肝脾大、心力衰竭等症状和体征。肝病引起腹水常伴腹壁静脉及食管静脉曲张,颈静脉怒张及肺淤血表现不明显,心音及心率正常。肝功能及腹部 B 超检查可助诊断。

5.急性心包炎、心包积液和慢性缩窄性心包炎

均可引起静脉回流受阻,心室舒张期充盈不足、心排血量下降,发生心脏压塞,症状与充血性心力衰竭相似,但其病理生理学改变不同。腹水常较突出,但呼吸困

难不明显,肺循环淤血轻。X线检查及超声心动图可助诊断。

七、治疗

1.一般治疗

(1)休息和饮食:卧床休息,烦躁不安者应使用镇静药,如苯巴比妥、地西泮等。进食含丰富维生素、易消化的食物,给予低盐饮食。严重心力衰竭时应限制水入量,保持大便通畅。

(2)供氧:应供给氧气,尤其是严重心力衰竭有肺水肿者。对依靠开放的动脉导管而生存的先天性心脏病新生儿,如主动脉弓离断、大动脉转位、肺动脉闭锁等,供给氧气可使血氧增高而促使动脉导管关闭,危及生命,应予注意。

(3)体位:年长儿宜取半卧位,小婴儿可抱起,使下肢下垂,减少静脉回流。

(4)维持水、电解质平衡:心力衰竭时易并发肾功能不全。进食差易发生水、电解质紊乱及酸碱失衡。长期低盐饮食和使用利尿药更易发生低钾血症、低钠血症,必须及时纠正。

2.药物治疗

(1)急性心力衰竭

①正性肌力药

洋地黄制剂:常用药物为地高辛,口服负荷量(洋地黄化量)未成熟儿10～20μg/kg,足月新生儿20～30μg/kg,婴幼儿30～40μg/kg,年长儿25～30μg/kg。有心肌病变(如心肌炎)者,剂量宜适当减少。首次剂量为负荷量的1/2,余量分2次,每次间隔6～8小时。最后一次负荷量用后12小时,开始给予维持量,每次为负荷量的1/10～1/8,每天2次,每次间隔12小时。急性心力衰竭也可静脉注射毛花苷C(西地兰),负荷量新生儿为20μg/kg,<2岁者30μg/kg,>2岁者40μg/kg。首次用负荷量的1/3～1/2,余量分2～3次,每次间隔6～8小时。洋地黄制剂不适用于原发性心室舒张功能障碍,如肥厚型心肌病、限制型心肌病、高血压、主动脉瓣狭窄等。

β肾上腺素受体激动药:主要适用于心力衰竭患儿对洋地黄制剂疗效不显著或有毒性反应以及血压偏低的患儿。此类药物为环磷酸腺苷(cAMP)依赖性正性肌力药,兼有外周血管扩张作用。常用制剂有多巴胺、多巴酚丁胺。多巴胺常用剂量为5～10μg/(kg·min),由输液泵调控(不应与碱性液体同时输入),多巴酚丁胺剂量为5～20μg/(kg·min),应尽量采用最小有效量。对特发性肥厚性主动脉瓣下狭窄、心房颤动、心房扑动患儿禁忌使用。

磷酸二酯酶抑制药：属 cAMP 依赖性正性肌力药，兼有外周血管舒张作用。短期应用有良好的血流动力学效应，对心脏病手术后的心力衰竭患儿效果显著，但长期应用不仅不能改善临床情况，反而增加病死率。常用制剂有氨力农和米力农。虽然这两种药物口服均有良好的生物利用度，但长期服用，不良反应发生率较高，疗效不佳。因此，目前均用静脉注射。氨力农首剂静脉注射 0.75～1mg/kg，必要时可再重复 1 次，然后按 5～10μg/(kg·min)持续静脉滴注。不良反应为心律失常、血小板减少。米力农药效是氨力农的 10 倍，静脉注射首次剂量为 50μg/kg，10 分钟内给予，以后持续静脉滴注，剂量为 0.25～0.5μg/(kg·min)。

环磷酸腺苷葡甲胺(心先安，McA)：是人工合成的环磷酸腺苷的衍生物，可提高心肌细胞内 Ca^{2+} 浓度，改善心肌泵血功能，并能扩张外周血管，减轻心脏后负荷。剂量为 2～4mg/kg，溶于葡萄糖 10mL，缓慢静脉注射，每天 1 次，共用 5～7 天。注射后 10～20 分钟起效，1～2 小时达高峰，6～8 小时消失。

左西孟旦：是钙增敏药，治疗心脏手术后和扩张性心肌病的心力衰竭，短期使用有良好疗效。负荷量，静脉注射 12μg/kg，以后 0.1～0.2μg/(kg·min)，一般用 24 小时。

②利尿药。常用的利尿药有：作用髓襻的利尿药如呋塞米(速尿)；作用远曲小管皮质稀释段的噻嗪类，如氢氯噻嗪(双氢克尿塞)；作用于远曲小管远端的利尿药如螺内酯(安体舒通)，近年来发现它还有抗醛固酮作用，因而对治疗心力衰竭尤为适用。急性心力衰竭时常用静脉注射的呋塞米或布美他尼。利尿药通常从小剂量开始，逐渐增加到尿量增多。

③血管扩张药。主要用于心室充盈压增高者，可使心排血量增加，而对左心室充盈压降低或正常者不宜使用。选用血管扩张药，应根据患儿血流动力学变化而定：肺淤血严重，肺毛细血管嵌压明显增高(＞32mmHg，1mmHg＝0.133kPa)，心排血量轻至中度下降者，宜选用静脉扩张药；心排血量明显降低，全身血管阻力增加，而肺毛细血管嵌压在正常或略升高时，宜选用小动脉扩张药；心排血量明显降低，全身血管阻力增加，肺毛细血管嵌压升高时，宜选用均衡扩张小动脉和静脉药物。急性心力衰竭时常用静脉注射的硝酸甘油或硝普钠。

④心肌能量代谢赋活药。心力衰竭时均伴有明显的心肌能量代谢异常，因此应用药物改善心肌能量代谢，对心力衰竭治疗有一定辅助作用，如磷酸肌酸、果糖二磷酸钠、泛癸利酮等。

(2)慢性心力衰竭：慢性心力衰竭发生、发展的病理基础是心肌重构。在初始的心肌损伤后，有多种内源性神经、内分泌和细胞因子被激活，促进心肌重构，两者互为因果,形成心力衰竭的恶性循环。因此,心力衰竭治疗理念需从短期改善血流动力学转变为长期修复性策略,其效果能改变心肌细胞生物学特性,提高心肌功能,明显改善预后。心力衰竭的常用药主要为洋地黄制剂(见急性心力衰竭的药物治疗)、血管紧张素转化酶抑制药、利尿药及 j3 受体阻滞药等。

慢性收缩性心力衰竭不同心功能分级时的药物选用如下。

NYHA 心功能Ⅱ级或改良 Ross 法轻度心力衰竭:血管紧张素转化酶抑制药、β受体阻滞药、地高辛。

NYHA 心功能Ⅲ级或改良 Ross 法中度心力衰竭:血管紧张素转化酶抑制药、β受体阻滞药、地高辛、利尿药。

NYHA 心功能Ⅳ级或改良 Ross 法重度心力衰竭:血管紧张素转化酶抑制药、地高辛、醛固酮拮抗药。经治疗后心力衰竭有好转,心功能改善达Ⅲ级时,可慎用β受体阻滞药。

3.其他治疗

(1)病因治疗:病因对心力衰竭治疗很重要,如有大量左向右分流的先天性心脏病,易合并肺炎、心力衰竭,药物治疗不易奏效。上述患儿宜控制感染后,尽快治疗先天性心脏病。高血压和肺动脉高压所导致的心力衰竭,亦须及时治疗病因。此外,心力衰竭患儿可合并心律失常、心源性休克、水和电解质紊乱等,均须及时纠正。

(2)心室辅助装置(VAD):主要用于心力衰竭终末期、药物不能控制的心力衰竭,作为心脏移植等待时期的治疗方法。对难治性心力衰竭、心功能 NYHAⅣ级时,使用心室辅助装置可延长生命,改善生活质量。应用 VAD 可发生继发感染,神经系统、消化系统及血液系统的并发症。亦可发生肾灌注不足,常导致肾功能不全,可用小剂量多巴胺以维持肾血流灌注。如合并水电解质紊乱,如高血钙、低血钙、高血钾等,必须及时纠正。

(3)体外膜肺(ECMO):应用指征基本与 VAD 相似,适用于除心功能不全外,还有因肺部疾病显著缺氧者。ECMO 操作较复杂,常见的并发症与 VAD 相似。

(4)主动脉内球囊反搏(IABP):对于心脏手术后或心肌炎、心肌病等并发心力衰竭者,药物不能控制时可选用。IABP 在小婴儿由于主动脉顺应性好而疗效较差。

(5)心脏移植:复杂先天性心脏病、心肌病等各种心脏病所致难治性心力衰竭的终末期,可行心脏移植。严重肺动脉高压或肺部疾病而导致心力衰竭不能控制时,须做心肺联合移植。失败的主要原因是排斥反应。

第四节　病毒性心肌炎

多种病毒可引起病毒性心肌炎而以柯萨奇病毒最常见。其病理变化是心肌局灶性或弥漫性炎细胞浸润病灶，心肌间质炎性渗出和心肌纤维的变性和坏死。心包和心内膜可同时侵犯。病毒亦可同时侵犯其他系统，如肌炎、脑炎、肺炎、肠炎等。

一、诊断要点

（一）临床表现

从新生儿至青少年儿童均可发病，年龄愈小，往往病情愈重。一年四季均可发病，以秋冬多见。病情轻重悬殊，起病形式多样，多数呈急性起病。约50%病例在发病前1～3周有上呼吸道感染或其他病毒感染史，亦可心脏症状与病毒感染症状同时出现。

1.急性期

新发病，病程不超过6个月。

(1)轻型：心肌缺血表现，以乏力为主，可有胸闷、气短、心前区隐痛、心悸等。各种早搏、心动过速或过缓。心肌心包炎多见于儿童，呈良性经过。

(2)中型：起病较急，乏力突出，年长儿常述心前区疼痛，可伴有恶心、呕吐。检查心率过速或过缓，心律失常，心脏可稍大，心音钝、心尖部吹风样收缩期杂音，奔马律，各种心律失常。

(3)重型：急性重症心肌炎可呈暴发性经过，表现充血性心力衰竭、心源性休克、严重心律失常，如阿-斯综合征其临床可表现晕厥、抽风。

2.恢复期

急性期经积极治疗，临床表现和客观检查逐渐好转，但尚未痊愈，病程在半年以上。

3.迁延期

急性期过后，临床症状反复出现，心电图和X线改变迁延不愈，心肌酶学检查有活动的表现。病程多在一年以上。

4.慢性期

进行性心脏增大或反复心力衰竭。病程常达一年以上。

（二）实验室和其他检查

1.心电图异常

病毒性心肌炎心电图具有多变、多样、易变性的特点。①ST-T 改变约占 1/3～1/2。最早可在 24 小时内出现。ST 段呈水平下降，T 波低平、双相、倒置。由于 T 波高度受 R 波影响，因此只有以 R 波为主的导联如Ⅰ、Ⅱ、aVF、V_5 导联，T 波低平才有临床意义，并且由于 ST-T 改变受自主神经功能改变的影响，因此 ST-T 改变必须持续 4 天以上，才有临床意义。②期前收缩，以室性早搏多见，其次是房室交界性早搏及房性早搏。可呈多源性、多形性、二联律、三联律。少数可呈 RonT 现象（早搏的 R 波出现在 T 波顶峰附近）。③房室传导阻滞（AVB），各种传导阻滞占小儿心肌炎的 1/3 左右。Ⅰ度 AVB 和Ⅱ度 AVBⅠ型可见。少数Ⅱ度 AVB 可进展为Ⅲ度 AVB。Ⅲ度 AVB 见于危重者。④窦性心律失常，出现窦性心动过速时应做动态心电图观察，当病情发展可出现严重心律失常。有时是窦房结功能不良的早期表现，以后出现持久性心动过缓、窦性停搏、窦房结传导阻滞、慢快综合征、双结病变等病窦综合征的各种 EKG 表现。⑤房、室扩大或肥大。⑥QRS 低电压。

2.超声心动图（UCG）

轻症患儿 UCG 可完全正常。重症可有心脏扩大大、心室壁搏动减弱，左室收缩和舒张功能异常。需与先心病、心包炎、心肌病等鉴别。

3.血常规检测、酶学检查

白细胞可轻度增高，但核左移不明显。血沉约 1/3 病例轻度增高。急性期或慢性活动期有血清肌酸激酶（CK）及其同工酶（CK-MB）活性和质量测定、乳酸脱氢酶（LDH）及其同工酶（LDH-1）、血清天冬氨酸转氨酶（AST）增高，血清羟丁酸脱氢酶（HBDH）在 CK-MB 活性已正常时仍可升高，故在后期有诊断意义。此外，心肌肌钙蛋白 T（cTnT）、肌钙蛋白 I（cTnI）增高。其增高程度与病变严重程度呈正相关。

4.病毒学检查

（1）血清柯萨奇 B 病毒特异性 IgM 抗体测定：一般用酶标记免疫吸附试验，病程早期即可阳性。

（2）用分子杂交技术检测外周血及心肌活检组织中病毒 RNA 或 DNA。

5.放射性核素检查（心肌显像）

应用^{99m}Tc-MIBI 或^{201}TI 心肌灌注显像（花斑样改变），可做出倾向性心肌炎的诊断。铟（^{111}In）标记单克隆抗肌球蛋白抗体显像检测心肌坏死灶。及^{67}Ga（镓）心肌显影检测心肌炎性病灶，对病毒性心肌炎有一定的诊断价值。

6.心内膜心肌活检(EMB)

心肌活检标本检查心肌超微结构、病理组织学诊断以及免疫组织化学、特异性病毒 DNA 检测(核酸探针原位杂交)。

二、诊断标准

根据 1999 年中华医学会儿科学分会心血管学组修订后的小儿病毒性心肌炎诊断标准。

1.临床诊断依据

(1)心功能不全、心源性休克或心脑综合征。

(2)心脏扩大(X 线、超声心动图检查具有表现之一)。

(3)心电图改变：以 R 波为主的 2 个或 2 个以上主要导联(Ⅰ、Ⅱ、aVF、V_5)的 ST-T 改变持续 4 天以上伴动态变化，窦房传导阻滞、房室传导阻滞，完全性右(或左)束支阻滞，成联律、多形、多源、成对或并行性期前收缩，非房室结及房室折返引起的异位性心动过速，低电压(新生儿除外)及异常 Q 波。

(4)肌酸激酶同工酶(CK-MB)升高或心肌肌钙蛋白(cTnI 或 cTnT)阳性。

2.病原学诊断标准

(1)确诊指标：自患儿心内膜、心肌、心包(活检、病理)或心包穿刺液检查，发现以下之一者可确诊心肌炎由病毒引起。①分离到病毒；②用病毒核酸探针查到病毒核酸；③特异性病毒抗体阳性。

(2)参考依据：有以下之一者结合临床表现可考虑心肌炎系病毒引起。①自患儿粪便、咽拭子或血液中分离到病毒，且恢复期血清同型抗体滴度较第 1 份血清升高或降低 4 倍以上；②病毒感染早期患儿血中特异性 IgM 抗体阳性；③用病毒核酸探针自患儿血中查到病毒核酸。

3.确诊依据

(1)具备临床诊断依据 2 项，可临床诊断为病毒性心肌炎。发病同时或发病前 1～3 周有病毒感染的证据支持诊断者。

(2)同时具备病原学确诊依据之一者，可确诊为病毒性心肌炎；具备病原学参考证据之一者，可临床诊断为病毒性心肌炎。

(3)凡不具备诊断依据，应给予必要的治疗或确诊，根据病情变化，确诊或除外心肌炎。

(4)应除外风湿性心肌炎、中毒性心肌炎、先天性心脏病、结缔组织病以及代谢性疾病的心肌损害、甲状腺功能亢进症、原发性心脏病、原发性心内膜弹性纤维增生症、先天性房室传导阻滞、心脏自主神经功能异常、β受体功能亢进症及药物引起的心电图改变。

4.分期

(1)急性期:新发病,症状及检查阳性发生明显且多变,一般病程在6个月以内。

(2)迁延期:临床症状反复出现,客观检查指标迁延不愈,病程多在6个月以上。

(3)慢性期:进行性心脏增大,反复心力衰竭或心律失常,病情时轻时重,病程在1年以上。

三、鉴别诊断

1.风湿性心肌炎

多见于5岁以后学龄前和学龄期儿童,有前驱感染史,除心肌损害外,病变常累及心包和心内膜,临床有发热、大关节肿痛、环形红斑和皮下小结。体检心脏增大,窦性心动过速,心尖二尖瓣区可听到收缩期反流性杂音,偶可听到心包摩擦音。抗链球菌溶血素O(ASO)增高,咽拭子培养A族链球菌生长,红细胞沉降率增快,心电图可出现一度房室传导阻滞。

2.β受体功能亢进症

系β肾上腺素能受体的反应性增高所引起的交感神经活动亢进的一系列临床表现及心电图非特异性ST-T改变。多见于6~14岁学龄女童,疾病的发作和加重常与情绪变化(如生气)和精神紧张(如考试前)有关,症状多样性,但都类似于交感神经兴奋性增高的表现。体检心音增强,心电图有T波低平倒置和ST-T改变,普萘洛尔试验阳性。

3.先天性房室传导阻滞

多为三度房室传导阻滞,患儿病史中可有晕厥和阿斯综合征发作,但多数患儿耐受性好,一般无胸闷、心悸、面色苍白等。心电图提示三度房室传导阻滞,QRS波窄,房室传导阻滞无动态变化。出生史及既往史有助于诊断。

4.自身免疫性疾病

多见全身性幼年型类风湿关节炎和系统性红斑狼疮。全身性幼年型类风湿关节炎主要临床特点为发热、关节疼痛、淋巴结、肝脾大、充血性皮疹、红细胞沉降率增快、C反应蛋白增高、白细胞计数增多、贫血及相关脏器的损害。累及心脏可有心肌酶谱增高，心电图异常。对抗生素治疗无效而对激素和阿司匹林等药物治疗有效。系统性红斑狼疮多见于学龄女童，可有发热，皮疹，血白细胞、红细胞和血小板计数减低，血中可查找到狼疮细胞，抗核抗体阳性。

5.川崎病

多见于2～5岁幼儿，发热，眼球结膜充血，口腔黏膜弥散性充血，口唇皲裂，杨梅舌，浅表淋巴结肿大，四肢末端硬性水肿，超声心动图示冠状动脉多有病变。需要注意的是，重症川崎病并发冠状动脉损害严重时，可出现冠状动脉栓塞、心肌缺血，心电图可出现异常Q波，此时应根据临床病情和超声心动图进行鉴别诊断。

四、治疗

1.一般治疗

(1)休息：急性期应卧床休息，一般3～4周，如心脏增大及心力衰竭者应休息3～6个月，随后逐渐恢复正常活动，病重者给予心电监护、吸氧。

(2)营养管理：清淡饮食。

2.对症治疗

防治诱因，控制继发细菌感染，控制心力衰竭，纠正心律失常，抢救心源性休克。

3.药物治疗

(1)抗病毒治疗：可选用利巴韦林、更昔洛韦和干扰素、中药黄芪颗粒等抗病毒治疗，但疗效不确切。

(2)改善心肌代谢，增进心肌营养：维生素C 100～200mg/(kg·d)，稀释成10%～12.5%溶液，静脉注射，每日1次，疗程为15～30天。1,6二果糖二磷酸100～250mg/(kg·d)，静脉滴注，疗程为10～14天。泛癸利酮10～30mg/d，分次服用，疗程为1～3个月。亦可用磷酸肌酸营养心肌。

(3)使用静脉丙种球蛋白2g/kg，于2～3天分次静脉滴注，减轻心肌细胞损害，同时增加心肌细胞收缩功能。

(4)糖皮质激素：通常不用，对重症合并心源性休克及严重心律失常(三度房室传导阻滞、室性心动过速)患儿，应早期、足量应用。糖皮质激素可选用泼尼松或泼尼松龙，开始用量为2mg/(kg·d)，分3次日服，持续1～2周逐渐减量，至8周左右减量至0.3mg/(kg·d)，并维持此量至第16～20周，然后逐渐减量至第24周停药。根据患儿情况，疗程可相应缩短或延长。危重病例可采用冲击治疗，用甲泼尼龙 10mg/(kg·d)，2 小时静脉输入，连续用 3 天，然后逐渐减量或改口服，减量的方法及疗程同上。

五、并发症及处理

1.心源性休克

地塞米松，每次 0.5～1.0mg/kg，静脉注射。大剂量维生素 C，每次 2～5g，静脉注射，每 2～6 小时 1 次，病情好转后改为每日 1～2 次。补液、纠正酸中毒。血压仍不升高或升高不满意者，应使用升压药维持血压。使用洋地黄类药物改善泵功能。

2.心力衰竭

基本药物为洋地黄及利尿药，但患者对洋地黄的敏感性增高，易发生洋地黄中毒(常表现为心律失常)，故心肌炎患者只用常规剂量的 2/3。使用利尿药时，应注意补钾。必要时联合使用排钾和保钾性利尿药。

3.缓慢性心律失常

严重窦性心动过缓和高度房室传导阻滞者应及时给予大剂量糖皮质激素，静脉滴注异丙肾上腺素、阿托品或山莨菪碱、大剂量维生素 C，多数患者在 4 周内恢复窦性心律和正常传导。必要时安装临时或永久心脏起搏器。

4.快速性心律失常

β受体阻滞药和胺碘酮是首选的治疗药物。控制心房颤动心室率可选用β受体阻滞药、洋地黄、地尔硫䓬或维拉帕米。若治疗室上性或室性心动过速，可使用胺碘酮。必要时行电复律治疗。严重危及生命的快速性心律失常，可给予糖皮质激素治疗。必要时置入体内自动除颤器。

第五节 心肌病

心肌病为发生于心肌的疾病。该术语最初出现于 1957 年，当时指一组不能归因于冠状动脉病变的心肌病变。此后，心肌病的定义发生了变化。目前，心肌病的定义为心肌的结构或功能异常，且无高血压或肺动脉高压、无心脏瓣膜病变、无先天性心脏病而言。

以解剖与生理改变为依据，可将心肌病分为以下三型：①扩张(充血)型心肌病：此型左心室或双心室扩大，心肌收缩功能不同程度降低。一般其主要临床特征为收缩功能异常，表现为充血性心力衰竭的症状与体征。②肥厚性心肌病：先前称之为特发性肥厚性心肌病，以左心室肥厚为特征，可不对称。收缩功能通常正常，临床表现由左心室流出道梗阻、舒张功能障碍或心律失常引起，后者可致猝死。③限制型心肌病：心房显著扩大，一般心室大小及收缩功能正常，舒张功能损害，症状由肺及体循环静脉充血引起，也可出现晕厥。

本节介绍扩张性心肌病及肥厚性心肌病的病因、病理、临床表现及治疗。

一、扩张性心肌病

（一）病因

扩张性心肌病（DCM）在各种类型心肌病中最为常见，在美国及欧洲，其年发病率约为 2/10 万～8/10 万人口，据估计每 10 万人口中约有 36 人患有 DCM。最近的报道显示成人 DCM 患者中 47％为特发性，12％与心肌炎有关，11％与冠状动脉病变有关，另有 30％为其他原因。在另外两个不同年龄儿童 DCM 的研究表明其中 2％～15％有活体组织检查证实的心肌炎，其余 85％～90％的患儿原因不明。此外，20％～30％的 DCM 患者为家族性的。

（二）病理

扩张性心肌病病变以心肌纤维化为主，心肌肥厚不显著，心腔扩大明显，二尖瓣环和三尖瓣环增大，乳头肌伸长，常有心腔内附壁血栓，可累及心肌节律点及传导系统而引起心律失常。由于心肌纤维化，心肌收缩功能减弱，导致心力衰竭。

（三）临床表现

本病起病及进展缓慢，症状轻重不一。主要表现为心脏增大，心力衰竭，心律失常，小动脉栓塞。患儿先出现心脏增大，但起初无症状，因此确定起病日期较困难，有时患儿已有射血分数下降，经数年仍无症状，以后在劳累后出现气喘、乏力、心悸、咳嗽、胸闷等症状，有的可有偏瘫。体格检查可见心尖搏动弥散或抬举，心浊音界向左扩大，心率增快，有时可有奔马律，可闻及Ⅱ/Ⅵ～Ⅲ/Ⅵ级收缩期杂音（心力衰竭控制后杂音减轻或消失），肝脏增大，下肢水肿等。

（四）实验室检查

1.胸部 X 线检查

心影扩大，由左心室、左心房扩大引起。常存在肺静脉充血，可发展为肺水肿。左肺部分区域可因左心房扩大压迫左支气管而致不张，也可出现胸腔积液。

2.心电图及 HOLTER

大多数患儿心电图上呈窦性心动过速。常见非特异性 ST-T 变化，左心室肥大，左右心房扩大及右心室肥大。46%的患儿 HOLTER 检查可发现心律失常。

3.超声心动图

DCM 患儿的超声心动图特征包括左心室、左心房扩大，缩短分数及射血分数减低，左心室射血前期与射血期比率增加等。

4.心导管检查与活体组织检查

由于 DCM 可由超声心动图检查确定，心导管检查主要用于排除异常的左冠状动脉起源，因这一情况在超声心动图检查时易于漏诊，必要时活体组织检查帮助确定心肌病的病因。

（五）治疗

（1）一般治疗：心脏扩大者应长期休息、低盐饮食。

（2）控制感染，常见呼吸道感染，及时应用抗生素；反复感染者，酌情使用丙种球蛋白，提高机体免疫力。

（3）控制心力衰竭：首选地高辛，剂量宜偏小，可用常规剂量的 1/2～1/3。加用利尿剂和补充钾盐，口服血管紧张素转换酶抑制剂（ACEI）卡托普利。亦可用血管紧张素受体拮抗剂如氯沙坦。重症用血管扩张剂减轻前后负荷，如硝普钠静脉滴注 0.5～8μg/(kg · min)，每天 6～8 小时，用 6～7 天。硝酸甘油 0.25～6μg/(kg · min)开始小剂量，根据病情渐增量，血压低可配合用多巴胺或多巴酚丁胺，静脉滴注。

（4）有心肌炎证据者：用糖皮质激素治疗。可试用泼尼松 1～2mg/(kg · d)，口服，2 周逐渐减量，共用 6～8 周。

（5）心肌代谢药物：1,6-二磷酸果糖（FDP），每次 100～150mg/kg 快速静脉滴注，每日一次，7～10 日为一疗程。

（6）维生素 C（抗氧化剂）、泛癸利酮等。

（7）纠正心律失常：见心律失常治疗。

（8）抗凝治疗：如有栓塞、血栓，可用抗凝治疗如华法林口服。

（9）手术治疗：对心室腔扩大显著心功能很差者可考虑作减容手术，及手术切除部分心肌瘢痕和严重纤维化部分，改善心脏收缩及舒张功能。对严重扩张性心肌病，可作心脏移植。

二、肥厚性心肌病

肥厚性心肌病（HCM）时左心室肥厚，但不扩张，诊断时应排除高血压、主动脉瓣狭窄、水肿及先天性心脏病等其他可引起肥厚的疾病。肥厚性心肌病命名与分类最为混乱。有的将有流出道狭窄的称为梗阻性心肌病。有的根据其心室肥厚是否对称而分类。如左右心室都肥厚的称为对称性,否则称为非对称性。一般对称性多数为非梗阻性,不对称多数为梗阻性,但也有左心室壁与室间隔肥厚,右心室壁不肥厚而左心室流出道不狭窄的,即只有不对称而无梗阻的。有的患儿室间隔特别肥厚,突入到左心室腔间,尤其在主动脉瓣下,表现为左心室流出道狭窄称为特发性肥厚性主动脉瓣下狭窄。肥厚性心肌病伴梗阻的不到总数的25%。

(一)病因

HCM是一种原发性的通常是家族性的心脏疾病,因其发生年龄不同且许多遗传性病例呈亚临床过程,因而目前尚无其确切的发病率。有文献报道HCM的发病率为2.5/10万人口,占所有儿童原发性心肌病的20%～30%。

HCM通常以常染色体显性方式遗传,目前已知多个基因与典型的家族性肥厚性心肌病有关,这些基因均编码肌节蛋白,如β肌凝蛋白重链等。HCM也可作为经母亲遗传的线粒体病遗传。许多患儿伴有与遗传综合征一致的畸形,如那些患有Noonan综合征、Pompe病、Beckwith-Wiedemann综合征的患儿。

(二)病理

HCM多数为左心室肥厚,心功能早期无明显障碍,临床上无明显症状,晚期有程度不等的心功能不全。梗阻型心肌病的病理特点是左心室肥厚重于右心室,室间隔肥厚更为显著,室间隔厚度与左心室壁厚度之比大于1.3∶1。左心室腔缩小,二尖瓣前叶增厚,室间隔局部肥厚增生,致左心室流出道狭窄梗阻,左心室腔收缩压升高,与左心室流出道和主动脉收缩压相比有明显压力阶差,左心室舒张末期压力也可增高,心排血量初期正常,以后愈益降低。流出道的梗阻及其引起的压力阶差可因很多生理因素而异,凡使心室收缩力增强、室腔容量减少及后负荷减低等情况均可使梗阻加重,压差更大,反之亦然。所以患者的流出道梗阻的程度并非固定,时时在变,各种影响以上三因素的情况和药物均可改变梗阻的程度。

HCM的心肌普遍肥大(多数左心室重于右心室,心室重于心房),肌纤维增大,心肌细胞亦肥大,常有不同程度的间质纤维化、细胞变性,并有不同程度的坏死和瘢痕形成,很少有炎性细胞浸润。本病最突出的组织学改变为心肌细胞的排列杂乱无章,而非整齐划一。细胞间的连接常互相倾斜甚至垂直相连。这些错综的连接使心肌收缩时步调不整。再者,心肌细胞的凌乱排列还可影响心电的传播,甚至构成严重心律失常的病理基础。

(三)临床表现

肥厚性心肌病主要表现为呼吸困难,心绞痛、晕厥、亦可发生猝死。呼吸困难主要由于左心室顺应性减退和二尖瓣反流引起左心房压力升高，左心室舒张末压力也升高，肺静脉回流受阻而引起肺瘀血。心绞痛是由于心肌过度粗大或左心室流出道梗阻引起冠状动脉供血不足。由于脑供血不足，故剧烈运动时有晕厥，甚至猝死。年小儿可表现为生长落后，心力衰竭的发生率较年长儿高。

体格检查部分病例在心尖可闻及全收缩期杂音，并向左腋下放射，此杂音是由于二尖瓣反流所致。左心室流出道梗阻者沿胸骨左缘下方及心尖可及收缩期杂音，其程度直接与主动脉瓣下压力阶差有关。可有第二心音逆分裂(即 P_2 在前，A_2 在后)。有些病例心浊音界扩大，偶可听到奔马律。

(四)实验室检查

1.胸部 X 线检查

心影扩大，但如无合并心力衰竭则肺纹理都正常。

2.心电图

90%～95%的 HCM 患儿有 12 导心电图异常，包括左心室肥大、ST-T 变化(如显著的 T 波倒置)、左心房扩大、异常的深 Q 波，外侧心前导联 R 波振幅降低等，但本病无特征性心电图改变。有些 HCM 患婴可有右心室肥厚的心电图表现，可能反映有右心室流出道梗阻存在。

3.超声心动图

HCM 可见心室壁增厚，其增厚的分布并非匀称。在 M 型超声可见二尖瓣的前瓣有收缩期的向前运动，其运动的幅度和持续时间与左心室流出道的梗阻程度直接有关。梗阻型心肌病的室间隔与左心室后壁均有增厚，室间隔肥厚尤其突出，与左心室后壁的比值大于 1.3∶1(婴儿除外)，而且左心室流出道内径变小。

4.心导管检查

历史上，心导管检查在 HCM 的诊断及研究中起了重要作用。现今，超声心动图的精确应用已基本替代血流动力学研究及心血管造影。在婴儿，偶可应用心内膜心肌活体组织检查来确定病因，如线粒体肌病、糖原累积病等。不过现今骨骼肌活体组织检查更方便，且创伤更小。

(五)治疗

1.β-受体阻滞剂

可用阿替洛尔、美托洛尔、普萘洛尔口服，由小剂量渐增，以症状改善，心率不低于 60 次/分为宜。普萘洛尔用量为 3～4mg/(kg·d)，分三次口服。

2.钙拮抗剂

可减轻左室流出道梗阻，改善左室顺应性，并可改善症状。可用维拉帕米 3～

5mg/(kg·d),分三次口服。非梗阻型以左室舒张功能异常为主,可用维拉帕米改善左室顺应性。

3.抗心律失常

临床有心悸,24 小时动态心电图发现室性期前收缩或室速者,口服胺碘酮或普萘洛尔可预防猝死和室性心律失常。

4.控制心力衰竭

心率过快者可用小量地高辛(仅用于心腔扩大,梗阻不明显患者)与β-受体阻滞剂合用。

5.外科治疗

左室流出道有严重梗阻,左室与主动脉压力阶差>50mmHg 者,切除部分肥厚室间隔或作左室流出道成形术。

第六节 心源性休克

心源性休克是一种危重急症,是指有足够回心血量,由于各种原因的心肌病变(如冠心病、暴发性心肌炎、心肌病等),所致收缩功能极度减退,心排血量显著减少或严重心律失常所致心动过速(如阵发性室性心动过速,心室纤颤等)或心动过缓(如Ⅲ度房室传导阻滞、三度束支传导阻滞等)所致心排血量显著减少,血压下降,本症可引起脑、肾、肝等脏器血流灌注显著不足而引起功能衰竭,称为序贯式多脏器功能衰竭。

一、病因

1.严重的产时窒息

定义为出生时 pH<7.00 和碱缺失≥12mmol/L。新生儿产时窒息的合并症包括多器官功能衰竭和新生儿脑病。最严重的后果是神经受损和死亡,中度到重度脑病会有脑瘫风险(尤其是四肢瘫痪或运动障碍型)和(或)认知障碍。

2.心脏结构或功能异常

(1)左心室发育不良、三尖瓣闭锁、肺动脉闭锁。

(2)心肌缺血导致心肌收缩力降低、乳头肌功能异常和继发性三尖瓣功能不全。

(3)心肌功能紊乱(由于心肌病或心律失常)。

(4)导致心脏功能受损的机械因素,或静脉回流受影响,例如继发于张力性气胸、膈疝或心脏压塞。

3.循环转变过程紊乱

如新生儿持续肺动脉高压、早产儿动脉导管未闭。

二、临床表现

心源性休克最主要的临床表现是心动过速、呼吸加快、肝大和心脏扩大。其他表现包括提示三尖瓣反流的心脏杂音、脉压变窄、肺底湿啰音和尿量减少。四肢水肿在新生儿并不常见。

三、辅助检查

1.心电图

心律失常及ST-T改变。

2.超声心动图

是临床最常用于评估心脏泵血功能的指标，虽不完全代表心肌收缩力，但对心肌炎、心肌病、感染性心内膜炎等的评估有一定价值，射血分数(EF)、短轴缩短率(FS)下降，EF<0.55，FS<0.30。

四、诊断标准

(1)有急性发作或急性加重的心脏疾病。

(2)收缩压降至同年龄正常血压低限以下。

(3)有周围循环不足表现：如苍白、发绀、心率快、少尿或无尿、足底毛细血管再充盈时间延长。

(4)有心功能不全体征：如心音低钝、奔马律、肝大、双肺湿性啰音或血性分泌物、中心静脉压>0.8kPa(6cmH_2O)。

(5)床边心脏超声：射血分数(EF)<0.55，短轴缩短率(FS)<0.30。

(6)排除其他类型休克。

上述指标中第1、2、5、6条为必备指标，加第3、4条任意2个症状和体征即可诊断。在诊断过程中或诊断后，应进一步确定原发病。

五、鉴别诊断

肺栓塞：当血栓从下肢静脉、盆腔静脉等处脱落，堵塞肺动脉主要通路，使肺循环血量减少、左心排血量锐减，也可引起休克，其表现有和心源性休克相似之处，应予以鉴别。肺栓塞典型的临床症状是呼吸困难、咯血和胸膜刺痛。心电图示电轴右偏、出现肺性P波或有完全性右束支阻滞等。X线表现为肺动脉影增宽、栓塞远端管径变小或终止、出现楔状或锥状阴影。

六、治疗

治疗原则是积极抢救休克的同时，重视原发病的相应治疗。治疗关键是提高心排血量，改善组织细胞氧供应及减少氧消耗。

1.一般治疗

(1)保持安静，以减少耗氧量。烦躁不安者应使用镇静药，如苯巴比妥、地西泮等。

(2)改善机体氧供，纠正酸碱失衡。维持动脉PO_2≥70mmHg，经皮血氧测定的氧饱和度≥90%。纠正代谢性酸中毒，当出现高碳酸血症呼吸性酸中毒时，需行气管插管机械通气。

2.药物治疗

(1)补液及纠正电解质紊乱：心源性休克主要因心功能不全引起，扩容往往不能使心排血量增多。输液过多或过快反而会导致肺水肿，使病情恶化。首次输液可给予10%葡萄糖氯化钠溶液或右旋糖酐-40，5～10mL/kg于30分钟内静脉滴注，休克状态无改善者可重复1次。一般24小时输入液量婴幼儿为80～100mL/kg，年长儿为70～90mL/kg。根据患儿血压及尿量随时调整输液量。

(2)正性肌力药物

①儿茶酚胺类药物，多巴胺和多巴酚丁胺常用剂量为3～10μg/(kg·min)，多巴胺在提高血压方面优于多巴酚丁胺，但引起心动过速和心律失常方面重于多巴酚丁胺。异丙肾上腺素仅应用于对阿托品无效或起搏器不能立即使用时。需注意可能产生的室性心律失常。

②磷酸二酯酶抑制药：可提高细胞内cAMP水平而增加心肌收缩力，兼有冠状动脉及外周血管扩张作用。米力农(二联吡啶酮)，小儿静脉注射负荷量为每次25～75μg/kg，间隔10分钟后重复1次，可重复3次，以后静脉滴注0.25～0.5μg/(kg·min)。

③洋地黄制剂：洋地黄类药物对心源性休克初始不起作用。仅用于阵发性室上性心动过速和心房颤动转复无效时为控制心率才使用。暴发性心肌炎尽量避免使用洋地黄。

(3)血管扩张药：在应用正性肌力药的同时，血管扩张药可减轻心脏前、后负荷，提高心排血量，扩张静脉可减低前负荷。扩张动脉可减少动脉阻力，减轻左心室后负荷，改善左心室射血，心排血量增加。扩张微循环血管，增加营养性毛细血管血流。

(4)利尿：应用利尿药可减轻肺淤血并增加携氧，但危重情况下应慎用，因骤然利尿有加重低血压及减少冠状动脉血流灌注的危险。如利尿效果不理想时应考虑系低血容量、心排血量严重下降以及肾血流量不足(肾衰竭)的影响。

3.其他治疗

(1)暴发性或重症心肌炎、心肌病：可采用皮质类固醇冲击治疗。在病情稳定前不宜应用β受体阻滞药、钙通道阻滞药及血管紧张素转化酶抑制药，因其可加重心源性休克患者的低血压。

(2)严重心律失常：快速性心律失常，如室上性心动过速可选用胺碘酮负荷量5～7mg/kg，1小时内静脉滴注；维持量10～15μg/(kg·min)。室性心动过速目前不主张首选利多卡因，而建议应用胺碘酮，但要用负荷量。对血流动力学不稳定者可选用直流电击复律方法，电能量为0.5～1.0J/kg电击于QRS波峰上，如无效可加大能量重复电击，但不宜超过3次。电击复律的特点是作用快，安全且效果好，但对洋地黄中毒者应禁用。缓慢心律失常或合并严重快速心律失常，应尽快安装起搏器。

(3)心脏压塞：宜行心包穿刺引流减压。

(4)体外机械辅助装置：休克时应用各种辅助装置是现代休克治疗的进展之一。主要有主动脉内气囊反搏(IABP)、心室(左心室或双心室)辅助装置(VAD)、人工膜肺(ECMO)等技术。国外有学者将人工膜肺作为救治的首选方法。

(5)改善心肌代谢：可使用大剂量维生素C静脉滴注和1,6-二磷酸果糖等。

(6)皮质类固醇：目前对合并感染的心源性休克患儿应用皮质类固醇，国内外仍有争议，但对伴有心血管衰竭的肾上腺皮质功能危象者，应用皮质激素是必要的。

第六章 泌尿系统疾病

第一节 急性肾小球肾炎

急性肾小球肾炎通常指急性链球菌感染后肾小球肾炎(APSGN),是由A组β溶血性链球菌感染后所引起的免疫复合物沉积在肾小球而致的弥漫性肾小球毛细血管内渗出性、增生性炎症病变。本病是最常见的小儿肾脏疾病,据1982年全国105所医院儿科住院患者统计,APSGN占同期住院泌尿系统疾病患者的53%。每年1、2月和9、10月为发病高峰期,多见于学龄期患儿。男∶女发病率为2∶1。临床表现轻重不一,典型表现为水肿、尿少及高血压。预后良好,绝大多数完全恢复,少数(1%~2%)可迁延不愈而转为慢性。

一、病因

能引起急性感染后肾小球肾炎的病原有:①β溶血性链球菌A组;②非链球菌(包括其他的葡萄球菌、链球菌及革兰阴性杆菌等)、病毒(流感病毒、柯萨奇病毒B。及EB病毒)、肺炎支原体及疟原虫等。

在A组β溶血性链球菌中,由呼吸道感染所致肾炎的菌株以12型为主,少数为1、3、4、6、25及49型,引起肾炎的侵袭率约5%。由皮肤感染引起的肾炎则以49型为主,少数为2、55、57和60型,侵袭率可达25%。

二、发病原理

细菌感染多是通过抗原-抗体复合物在肾小球沉积后激活补体,诱发炎症反应而发病。而病毒和支原体等则是直接侵袭肾组织而致肾炎。

关于A组β溶血性链球菌感染后导致肾炎的机制,一般认为机体对链球菌的某些抗原成分(如胞壁的M蛋白或胞质中某些抗原成分)产生抗体,形成循环免疫复合物,随血流抵达肾脏,并沉积于肾小球基膜,进而激活补体,造成肾小球局部免疫病理损伤而致病。但近年还提出了其他机制,有人认为链球菌中的某些阳离子抗原，先植入于肾小球基膜，通过原位复合物方式致病；致肾炎链球菌株通过分泌神经氨酸酶改变了机体正常的 IgG，从而使其具有了抗原性，导致抗体产生，沉积在肾脏而发病；还有人认为链球菌抗原与肾小球基膜糖蛋白具有交叉抗原性，此少数病例属肾抗体型肾炎。

沉积在肾脏的链球菌抗原一直不甚清楚，原以为是其细胞壁抗原（M 蛋白），但在肾小球内未发现 M 蛋白沉积。后发现在患者的肾小球内沉积有内链球菌素、肾炎菌株协同蛋白和前吸收抗原等链球菌成分，但是否 APSGN 是由上述抗原所诱发的免疫机制致病尚未完全肯定。

三、病理

APSGN 的早期肾活检主要为弥漫性毛细血管内增生性肾小球肾炎。光镜下可见肾小球肿大，内皮细胞及系膜细胞增生（称为毛细血管内增生），中性多形核白细胞和单核细胞在肾小球内浸润，使毛细血管壁狭窄乃至闭塞，但毛细血管壁通常无坏死。沿毛细血管壁基膜外侧，偶有不连续的蛋白质性沉积物（驼峰），即沉积的免疫复合物，在电镜下表现为上皮侧大块状的电子致密沉积物。在少数肾小球，可见局限性毛细血管外增生（新月体），但很少有弥漫性新月体形成。肾小球之外的血管和肾小管间质区一般正常。在远端小管腔内常见红细胞，可形成红细胞管型。免疫荧光检查可分系膜型、星空型及花环型三种，在毛细血管袢周围和系膜区可见 IgG 颗粒样沉积，常伴有 C_3 和备解素沉积，但较少见有 C_3 和 C_4 沉积。血清补体成分的改变和肾小球毛细血管袢明显的 C_3、备解素的沉积，表明补体激活可能主要途径是替代途径。

四、临床表现

1.学龄儿多见

发病前 1～3 周常有呼吸道或皮肤的链球菌感染史，自前驱感染至临床发病有一无症状间歇期。

急性起病。多以晨睑肿为主诉，重者偶延及全身。血尿为另一常见主诉。可为洗肉水样，也可为深茶色尿。此外可有乏力、头痛、头晕、恶心、腹痛、腰部钝痛等症状。查体除非可凹水肿外，常有血压增高。

2.严重病例

有以下几种表现：

（1）严重的循环充血或心力衰竭：烦躁、气急、端坐呼吸、肺底湿性啰音、心率增快，甚至奔马律、肝大等。

(2)高血压脑病：表现有头痛、呕吐、一过性视力障碍、甚至惊厥、昏迷。

(3)急性肾衰竭：持续尿少、严重氮质血症、电解质紊乱（高钾、低钠、高磷血症）、代谢性酸中毒等。

3.不典型病例

(1)亚临床病例：有链球菌感染史或密切接触史，但无明显临床表现；但血补体测定常呈规律性降低继之恢复的动态变化。

(2)肾外症状性肾炎：患儿无明显尿液改变，但临床有水肿、高血压、甚至呈急性循环充血、高血压脑病。如行反复尿化验及血补体水平的动态观察多可发现其异常。

(3)蛋白尿表现显著者可达肾病综合征水平，甚至有相应的血生化改变。

4.实验室和其他检查

(1)尿液检查：以血尿为主要所见。尿沉渣还可见红细胞管型、颗粒管型及白细胞。尿蛋白一般为＋～＋＋。

(2)可见轻度贫血。血沉常增快。

(3)有关链球菌感染的检查：例如咽或皮肤病灶细菌培养（阳性率一般仅20%～30%），血中抗链球菌溶血素 O(ASO)滴度增高（阳性率 70%～80%），但皮肤感染引起者 ASO 常不增高。

(4)血中补体测定：总补体及 C3 急期明显下降，6～8 周恢复。

(5)肾功能检查：暂时性血尿素氮(BUN)及肌酐(Cr)升高，肌酐清除率(Ccr)下降。

五、诊断

(1)急性起病以血尿、高血压、水肿为主要表现。

(2)发病前常有感染史，链球菌感染引起者于感染至发病间有一无症状间歇期(1～3 周)。

(3)化验检查：尿液以血尿为主。血中 ASO 常增高，血补体于起病 6～8 周内降低。肾功能检测可有暂时性 BUN、Cr 升高。

(4)典型病例一般于 2～4 周内利尿消肿、肉眼血尿消失、血压恢复正常。尿化验逐步恢复。一般病程不超过 6 个月。

六、治疗

1.一般治疗

起病1～2周内宜卧床休息，待血压恢复、肉眼血尿消失可逐步恢复活动。3个月内应避免重体力活动。水肿、血压高及少尿者应少盐或无盐饮食。氮质血症者用低蛋白饮食。为彻底清除链球菌感染灶，应用青霉素7～10天，对青霉素过敏者可用红霉素或其他大环内酯类抗生素。

2.对症治疗

(1)利尿剂：经控制水盐入量，仍有水肿、高血压、少尿者给予利尿剂。口服可用氢氯噻嗪，每日1～2mg/kg，分2～3次服。明显水肿可用呋塞米，口服或注射，每次1～2mg/kg，每日1～2次。

(2)降压药：凡经休息、限盐、利尿而血压仍高者应予降压药。可选用硝苯吡啶，每次0.25～0.5mg/kg，口服或舌下含服。或利舍平(利血平)，首剂0.07mg/kg(最大量不超过2.0mg)肌注或口服，继以每日0.02～0.03mg/kg分2～3次口服。

3.严重症状的治疗

(1)高血压脑病：应用速效、高效降压药。可用二氮嗪，每次3～5mg/kg，于1/2～1分钟内静脉注入。也可应用硝普钠5～10mg，溶于10%葡萄糖液100mL中静脉滴注，自每分钟1μg/kg开始，视血压而调整速度，但最高每分钟不超过8μg/kg。本药应新鲜配制，输液瓶以黑纸或铝箔覆盖以避光。有惊厥者应止惊，止惊同时注意呼吸道通畅、给氧及预防脑水肿。

(2)严重循环充血和心力衰竭：给予强力利尿剂。心力衰竭者见有关专章。特别注意强心剂的剂量宜小。药物治疗无效者可予透析治疗。

第二节　肾病综合征

肾病综合征(NS)简称肾病，是由多种病因引起的肾小球基膜通透性增加，导致大量蛋白自尿中丢失的一种临床综合征。

肾病按病因可分为原发性、继发性和先天性三大类。小儿时期多为原发性肾病，病因不明。按目前国内临床分型分为单纯性和肾炎性肾病两种类型，其中以单纯性肾病多见。继发性肾病是指在诊断明确的原发病基础上出现肾病表现，病因广泛而复杂。先天性肾病属常染色体隐性遗传。

一、病因及发病机制

目前病因尚未阐明。可能与免疫机制和遗传因素有关。

二、临床表现

1.主要临床表现

①大量蛋白尿;②低蛋白血症;③高脂血症;④不同程度的水肿。

2.单纯性肾病临床表现

全身凹陷性水肿,以颜面、下肢、阴囊明显,严重者可有腹水、胸水。

3.肾炎性肾病临床表现

除具备肾病四大特征外,尚有明显血尿、高血压、血清补体下降和氮质血症四项之一或者多项者。

4.并发症

①感染;②高凝状态及血栓形成;③钙及维生素D代谢紊乱;④低血容量;⑤急性肾衰竭;⑥肾小管功能紊乱。

三、辅助检查

(1)尿蛋白定性多在＋＋＋以上,24小时尿蛋白定量≥50mg/(kg·d)。

(2)血清总蛋白及白蛋白降低,白蛋白＜25g/L。

(3)血清胆固醇＞5.7mmol/L。

(4)高凝状态和血栓形成的检查:血小板增多,纤维蛋白原及凝血因子增加等。疑有血栓形成可做B超检查。

(5)肾功能检查:部分病例可有轻重不等的肾功能障碍和氮质血症。

四、诊断要点

1.临床诊断

肾病综合征虽多表现前述四大临床特点,确诊则以大量蛋白尿[定性≥＋＋＋,定量以≥50mg/(kg·d)为准]和低白蛋白血症(＜30g/L)为必具条件。在诊为肾病综合征后应区分为原发或继发。对原发者需进一步区别为单纯型及肾炎型。只具以上特点者为单纯型;凡具以下表现之一项或多项者即诊为肾炎型。即:①尿中红细胞＞10/HPF(两周内3次离心尿检查)。②反复出现或持续性高血压,学龄儿童＞17.3/12.0kPa(即130/90mmHg)、学龄前儿童＞16.0/10.7kPa(即

120/80mmHg),并排除因应用糖皮质激素所致者。③氮质血症:血尿素氮>10.7mmol/L(30mg/dL),并排除血容量不足所致者。④血总补体活性或C3反复降低者。

根据泼尼松每日1.5～2.0mg/kg治疗8周时的效应而区分为:①激素敏感型(完全效应),指尿蛋白阴转者。②激素耐药(无效应),尿蛋白仍≥+++。③激素依赖型,用药后虽可缓解,但减量或停药2周内复发,恢复用药或再次用药仍有效,并重复3次以上者。

2.病理诊断

典型表现的肾病综合征一般不需肾活检,一经临床诊断即应开始治疗。仅下述情况可考虑肾活检以获病理诊断:①激素耐药;②不典型病例如伴持续肉眼血尿或高血压者;③病程中肾功能急剧恶化,或呈缓渐的肾功能减退者;④疑有间质性肾炎或有新月体形成者。

3.合并症的诊断

本征病程长、病理生理改变显著,又常采用糖皮质激素、免疫抑制剂等治疗,故易发生各种合并症。而后者一旦发生则病情进一步复杂,影响预后,严重者甚至死亡。常见者如下:

(1)感染:常见有呼吸道、尿路感染及皮肤感染。多种病原体如细菌、病毒、真菌均可致病。还需注意在长期应用糖皮质激素者体内结核病灶的活动或播散。

(2)高凝状态及血栓栓塞合并症:由周缘血管栓塞而引发的症状比较明显。肾静脉血栓形成如急性发生且累及双侧时则有腹痛、血尿、腹部偶可触及肿大肾脏,肾功能减退;如缓慢发生时仅呈持续不缓解的蛋白尿。

肺部血管受累时,轻者可无症状,重则咯血、呼吸急促、X线有浸润或梗死影,血气示低氧血症。

(3)电解质紊乱:常见低钠血症及低钾血症,并引起相应症状。此外多有低钙血症。

(4)低血容量休克:表现为体位性低血压,四肢末梢发凉、皮肤发花、脉细数、心音低钝、血压下降。在出现此类情况时,除考虑血容量减少的各种病因外,还需考虑有无肾上腺皮质的功能不足。

(5)急性肾(功能)衰竭:此可由于:①持续的低血容量/肾灌注减少,终至肾小管缺血坏死;②肾间质水肿,大量管型阻塞肾小管致肾小囊静水压增高,肾小球有效滤过减少;③伴发了双侧肾静脉血栓;④伴发间质性肾炎;⑤病理类型于某些诱因(如感染)影响下的恶化。表现为少尿、氮质血症,水电解质紊乱及酸中毒。

(6)急性间质性肾炎：常系由药物致之过敏性间质性肾炎。表现有发热、皮疹、血中嗜酸细胞及 IgE 升高；尿中出现嗜酸性粒细胞。肾功能减退。

(7)肾小管功能异常：病程久者可见一定程度的肾小管功能紊乱，尤其是近端小管功能改变，表现为糖尿、氨基酸尿、肾小管性蛋白尿、尿中失磷、失钾、肾小管酸中毒等。少数有浓缩功能障碍。

五、治疗

1.一般治疗

除高度水肿、并发感染或其他严重合并症者一般不需卧床。需卧床时应注意变换体位、肢体活动，以免发生肺部感染或血管栓塞合并症。水肿及高血压时限盐或短期忌盐。尿少者限水入量。膳食中供应同龄儿正常所需之热量及蛋白质。补充足量维生素和钙剂。

2.对症治疗

水肿明显者应予利尿。一般可用双氢氯噻嗪，每日 1～2mg/kg，口服，久用时加服螺内酯。无效者则用强有力的袢利尿剂呋塞米，每次 1～2mg/kg，口服，肌注或静脉给药。对顽固水肿，一般利尿剂无效，且血容量不高者可应用低分子右旋糖酐(10～15mL/kg，一般总量 100～200mL)，内加多巴胺 10mg 及酚妥拉明 10mg 控制滴速为多巴胺 2～3μg/(kg・min)。滴毕静脉给呋塞米 1～1.5mg/kg。对伴严重低白蛋白血症且通常利尿措施无效者，可输注白蛋白 0.5～1g/kg，2～3 小时内静脉滴注，继之给以一剂呋塞米。高血压者除利尿措施外给予抗高血压药物治疗。

3.糖皮质激素治疗

为小儿肾病综合征药物治疗首选药。口服常应用泼尼松或泼尼松龙。剂量 1.5～2.0mg/(kg・d)(每日总量不超过 60mg)。分 3 次口服，用药一般 4～8 周(不短于 4 周，或尿蛋白阴转后 2 周)。然后改为 2～3mg/kg 隔日晨顿服。逐渐减量。总疗程国内分别有短程(共 3 个月)或中长疗程(6～9 个月)者，初治者一般 3～6 个月。对激素依赖者，尤当伴一定肾功能损伤时，还可给甲泼尼龙静脉冲击治疗，即每次 15～30mg/kg(总量不＞1000mg)，加入葡萄糖液 100～200mL 静脉滴入，每日或隔日一次，3 次为一疗程。冲击后 48 小时再继用泼尼松，隔日服。冲击过程中注意并发感染、高血压、消化性溃疡、高凝等合并症或不良反应。

4.其他免疫抑制剂

加用或换用此类药之指征：激素耐药、依赖或频复发的肾病或(和)糖皮质激素不良反应严重或有糖皮质激素禁忌证者。

(1)环磷酰胺:口服每日 2～2.5mg/kg,疗程 8～12 周。其近期不良反应有白细胞减少、脱发、肝功能受损、出血性膀胱炎;远期不良反应主要为性腺损伤,导致不育。近年也有主张静脉冲击治疗,但具体方法各家不一,有每次 8～12mg/kg 静脉滴注,连用 2 日,间隔 2 周,再重复,也有每月一次者,总量一般不超过 150mg/kg。此药应用时注意当日足够液量摄入,以防止出血性膀胱炎。每 1～2 周查血象,白细胞<4×10^{9}/L 应暂停用。

(2)苯丁酸氮芥:口服 0.2mg/kg,分 2～3 次服用,疗程 8 周。总量宜<10mg/kg。不良反应与环磷酰胺相似。

(3)环孢素 A:每日 5mg/kg,分三次口服,疗程 3～6 月。最好以药物血浓度监测以调整剂量。毒副作用有肾前性氮质血症(用药初期)、肾小管间质损伤(长期用药时)、多毛、牙龈增生、低血镁、血碱磷酶增高。

(4)雷公藤多苷:每日 1mg/kg,最大每日 30mg,分 3 次口服,疗程一般 3 月。不良反应有白细胞减少、胃肠反应、肝功能损伤。

5.辅助治疗

(1)左旋咪唑:2.5mg/kg 隔日口服 6 个月。尤对经常伴发感染者适用。

(2)高凝状态时可用肝素,最好以凝血酶原时间监测。也可用蝮蛇抗栓酶或口服抗血小板聚集药如双嘧达莫。也可应用中药丹参等治疗。

(3)降低尿蛋白:近年认为血管紧张素转换酶抑制剂,有改变肾小球局部血流动力学、降低蛋白尿、防止肾小球硬化之功,对经糖皮质激素诱导尿蛋白不缓解且肾功能正常者可给予此类药物。

(4)中药:多针对糖皮质激素不良反应,可给予滋阴降火药。在糖皮质激素减量过程中可给予益气补肾药。

(5)有感染或各种并发症时应及时治疗。

第三节 泌尿道感染

尿路感染(UTI)简称尿感,是指病原微生物入侵泌尿系统并在尿中繁殖,侵入泌尿道黏膜或组织引起炎症反应。根据 1986 年全国 21 个省市 224291 例健康小儿尿筛查的结果,尿感发病率为 8.25%。<3 月龄小儿发病率男性>女性。分为上尿路和下尿路感染。前者指肾盂肾炎,后者指膀胱炎和尿道炎。上尿路感染的危害较大,以婴幼儿发病率最高,反复感染可形成肾疤痕,严重者可致继发性高血压和慢性肾衰竭。

一、病因和发病机制

（一）病因

各种病原微生物即为尿感的病因，大肠杆菌占75%～90%，其次为肺炎克雷伯杆菌、变形杆菌、产气杆菌和产碱杆菌，近年来革兰阳性球菌的比例升高，如肠链球菌和葡萄球菌。有器械操作诱发尿感的细菌可为肠道细菌和绿脓杆菌。在泌尿道梗阻、结构异常、尿路结石、膀胱输尿管反流和神经源性膀胱的基础上并发的尿感可为一种以上细菌的混合感染。病毒感染，特别是腺病毒可引起出血性膀胱炎。真菌感染可能继发于糖尿病的留置导尿、免疫缺陷病或类固醇、广谱抗生素或其他免疫抑制剂的治疗过程中。

（二）发病机制

主要通过上行和血行感染，邻近器官感染的直接侵犯少见。正常泌尿道通过以下机制有抗感染作用：①定期排尿将细菌冲洗出尿道；②尿中有IgA、溶菌酶及有机酸等抗菌物质；③泌尿道黏膜产生的分泌型IgA及膀胱黏膜移行上皮细胞分泌的黏附分子，可有效减少细菌的黏附，所以只有在诱因存在，才为易发尿感的原因。

1.上行感染

正常小儿尿道有少许细菌存在，当机体抵抗力下降或尿道黏膜损伤时，细菌可入侵或沿尿道上行，引起膀胱、肾盂和肾间质的感染。正常输尿管蠕动可使尿液注入膀胱。女孩尿道短，上行感染机会比男孩多。婴儿用尿布，外阴容易受粪便污染是婴幼儿容易发生上行性感染的原因之一，以下因素可促发上行感染：

（1）小儿解剖生理特点：小儿输尿管长而弯曲，管壁肌肉弹力纤维发育不全，蠕动力弱，易于扩张，尿流不畅。

（2）膀胱输尿管反流（VUR）：输尿管分腹段、盆腔段和膀胱段，正常输尿管进入膀胱呈一钝角，向内向下进入膀胱壁有一定的斜度和长度，输尿管膀胱连接处是由肌肉筋膜鞘组成，输尿管膀胱开口呈斜行裂隙状，起瓣膜作用。当输尿管进入膀胱的角度改变、在膀胱壁内行程太短、输尿管末端环形和纵行肌纤维数量和分布异常或输尿管膀胱开口的先天异常，以及脊髓脊膜膨出所致的神经源性膀胱均可引起输尿管膀胱反流。婴儿期下尿道神经发育不成熟，在膀胱充盈期和排尿期产生的逼尿肌功能亢进，使膀胱内压增高，改变了膀胱壁和输尿管交界处的解剖关系也引起VUR，但为暂时性。

尿液反流分5级。Ⅰ级:反流仅见于输尿管;Ⅱ级:反流至肾盂及肾盏;Ⅲ级:输尿管轻-中度扩张与扭曲,肾盏中度扩张,穹窿无或轻度变钝;Ⅳ级:输尿管中度扩张,穹窿角完全消失;Ⅴ级:输尿管显著扩张与扭曲,肾盂肾盏显著扩张,多数肾盏不见乳头压迹。

尿液反流的危害在于可造成上行性尿感反复发作,引起肾疤痕,而且,Ⅲ级以上的尿液反流也可因肾盏内压力过高引起肾内反流和肾间质损害。两者同时或单独存在均可致慢性肾衰竭。

(3)其他先天畸形和尿路梗阻:如肾盂输尿管连接处狭窄、肾盂积水、后尿道瓣膜及多囊肾等均可使引流不畅而继发感染。此外,还可由神经源性膀胱、结石及肿瘤等引起梗阻。

(4)病原菌的致病力也是影响尿感的主要因素,以大肠杆菌为例,其菌体抗原和荚膜抗原K是决定大肠杆菌尿路致病性的必要条件。此外,大肠杆菌菌体表面有许多P菌毛,能表达黏附素。能特异地与泌尿道上皮细胞表面的特异受体结合,使菌体紧密黏附于泌尿道上皮,避免被尿液冲洗,得以在局部繁殖,引起上行感染。

2.血行感染

在败血症或其他病灶引起的菌血症时,细菌经血流进入肾皮质和肾盂引起尿感。血行感染以新生儿多见。

二、临床表现

因年龄和尿感部位不同而异,主要有三种表现形式:即肾盂肾炎、膀胱炎和无症状性菌尿。

(一)肾盂肾炎

婴幼儿占多数,以全身感染中毒症状为主要表现,常有38.5℃以上的发热,高热时可有惊厥或寒战。同时还有全身不适、精神萎靡、面色苍黄、呕吐、恶心及轻度腹泻,年长儿述胁肋部或腰痛,肾区叩击痛。新生儿表现如败血症,有体重下降、喂养困难、黄疸、激惹、发热或体温不升。

(二)膀胱炎

大多为年长女孩,有尿频、尿急、排尿困难、排尿不尽、下腹不适、耻骨上区疼痛及尿失禁的症状,有时尿恶臭,有外阴部湿疹。膀胱炎一般不引起发热。

(三)无症状性菌尿

无症状性菌尿指小儿尿培养阳性而无任何感染的临床症状。几乎全是女孩,但若不治疗可能发展为有症状的尿路感染。

三、辅助检查

1.实验室检查

(1)尿常规检查:清洁中段尿离心沉渣中白细胞≥5 个/HPF,即可怀疑。血尿、蛋白尿、白细胞管型尿以及晨尿的比重和渗透压减低。

(2)试纸条亚硝酸盐试验和尿白细胞酯酶检测。

(3)尿培养细菌学检查:清洁中段尿培养菌落数$>10^5$/mL 可确诊,$10^4\sim10^5$/mL 为可疑,$<10^4$/mL 系污染。对临床高度怀疑而尿普通细菌培养阴性者,应做 L 型细菌和厌氧菌培养。

2.影像学检查

目的在于辅助定位,检查泌尿系有无先天性或获得性畸形及了解慢性肾损害或瘢痕进展情况。

(1)B 超:建议伴有发热症状者均行 B 超检查。B 超检查主要是发现和诊断泌尿系统发育畸形。

(2)核素肾静态扫描(DMSA):是诊断急性肾盂肾炎的金标准,可发现肾瘢痕。推荐在急性感染后 3～6 个月行 DMSA 以评估肾瘢痕。

(3)排泄性膀胱尿路造影(MCU):是确诊膀胱输尿管反流(VUR)的基本方法及分级的“金标准”。对于<2 岁的患儿、伴有发热症状者,无论男女,在行泌尿系 B 超检查后无论超声检查是否异常,均建议在感染控制后行 MCU 检查;>4 岁的患儿、B 超显像泌尿系异常者需在感染控制后进行 MCU 检查。

四、诊断与鉴别诊断

年长儿膀胱刺激症状明显,常是就诊的主诉。结合实验室检查即可确诊。但对婴幼儿特别是新生儿,由于尿路刺激征不明显或缺如,而常以全身表现较为突出,易导致漏诊。故对病因不明的发热患儿都应反复做尿液检查,争取在抗生素治疗前进行尿培养、菌落计数及药敏试验。完整的泌尿道感染的诊断应包括:①本次感染系初染、复发或再感染;②确定致病菌的类型及药敏试验;③有无泌尿道畸形(膀胱输尿管反流、尿道梗阻等);④感染的定位诊断,上泌尿道或下泌尿道感染。

泌尿道感染还需要与急性尿道综合征及肾小球肾炎、肾结核等鉴别,主要依靠尿液分析及尿培养确诊。

五、治疗

1.一般治疗

急性期需卧床休息,鼓励患儿多饮水以增加排尿量,女童还应注意外阴部的清洁卫生。鼓励患儿进食,供给足够的热量、丰富的蛋白质和维生素,处理便秘。对高热、头痛、腰痛的患儿应给予解热镇痛药缓解症状。对膀胱刺激症状明显者,可用山莨菪碱等抗胆碱能药物或口服碳酸氢钠碱化尿液。

2.抗菌药物治疗

选用抗生素的原则:①感染部位。对肾盂肾炎应选择血浓度高的药物,对膀胱炎应选择尿浓度高的药物;②对肾功能损害小的药物;③根据尿培养及药敏试验结果,同时结合临床疗效选用抗生素;④药物在肾组织、尿液、血液中都应有较高的浓度;⑤选用的药物抗菌能力强,抗菌谱广,最好能用强效杀菌药,且不易使细菌产生耐药菌株;⑥若没有药敏试验结果.对上泌尿道感染或急性肾盂肾炎推荐使用二代以上头孢菌素、氨苄西林/棒酸复合物。

(1)上泌尿道感染或急性肾盂肾炎的治疗:疗程 7～14 天。①≤3 月龄婴儿,全程静脉敏感抗生素治疗;②>3 月龄,若患儿有中毒、脱水等症状或不能耐受口服抗生素治疗,可先静脉使用敏感抗生素治疗 2～4 天后改用口服敏感抗生素治疗,总疗程 10～14 天;③若抗生素治疗 48 小时后未能达到预期的治疗效果,需重新留取尿液进行尿培养细菌学检查;④如影像学相关检查尚未完成,在足量抗生素治疗疗程结束后仍需继续予以小剂量(1/4～1/3 治疗量)的抗生素口服治疗,直至影像学检查显示无 VUR 等尿路畸形。

(2)下泌尿道感染或膀胱炎的治疗:①口服抗生素治疗 7～14 天(标准疗程)。②口服抗生素 9～4 天(短疗程),推荐短疗程。③在抗生素治疗 48 小时后需评估治疗效果,包括临床症状、尿检指标等。若抗生素治疗 48 小时后未能达到预期的治疗效果,需重新留取尿液进行尿培养细菌学检查。

第四节　急性肾衰竭

急性肾衰竭(ARF)是指由于肾自身和(或)肾外各种原因引起的急性肾损害,临床以在数小时或数日内急剧肾功能减退,出现氮质血症,水、电解质紊乱和代谢性酸中毒为特征的一组综合征。ARF 依发病机制分为肾前性、肾性、肾后性三大类,以肾实质性肾衰竭最常见,而急性肾小管坏死(ATN)又占实质性肾衰竭的

75%,故狭义的 ARF 就是指 ATN。

一、病因

ARF 的病因一般可分为三大类:肾前性,肾实质性和肾后梗阻性。

1.肾前性肾衰竭

(1)真性血容量下降:①出血、严重脱水(腹泻、呕吐、胃肠道丢失)、鼻胃管引流;②第三腔隙体液增多(败血症、烧伤、创伤、肾病综合征、毛细血管渗漏综合征);③中枢或肾性尿崩症;④钠盐丢失(肾性或肾上腺疾病);⑤药物相关性利尿或渗透性利尿。

(2)有效血容量下降:①充血性心力衰竭、心脏压塞、心包炎;②肝衰竭。

2.肾实质性肾衰竭

(1)急性肾小管坏死:①缺血缺氧性损伤,由肾前性肾损伤因素发展而致;②药物及外源性毒素,肾毒性抗生素、肾毒性抗癌化合物、非甾体类抗炎药物、血管紧张素转化酶抑制药、血管紧张素Ⅱ受体拮抗药、氟化合物麻醉药、造影剂、重金属、有机溶剂、蜂蜇毒、蛇毒、鱼胆;③内源性毒素,如溶血性尿毒症综合征、血管内溶血(血红蛋白尿),横纹肌溶解症、挤压综合征(肌红蛋白尿),肿瘤溶解综合征(尿酸)。

(2)重症肾小球肾炎:急性肾炎、急进性肾炎、过敏性紫癜肾炎、狼疮肾炎。

(3)急性间质性肾炎:药物相关性、感染相关性、特发性。

(4)肾血管疾病:肾皮质坏死,肾动脉、静脉血栓形成或栓塞,结节性多动脉炎。

(5)先天性肾疾病:肾发育异常、多囊肾疾病(婴儿型多囊肾、多囊性肾发育不良)。

3.肾后梗阻性肾衰竭

尿道梗阻(后尿道瓣膜)、孤立肾尿道梗阻、双侧输尿管梗阻。

二、临床表现

小儿 ARF 的临床表现可有 3 种类型:①少尿型 ARF,以少尿或无尿为特点;②非少尿型 ARF,无明显少尿表现,但肾小球滤过率迅速下降,血肌酐、血尿素氮迅速升高;③高分解代谢型 ARF,每日血尿素氮上升≥14.3mmol/L,血肌酐上升≥177μmol/L,K^+ 上升 1～2mmol/L,血清 HCO_3^- 下降≥2mmol/L。临床常见少尿型 ARF,临床经过可分为 3 期。

1.少尿期

有少尿或无尿,氮质血症,水过多(体重增加、水肿、高血压、肺水肿、脑水肿),

电解质紊乱(高钾血症、低钠血症、高磷血症、低钙血症,少数表现为低钾血症),代谢性酸中毒,并出现循环系统、神经系统、血液系统等多系统受累的表现。少尿期一般持续1～2周,长者可达4～6周,持续时间越长,提示肾损害越重。持续少尿>15天或无尿>10天者,往往预后不良。

2.利尿期

尿量逐渐或急剧增多(24小时尿量>250mL/m^2),水肿减轻,早期氮质血症未见改善,甚或继续升高,后期肾功能逐渐恢复。由于大量排尿,可出现脱水、低钠血症和低钾血症。此期一般持续1～2周,长者可达1个月。

3.恢复期

利尿期后,尿量恢复正常,氮质血症消失,但肾小管的浓缩功能需要数月才能完全恢复。一些患儿遗留不可逆性的肾功能损害。此期患儿可表现为虚弱无力、消瘦、营养不良和免疫力低下等。

药物所致的ARF多为非少尿型的,较少尿型ARF症状轻、并发症少、病死率低。

三、实验室检查

(一)尿液

肾实质性ARF时尿比重<1.016,渗透压<350mOsm/(kg·H_2O),尿钠>40mmol/L,并可见到不同程度的蛋白、红细胞及白细胞等。肾前性ARF时尿比重>1.020,渗透压>500mOsm/(kg·H_2O),尿钠<20mmol/L,尿常规正常。

(二)血生化

Cr及BUN升高;尿酸先升高,严重肾衰时反而下降;可出现各种电解质紊乱特别是高钾血症;代谢性酸中毒以及原有疾病的生化、免疫学改变。

(三)超声波检查

ARF时双肾多弥散性肿大,肾皮质回声增强。肾后性ARF在B超下可发现梗阻,表现为肾盂积水。

(四)同位素检查(SPECT)

有助于发现肾血管性病变(栓塞)所致ARF以及梗阻所致肾后性ARF;肾小管坏死时^{99m}Tc-二乙三胺五醋酸(DTPA)三相动态显像示灌注良好,吸收差,而^{131}I邻碘马尿酸钠(OIH)示肾脏显像不清,有一定特异性。

(五)肾活体组织检查

对病因诊断价值极大,可发现各种肾小球疾病、小管间质病变及小血管病变所致 ARF，能改变 50％患者的诊断及治疗。

四、诊断标准

1.中华儿科学会肾学组的诊断标准(1994)

①尿量显著减少：出现少尿(每日尿量＜250mL/m^2)或无尿(每日尿量＜50mL/m^2)。②氮质血症：血清肌酐≥176μmol/L，BUN≥15mmol/L；或每日血肌酐增加≥44μmol/L 或 BUN≥3.57mmol/L，有条件时测肾小球滤过率(如内生肌酐清除率)常每分钟≤30mL/1.73m^2。③有酸中毒和水、电解质紊乱等表现。无尿量减少为非少尿型 ARF。

2.急性肾衰竭的新概念及诊断标准

由于认识到早期诊断对改善预后的重要性，近年来肾病和急救医学界学者已对 ARF 有新的认识，将 ARF 重新定义为急性肾损伤(AKI)，提出了 AKI 诊断和分期的统一标准。AKI 的诊断标准(KDIGO，2012)为：①48 小时内血清肌酐增加≥26.5μmol/L；②在发病前 7 天血清肌酐值较基线增高≥1.5 倍；③尿量＜0.5mL/(kg·h)持续 6 小时以上。目前尚缺乏儿童 AKI 的诊断标准，建议参考此标准。AKI 诊断标准中，尿量仍然是重要指标。新标准界定了诊断 AKI 的时间窗(48 小时)，提高了 ARF 诊断的敏感性(血肌酐轻微升高≥26.5μmol/L)，为临床早期诊断和干预 ARF 提供了更多的可能性。

五、治疗

1.肾前性肾衰竭

补充液体、纠正血容量、改善肾血流。

2.肾实质性肾衰竭

(1)少尿期

①利尿剂和扩血管药：早期可试用呋塞米、酚妥拉明和小剂量多巴胺静脉滴注促进利尿。

②限制入液量：非透析患儿按下式控制液量：

每日入液量＝不显性失水－内生水＋显性失水＋尿量

临床上通常以每日入液量＝400mL/m^2＋显性失水＋尿量计算。显性失水指呕吐，外科引流、大量出汗等。

③水过多：限制入液量、试用利尿剂和透析。

④电解质紊乱：a.高钾血症：治疗原则为限制含钾食物、药物摄入；降低血钾可

用葡萄糖胰岛素静脉滴注；紧急处理可用碳酸氢钠静脉滴注或葡萄糖酸钙静脉缓慢注射。若经处理高钾血症持续或反复应予透析治疗。b.低钠血症：治疗原则包括限制入液量；当血清钠<120mmol/L有低钠血症临床表现才用较高张（3%）氯化钠溶液；持续或严重低钠血症应予透析。c.高磷血症和低钙血症：治疗原则为用口服磷结合剂如氢氧化铝或碳酸钙降低血磷，低钙血症若无临床症状可不必静脉注射钙剂。

⑤酸中毒：中、重度酸中毒可予静脉补碱剂。

⑥氮质血症：可予包醛氧淀粉、必需氨基酸（如肾安）和α酮酸或羟酸（如肾灵）。严重、持续氮质血症应予透析。

⑦营养与饮食：予低蛋白、低盐、低钾和低磷饮食，蛋白选用高生理效价的优质蛋白。短期内供热量可按基础代谢给予。

⑧其他：高血压、抽搐、出血和贫血等应予对症处理，输血要谨慎，一般血红蛋白低于60g/L才予少量和反复输洗涤压积红细胞或新鲜血液。适当隔离患儿预防感染。

⑨药物应用：避免应用肾毒性药，对需经肾排出药物要参照肾小球滤过率予减量。

⑩透析指征：a.严重水潴留；b.持续或难以纠正的高钾血症和（或）低钠血症；c.持续难以纠正的酸中毒；d.严重氮质血；e.药物或毒物中毒而该物质又能被透析清除。

（2）多尿期：早期治疗原则同少尿期，然后注意水电解质平衡，预防感染和逐渐增加营养。

（3）恢复期：预防感染，增加营养，逐渐增加日常活动。

3.肾后性衰竭

内科治疗同肾实质性肾衰竭；积极寻找泌尿系阻塞原因并尽可能予以排除。

第五节　慢性肾衰竭

慢性肾衰竭（CRF），是由于肾单位受到破坏而减少，致使肾排泄调节功能和内分泌代谢功能严重受损而造成水、电解质和酸碱平衡紊乱出现一系列症状、体征和并发症。

一、病因

小儿 CRF 的原因与第一次检出肾衰竭时的小儿年龄密切相关。5 岁以下的 CRF 常是解剖异常的结果，如肾发育不全、肾发育异常、尿道梗阻以及其他先天性畸形；5 岁以后的 CRF 则以后天性肾小球疾病如肾小球肾炎、溶血性尿毒症综合征或遗传性病变如 Alport 综合征、肾囊性病变为主。

二、临床表现

由于肾代偿能力较强，CRF 早期症状不明显，且多为非特异性。相对成年人肾衰竭，小儿时期患者生长发育的停滞突出，肾性骨病易发生骨骼变形、骨痛、脱位；易出现心力衰竭；神经系统常有中枢神经系统改变，如抽搐、脑萎缩、智力落后等。各系统临床表现如下。

1.胃肠道

是最早、最常出现的症状，如食欲缺乏及厌食、恶心呕吐、腹胀、舌及口腔溃疡、口有氨味、上消化道出血等。

2.血液系统

(1)贫血是尿毒症患者必有的症状。贫血程度与尿毒症(肾功能)程度相平行，促红细胞生成素(EPO)减少为主要原因。

(2)出血倾向可表现为皮肤、黏膜出血等。与血小板破坏增多、出血时间延长等有关。

(3)白细胞异常：白细胞计数减少，趋化、吞噬和杀菌能力减弱，易发生感染。

3.心血管系统

是肾衰竭最常见的死因。

(1)高血压：大部分患者有不同程度的高血压，高血压为容量依赖型及肾素依赖型，可引起动脉硬化、左心室肥大、心力衰竭。

(2)心力衰竭：常出现心肌病的表现，是水钠潴留、高血压及尿毒症性心肌病等所致。

(3)心包炎：尿毒症性或透析不充分所致，多为血性，一般为晚期的表现。

(4)动脉粥样硬化：进展迅速，血液透析者更甚，冠状动脉、脑动脉、全身周围动脉均可发生。

4.神经、肌肉系统表现

早期可有疲乏、失眠、注意力不集中等。晚期出现周围神经病变，感觉神经较运动神经显著。

5.肾性骨营养不良症(简称肾性骨病)

是指尿毒症时骨骼改变的总称,可引起自发性骨折,有症状者少见,如骨酸痛、行走不便等。

6.呼吸系统表现

酸中毒时呼吸深而长,尿毒症毒素可引起尿毒症支气管炎、肺炎(蝴蝶翼)及胸膜炎等。

7.皮肤症状

皮肤瘙痒、尿素霜沉积、尿毒症面容,透析不能改善。

8.内分泌失调

由肾生成的激素下降,在肾降解的激素上升。

9.易并发严重感染

感染时发热没有正常人明显。

三、实验室和其他检查

1.尿液检查

其特点是渗透压和尿比重降低且固定于1.010左右。此外,依原发病的不同患儿尿中可有蛋白、红白细胞及管型。

2.血液检查

出现正色素正细胞性贫血,出凝血时间可能延长。

3.血生化检查

血尿素氮、血肌酐增高,碳酸氢盐降低,血钠、血钙下降,血磷增高,后期血钾多增高。

4.肾功能检查

尿浓缩功能下降,内生肌酐清除率明显下降。

5.X线检查

X线胸片心影扩大,可有心包炎。骨骼方面有脱钙、佝偻病样改变,骨龄可落后。

四、诊断要点

(1)根据长期慢性肾脏病史,临床表现又生长发育停滞、乏力、纳差、恶心、呕吐、多尿、夜尿、高血压、贫血、出血倾向。化验尿比重低,固定于1.010,尿常规可有轻度异常。

(2)肾功能检查肾小球滤过率降至50%以下则体内代谢物即开始蓄积,降至30%以下即出现上述尿毒症症状,血生化检查示代谢性酸中毒。

根据上述1、2,可做出临床诊断。需注意有无可纠治的原发病因(如尿路梗阻)或诱发急性肾功能减退的因素(如感染、脱水、尿路梗阻、肾毒性药物的应用等)。

五、治疗方案及原则

(1)尽可能明确原发病因及有无可逆性的诱发因素并去除之(如尿路梗阻、感染);纠正水、电解质及酸碱失衡以尽量保持内环境的稳定;防治合并症;保护肾功能,并尽量延缓其继续恶化;对已发展至尿毒症终末状态者则只能靠透析治疗维持生命,并争取行肾移植术。

(2)治疗原发病及伴发病:去除使肾功能进一步恶化的各种诱因。如原有梗阻性肾病应去除或缓解尿路的梗阻;有狼疮肾炎者应给以相应病因治疗;对伴发的感染、脱水、高血压等病应给予相应治疗。

(3)饮食及营养治疗:应综合考虑两个方面,即患儿的营养需要与不加重肾脏的负担。一般而言,肾功能如仍保持50%以上,则不必限制饮食,否则对饮食应予调整。

①供足够热量:年长儿应至少满足基础代谢所需,即每日146kJ/kg,年长儿应达到251.0～292.8kJ/kg,以减少体内蛋白质的分解。

②蛋白质:小儿时期尤其是婴幼儿尚需考虑其生长发育的需要,一般而言中等程度肾功不全时,每日1.0～1.2g/kg,重症则为0.6～0.9g/kg为宜,并宜采用生物价高的优质蛋白,如乳、蛋、鱼、瘦肉等。

③食物中尽量减少胆固醇摄入,而给予多聚不饱和脂肪酸的脂类。食物中应含有或补充足够的维生素B、C、D和叶酸。

④近年还常给予必需氨基酸的治疗,如配合低蛋白饮食,则机体可利用体内非蛋白氮合成蛋白质,降低氮质血症,维持正氮平衡。

(4)纠正水、电解质失衡及代谢性酸中毒:肾功能减退早期因尿浓缩功能差,多尿;不宜过严限水,人量依口渴感而定。但后期有尿量减少、水肿、高血压者,则每日钠0.2～1.0mmol/kg,并适当限制液体入量。对有高血钾者应限制含钾高的食物(如橘子、巧克力、干蘑)及含钾药物的摄入,并可应用离子交换树脂。当血钾>5.8mmol/L时应采取进一步措施。对轻度代谢性酸中毒一般不用碱性药。当二氧化碳结合力<15mmol/L、出现临床症状或伴高钾血症时，应以碳酸氢钠适度校正，可先给2～4mmol/kg，视临床效应决定进一步治疗方法；同时还应注意限制食物蛋白及磷的摄入。在应用碱剂治疗中应警惕低钙而发生手足搐搦甚或惊厥。

(5)钙磷代谢紊乱及肾性骨病的治疗：应给予足够钙剂，通常口服。有低钙抽搐者静脉注射葡萄糖酸钙。食物中要限磷(最好每日<10mg/kg)，可口服磷结合剂如氢氧化铝以减少肠道对磷的吸收，但长期应用有致铝性脑病的危险。故可采用碳酸钙、藻酸钙等。补充足够的维生素 D_2，10000～50000U/d，或骨化三醇0.25～0.5μg/d。应定期监测血钙。

(6)贫血的治疗：供给充分的造血物质如优质蛋白、铁剂、叶酸等。当贫血严重、血红蛋白<60g/L、血细胞比容<20%、有脑缺氧症状、出血等情况时，需输以新鲜血。肌注苯丙酸诺龙也可使贫血改善。还可应用重组人类红细胞生成素(简称促红素)。

(7)其他：如控制高血压，因此时多属容量依赖型，故需针对水钠潴留情况而应用利尿剂，此外还可应用其他降压药，如钙通道阻滞剂。对部分轻或中度肾功能不全者可口服吸附剂如氧化淀粉，以作为综合治疗措施之一。

(8)透析治疗：慢性肾功能衰竭发展至晚期均应行透析以维持生命，并争取行肾移植，以期根本解决问题。

适应证及指征：①慢性肾衰竭有少尿、尿毒症症状明显、严重高血压、心力衰竭、尿毒症心包炎及严重水、电解质、酸碱失衡者。②肾功能不全代偿期，但因某些诱因(如感染、脱水)而肾功能急剧恶化者。③等待肾移植手术者。

目前儿科多采用腹膜透析。有条件者可行血液透析，无条件者可试用结肠透析。

(9)肾移植：原则上终末期肾脏病经一般治疗无效均应行肾移植术。为了达到较好的效果应注意：①患儿年龄，以4岁后为宜。②术前应改善全身状况，以利于耐受手术及术后的免疫抑制剂治疗。③有尿路梗阻者应先予以纠正。④审查有无禁忌证。⑤做好术前准备工作。

第六节 IgA肾病

IgA肾病是1968年由Berger首先描述的，以系膜增生及系膜区显著弥漫的IgA沉积为特征的一组肾小球疾病。其临床表现多种多样，以血尿最为常见。IgA肾病可分为原发性和继发性两种类型，后者常继发于肝硬化、肠道疾病、关节炎以及疱疹性皮炎等疾病，也以肾小球系膜区显著的IgA沉积为特点。原发性IgA肾病在世界许多地方被认为是一种最常见的肾小球肾炎，而且是导致终末期肾衰的常见原因之一。

一、流行病学

本病依赖病理诊断，因此其在普通人群中的发病率并不清晰。现有的流行病学资料均是以同期肾活体组织检查乃至肾脏病住院人数作参照对象统计得来的。中华儿科学会肾脏病学组统计全国20个单位，1979—1994年共2315例肾活检标本中，IgA肾病168例，占7.3%。该病在年长儿及成人中更多见，在原发性肾小球疾病肾活体组织检查中，IgA肾病在北美占10%左右，欧洲10%～30%，亚太地区最高，我国为30%，日本甚至高达50%。

二、病因及发病机制

病因还不十分清楚，与多种因素有关。由于肾组织内有IgA、C_3或/和IgA、IgG的沉积，因此IgA肾病是一种免疫复合物性肾炎，其发病与IgA免疫异常密切相关，目前有关研究已深入到IgA分子结构水平。

（一）免疫球蛋白A的结构与特征

IgA是一种重要的免疫球蛋白，约占血清总免疫球蛋白的15.2%，80%的血清IgA是以单体四条链的形式出现，单体间的连接靠二硫键和J链稳定。依α重链抗原性不同，将IgA分为2个血清型，即IgA_1和IgA_2。

IgA_1是血清中的主要亚型，占80%～90%，IgA_2仅占10%～20%。IgA_1绞链区比IgA_2长1倍，IgA_2又可分为$IgA_2m(1)$和$IgA_2m(2)$，尽管血清IgA_2浓度仅及IgA_1的1/4，但分泌液中IgA_2浓度与IgA_1相等。在$IgA_2m(1)$结构中，α链与轻链闯无二硫键，靠非共价键连接，但轻链间及α链间则由二硫链相连接。

另一种形式的IgA称为分泌型IgA(SIgA)，存在于人的外分泌物中，如唾液、眼泪、肠内分泌物以及初乳中。分泌型IgA与血清型不同，它是一个二聚体分子，带一个J链和另一个外分泌成分(SC)组成(IgA)2-J-SC复合物。而血清型则是(IgA)2-J组成。

J链由137个氨基酸构成，分子量1500，是一种酸性糖蛋白，含8个胱氨酸残基，6个与链内二硫链形成有关，而2个与α链的连接有关。已知α链的C末端有18个额外的氨基酸残基，J链是通过与α链的C端的第2个半胱氨酸残基与α链相连的。两者都是由浆细胞产生，并且在分泌时就连接在一起了。

SC是由黏膜组织或分泌腺体中的上皮细胞合成的，通过二硫键同入SIgA的两个单体IgA中的一个相连接，SC是由549～558个氨基酸组成的多肽链，分子量约7万，糖基含量高达20%。其多肽链上有5个同源区，每个同源区由104、114个氨基酸组成，这些同源区在立体结构上与Ig相似。现已知连接到α链是在Fc区，但精确定位尚不清楚。SIgA的构型可能是：①一种堆加起来的Y型排列；②末端对末端的排列，两个IgA通过Fcα区相连接，组成双Y字形结构。

局部组织浆细胞产生的$(IgA)_2$-J通过：①与上皮细胞基底侧表面的SC结合后，形成IgA-J-SC，转送到一个囊泡中的顶端表面而分泌出去；②$(IgA)_2$-J经淋巴管进入血液循环，同肝细胞表面的SC结合而清除，再经肝细胞的囊泡机制而转送入胆道，并最终进入肠道。

血清IgA末端相互连接可形成末端开放的多聚体，而且一个明显的特征是多聚体大小的异质性，血清中IgA有20%是以多聚体形或存在的，且沉降系数为10S、13S及15S不等，此外IgA有易于同其他蛋白质形成复合物的倾向，这都是由于α链的氨基酸残基极易于形成分子间的二硫键。IgA分子结构的这些特性在IgA肾病的发生上有重要意义。

(二)IgA在肾小球系膜区的沉积

在IgA肾病中，IgA沉积的方式与肾小球的病理变化是相平行的。系膜区的IgA沉积伴随系膜增生，毛细血管上的沉积则伴随血管内皮的改变。

引起IgA沉积的病理因素有：①抗原从黏膜处进入体内并刺激IgA免疫系统，抗原成分范围很广，包括微生物及食物(卵白蛋白、牛血清白蛋白、酪蛋白和胶)等；②IgA免疫反应异常导致高分子量的多聚IgA形成；③结合抗原的多聚IgA通过静电(λ链)、受体(FcaR)或与纤维连接蛋白结合而沉积于肾脏，已发现血清中IgA-纤维连接蛋白复合物是IgA肾病的特征；④其他IgA清除机制(如肝脏)的受损或饱和。

现有的研究表明，IgA肾病中在肾小球内沉积的IgA主要是多聚的λ-IgA_1，IgA肾病患者的血清IgA，多聚IgA和λ-IgA_1水平均可见增高。患者B细胞存在β-1,3半乳糖基转移酶(β-1,3GT)的缺陷，导致IgA_1绞链区O型糖基化时，末端链接的半乳糖减少，这一改变可能影响IgA，与肝细胞上的寡涎酸蛋白受体(ASGPR)结合而影响IgA的清除，而且能增加其与肾脏组织的结合而沉积。

Harper等采用原位杂交技术研究发现IgA肾病肠道黏膜表达合成多聚IgA的必需成分J链mRNA水平降低，而骨髓则升高。此外，扁桃体$PIgA_1$产生也增多。由于扁桃体PIgA产量远低于黏膜及骨髓，因此，沉积在肾组织中的$PIgA_1$可能主要来源于骨髓而非扁桃体及黏膜。

(三)IgA 肾病的免疫异常

对 IgA 肾病体液及细胞免疫的广泛研究,表明 IgA 肾病患者存在免疫异常,包括:

1.自身抗体

Fomesier 等已在肾病患者血清中发现有针对肾脏系膜细胞胞质大分子成分的抗体。此外还有针对基底膜Ⅰ、Ⅱ、Ⅲ型胶原纤维、层黏蛋白及 Gliadin 等成分的抗体。在部分患者血液中还发现 IgA 型抗中性粒细胞胞质抗体(IgA-ANCA)。IgA 肾病接受同种肾移植后,在移植肾中重新出现 IgA 肾病病理改变者高达40%～50%,这些资料均说明自身抗体在 IgA 肾病的发病中起重要作用。

2.细胞免疫

研究表明,细胞免疫功能的紊乱也在 IgA 肾病发病中起重要作用。IgA 特异性抑制 T 细胞活性的下降导致 B 淋巴细胞合成 IgA 的增加。T 辅助细胞(Th)数在 IgA 肾病活动期也增高,因此活动期时 Th/Ts 增高。具有 IgA 特异性受体的 T 细胞称为 Tα 细胞,Tα 细胞具有增加 IgA 产生的作用。有人发现 IgA 肾病尤其是表现为肉眼血尿的患者 Tα 明显增多,Tα 辅助细胞明显增多导致了 IgA 合成的增多。

3.细胞因子与炎症介质

许多细胞因子参与了免疫系统的调节,包括淋巴因子、白介素(IL)、肿瘤坏死因子以及多肽生长因子,这些细胞因子对于行使正常的免疫功能起重要作用,在异常情况下也会导致细胞因子网络的失调,从而产生免疫损伤。在肾小球系膜细胞增生的过程中,细胞因子与炎症介质(补体成分 MAC、IL_1、MCP-1 及活性氧等)发挥着重要作用。

4.免疫遗传

已有家族成员先后患 IgA 肾病的报道,提示遗传因素在 IgA 肾病中有重要作用。IgA 肾病相关的 HLA 抗原位点也报道不一,欧美以 Bw_{35},日本和我国以 DR_4 多见,也有报道我国北方汉族以 DRW_{12} 最多见,此外还有与 B_{12}、DR_1 以及 IL-RN.2 等位基因、ACE D/D 基因型相关的报道。

三、病理

光镜表现为肾小球系膜增生,程度从局灶、节段性增生到弥散性系膜增生不等。部分系膜增生较重者可见系膜插入,形成节段性双轨。有时还见节段性肾小球硬化、毛细血管塌陷及球囊粘连。个别病变严重者可出现透明样变和全球硬化，个别有毛细血管管袢坏死及新月体形成。Masson 染色可见系膜区大量嗜复红沉积物，这些沉积物具有诊断价值。Ⅰ、Ⅲ、Ⅳ型胶原及层黏蛋白、纤维结合蛋白在 IgA 肾病肾小球毛细血管袢的表达明显增加，Ⅰ、Ⅲ型胶原在系膜区表达也明显增加，多数患者肾小管基底膜Ⅳ型胶原表达也增加。

电镜下主要为不同程度的系膜细胞和基质增生，在系膜区有较多的电子致密物沉积，有些致密物也可沉积于内皮下。近年报道，肾小球基底膜超微结构也有变化，10%左右的 IgA 肾病有基底膜变薄，究竟是合并薄基底膜病还是属于 IgA 肾病的继发改变尚不清楚。

四、临床表现

临床表现类型多样，以发作性肉眼血尿和持续性镜下血尿最为常见，并常以扁桃体炎、感冒、劳累为诱因，可以伴有不同程度的蛋白尿。部分患儿表现为肾病综合征、急性肾炎综合征，甚至急进性肾炎综合征。可合并高血压及肾功能减退。本症临床呈现慢性进展，25%～30%的患者 20～25 年或以后出现终末期肾病。

五、辅助检查

(1)尿常规可有红细胞、蛋白、管型，可有肉眼血尿。

(2)50%患者 IgA 升高，补体 C_3 正常或升高。

(3)血肌酐及尿素氮可升高。

(4)肾活检病理检查指征：对于无禁忌证的患儿，行肾穿刺活检确诊，根据病理分级选择治疗方案。

六、鉴别诊断

1.链球菌感染后肾小球肾炎

有链球菌感染病史，补体下降持续 6～8 周。

2.系统性红斑狼疮性肾炎

有系统性红斑狼疮病史和临床表现、实验室检查，必要时肾活检鉴别。

3.乙型肝炎病毒相关性肾炎

有乙型肝炎病毒感染证据，必要时肾活检鉴别。

4.良性家族性血尿

有家族史，无症状性血尿，肾活检鉴别。

七、治疗

1.一般治疗

(1)休息:水肿显著或大量蛋白尿,或严重高血压者均需卧床休息。病情缓解后逐渐增加活动量。在校儿童肾病活动期应休学。

(2)饮食:显著水肿和严重高血压时应短期限制水、钠摄入,病情缓解后不必继续限盐。蛋白质摄入1.5～2g/(kg·d),以高生物价的动物蛋白为宜。在应用糖皮质激素过程中每日应给予维生素D 400U及适量钙剂。

(3)水肿:水肿明显时适当利尿治疗。有循环相对不足的先用右旋糖酐-40扩容后再利尿,需密切观察出入水量。

(4)高血压:如无禁忌证,可选用血管紧张素转化酶抑制药(ACEI),如福辛普利、依那普利等。

(5)感染:感染可刺激和诱发IgA肾病急性发作。因此,应积极治疗和去除可能的皮肤黏膜感染,包括咽炎、扁桃体炎和龋齿等。若扁桃体炎经常、反复发作导致血尿、蛋白尿加重者,建议做扁桃体摘除术。

2.以血尿为主要表现的IgA肾病的治疗

(1)持续性镜下血尿、孤立性镜下血尿、肾病理Ⅰ级或Ⅱ级:无需特殊治疗,但需定期随访。

(2)肉眼血尿:对与扁桃体感染密切相关的反复发作性肉眼血尿,可酌情行扁桃体摘除术。对临床持续2～4周或以上的肉眼血尿者,可试用甲泼尼龙冲击治疗1个疗程。

3.合并蛋白尿时原发性IgA肾病的治疗

(1)轻度蛋白尿(24小时蛋白尿定量<25mg/kg)以及肾病理Ⅰ级、Ⅱ级:可考虑应用ACEI治疗如赖诺普利0.4mg/(kg·d),每日1次,最大剂量<20mg/d。

(2)中度蛋白尿(24小时尿蛋白定量25～50mg/kg)或肾病理仅显示中度以下系膜增生:建议应用ACEI类药物降低尿蛋白,也可以联合应用ACEI和血管紧张素受体拮抗药(ARB),以增加降低蛋白尿的疗效。注意当内生肌酐清除率<30mL/(min·1.73m^2)时慎用。

(3)肾病综合征型或伴肾病水平蛋白尿(24小时尿蛋白定量>50mg/kg)或肾病理显示中度以上系膜增生:在应用ACEI和(或)ARB的基础上,采用长程激素联合免疫抑制药治疗。关于免疫抑制药的应用问题,首选环磷酰胺(CTX);也可以采用多种药物联合治疗,如硫唑嘌呤或联合糖皮质激素、肝素、华法林、双嘧达莫,其疗效显著优于单独应用糖皮质激素的疗效。激素为泼尼松 1.5～2mg/(kg·d)，口服，4 周后可改为隔日给药并渐减量，总疗程 1～2 年。

4.伴新月体形成的原发性 IgA 肾病的治疗

当新月体肾炎或肾病理中新月体形成累及肾小球数＞25％时，可以考虑首选大剂量甲泼尼龙冲击治疗。甲泼尼龙 15～30mg/(kg·d)，连续 3 天，继之服泼尼松(用法同上)，并每月予以 CTX 冲击治疗，共 6 个月；也可试用 CTX(冲击治疗或每日口服 1.5mg/kg)联合小剂量泼尼松龙(0.8mg/kg)治疗。

第七章　神经系统疾病

第一节　儿童神经系统胚胎发育及解剖生理特点

神经系统高度复杂,脑的发育对于神经系统至关重要。脑的结构和功能很大程度上受到胚胎早期生长发育过程的影响,认识神经系统的正常胚胎发育有助于了解临床所见的新生儿时期脑和脊髓的先天性结构异常。本节主要介绍中枢神经系统的胚胎发育过程,以及新生儿神经系统的解剖生理学。

一、神经系统胚胎发育

正常的中枢神经系统发育可分为 4 个时期:原始诱导期、脑室脑池发育期、细胞增生期和神经元迁移期。神经组织的发育过程包括突触连接、神经回路建立、树突发芽、膜兴奋性形成和髓鞘化等。中枢神经系统发育过程中,细胞间有相互作用,又与细胞外基质有相互作用,即诱导作用,为早期神经系统最大的特点。以下从 4 个时期介绍中枢神经系统发育过程:

第一期为原始诱导期,主要包括背面诱导发育和腹面诱导发育。背面诱导发育包括神经胚形成和尾端神经管形成。受精卵形成 12 天后,上层细胞分化为神经元,前体神经元的上层即为神经板,神经板的形成即标志着中枢神经系统发育的开始。3 周之后神经板中心内凹,边缘部分隆起向上、向外移动,形成神经沟,神经沟边缘内折,形成一种柱状结构,即神经管,形成神经板和神经管的胚胎为神经胚。神经管闭合过程中形成神经嵴细胞,以后形成背根神经节、脑神经感觉节、自主神经节等。尾端神经管形成较迟,经系列成管和退变分化形成。腹面诱导发育包括孕 5~6 周的端脑成裂,矢状裂导致双大脑半球形成,横贯裂导致丘脑和下丘脑形成,斜裂导致视觉和嗅觉系统形成。

第二期为脑室脑池发育期。此期发生于孕期第 3~6 周,脉络丛开始分泌脑脊液,脑脊液产生后,自第三脑室向下经过导水管至第 4 脑室,通过路氏孔、马氏孔到蛛网膜下隙,最后经蛛网膜绒毛吸收至大隐静脉窦。第三期为细胞增生期,发生于孕期第7～8周，原始脑室膜区的未分化细胞增生，演化为成神经细胞。细胞从室周原生基质向外移行至4个基础胚胎带，以后形成皮质板。4个基础胚胎带由深至浅分别为：室带，主要包含增殖的细胞，以后成为神经元；室下带，以后成为神经元及胶质细胞；中间带，为传入神经轴区；边缘带，位于皮质板的最外层。

第四期为神经元迁移期，主要发生于孕3～5个月之内，此时期成神经细胞首先往外迁移形成套膜区，是基底节的原始形式。神经元轴突向外延伸，为脑白质的原始形式。成神经细胞再次迁移穿越边缘区形成脑皮质板，是脑灰质的原始形式。20周时脑皮质板增厚形成原发脑回。

神经系统通过以上4个时期建立了初步轮廓，人脑独特的精细回路建立主要依赖于接下来的神经组织发育过程。神经组织的发育过程主要发生于孕6个月至生后数年，包括大脑皮质神经元进一步分层、定向以及排列，树突和轴索分支增多，建立突触联系，胶质细胞增殖与分化，最终建立精细神经回路以及走向最终步骤——髓鞘形成。

迄今为止，中枢神经系统成熟过程的基础机制尚不明确，细胞黏附因子、细胞间隙连接蛋白等细胞分子水平研究取得了一定进展。目前随着科技进步，已经能够通过克隆细胞因子的cDNA探针来研究大脑发育过程中的变化以及致畸因素。

二、儿童神经系统的解剖生理特点

（一）脑和脊髓的发育特点

神经系统的发育在胎儿期最早开始。在婴儿期，甚至整个小儿时期，神经精神发育一直十分活跃。出生时小儿脑重平均370g，占体重的10%～12%，为成人脑重（约1500g）的25%左右。6个月婴儿脑重600～700g，1岁时达900g，2岁时达1000g左右，4～6岁时脑重已达成人脑重的85%～90%。出生时大脑已有主要的沟回，但皮层较薄、沟裂较浅。新生儿神经细胞数目与成人相同，但其树突与轴突少而短。出生后脑重的增加主要由于神经细胞体积增大和树突的增多、加长，以及神经髓鞘的形成和发育；3岁时神经细胞分化已基本完成，8岁时接近成人。神经纤维的发育较晚，始于胚胎7个月，到4岁时完成髓鞘化。故婴儿期各种刺激引起的神经冲动传导缓慢，且易于泛化，不易形成兴奋灶，易于疲劳。出生时大脑皮质下中枢如丘脑、下丘脑以及苍白球等发育已较成熟，初生婴儿的活动主要由皮质下系统调节。随着大脑皮层的发育成熟，运动逐渐转为由大脑皮层中枢调节，对皮质下中枢的抑制作用也趋明显。

足月新生儿出生时脊髓重2～6g，脊髓功能相对成熟。脊髓下端在胎儿时位于第2腰椎下缘,4岁时上移至第1腰椎。作腰椎穿刺时应注意,婴幼儿脊髓下端位置较低。脊髓的髓鞘由上而下逐渐形成,约于3岁时完成髓鞘化。

(二)脑脊液的正常值

小儿时期脑脊液的正常值为:压力0.69～1.96(新生儿0.29～0.78)kPa,外观清亮透明,潘氏试验阴性,白细胞数0～5(新生儿或小婴儿0～20)$\times 10^6$/L,蛋白0.2～0.4(新生儿0.2～1.2)g/L,糖2.2～4.4mmol/L。

(三)神经反射的发育特点

正常足月儿出生时即具有觅食、吸吮、吞咽、拥抱及握持等一些先天性(原始)反射和对强光、寒冷及疼痛等的反应。其中有些无条件反射如吸吮、握持及拥抱等反射应随年龄增长而减弱,足月儿一般于生后3～4个月消失。如持续存在则影响动作发育,属异常现象。在新生儿或小婴儿时期,如先天性(原始)反射不出现,或表现不对称,或3～4个月以上仍持续存在,均提示可能存在神经系统异常。

出生后2周左右出现第一个条件反射,抱起准备喂奶时出现吸吮动作。出生2个月开始逐渐形成与视、听、味、嗅、触觉等感觉相关的条件反射;3～4个月开始出现兴奋性和抑制性条件反射。

新生儿和婴儿肌腱反射较弱,腹壁反射和提睾反射也不易引出,到1岁时才稳定。3～4个月前小儿肌张力较高,Kemig征可为阳性,2岁以下小儿Babinski征阳性(对称)亦可为生理现象。

第二节　神经管畸形

如果妇女怀孕3个月之内,胚胎发育时神经管闭合过程受到影响即产生胎儿脑或脊髓发育异常,便会形成儿童颅脑或脊柱的畸形,称为神经管畸形(NTDs)。NTDs是世界范围内的一个重要公共卫生问题,中国是世界上已知的NTDs高发国家。NTDs是造成孕妇流产及死胎主要原因之一,也是造成婴儿死亡和患者终身残疾的主要原因之一。既影响出生人口素质,又威胁妇女儿童身心健康,给家庭和社会造成沉重的负担。目前NTDs的防治已被高度重视。

一、流行病学

NTDs属于世界范围内的一种先天神经发育异常疾病,其发病率在各国、各地区是不同的,且同一地区各种族NTDs发病率也有所不同。我国主要出生缺陷发生率顺位变化显示,1986—2006年NTDs发生率呈现下降趋势,从3.25‰降至

0.72‰，从居各种出生缺陷之首降至第四。具有明显的流行病学特征：①性别差异：男女发病比约为 1∶2～1∶4，女性明显多于男性；②地域差异：农村发病率高于城市，北方高于南方，部分省份如山西、陕西、内蒙及甘肃等省发生率明显高于全国水平。研究表明：95%的病例为初发，仅 5%为再发。产前超声检查可对 NTDs 做出早期诊断，无脑畸形的准确度可达 90%以上，脊柱裂达 70%。此外孕母血清或羊水甲胎蛋白（AFP）的增高也有助于产前诊断。出生后根据临床特征即可诊断。普通人群生育 NTDs 儿的风险为 0.1%～0.3%。已生过一胎 NTDs 再发风险为 4%～5%，生过两胎缺陷者为 10%，故再次怀孕前应进行遗传咨询。美国 2006 年全球出生缺陷报告 NTDs 患儿达 32.4 万，居全球前 5 位常见严重出生缺陷第二位。其中南美发病率最高，高达 2‰，NTDs 次高发的国家依次为墨西哥、挪威和法国，发病率分别为 1.34‰、1.19‰和 1.15‰。与其他国家比较，我国 NTDs 发病率为0.82‰。根据国际出生缺陷监测情报所统计资料，世界 20 多个国家近 20 年左右的 NTDs 发病率波动在 0.3‰～2.1‰，据此推算全世界每年大约有 30 万～40 万 NTDs 病例发生，其中女性发病要多于男性。北京医科大学中国妇婴保健中心与美国疾病控制中心合作，于 1992 年 3 月—1993 年 8 月在河北、山西、江苏和浙江省等 30 个市、县进行的出生缺陷监测结果显示，北方地区 NTDs 发生率约为 7‰，南方地区约为 1.5‰。这些资料表明，根据已有的报告数字，我国 NTDs 发病率在世界上是最高的国家之一。我国 NTDs 发病率的分布具有北方高于南方，农村高于城市，夏秋季高于冬春季三大特点。世界上英国 NTDs 发病率也很高，尤以北爱尔兰为多，1976 年北爱尔兰 NTDs 发病率为 6.4‰，其中贝尔法斯特市高达 8.7‰。NTDs 次高发的国家和地区是以色列、拉丁美洲和匈牙利等，NTDs 较低发的国家和地区是丹麦、瑞典、芬兰和法国等。这些差异可能是来自基因因素、环境因素或两者同时作用的结果。

在 NTDs 类型上，根据我国 1996—2006 年 31 个省市自治区出生缺陷监测结果，我国是以无脑畸形居首位，占 51.2%左右，脊柱裂占 34.6%左右，脑膨出占 14.2%左右。而国际出生缺陷监测交换所 19 个国家和地区，以及欧洲共同体 16 个地区和澳大利亚新南威尔士则是脊柱裂占首位（均在 50%以上），无脑畸形次之，脑膨出等更次之。

许多统计资料也显示了 NTDs 的长期变化趋势，近几十年来 NTDs 发病率有逐渐下降的趋势，这个现象在世界上许多国家和地区都已观察到，例如英国和美国西北部 NTDs 在 20 世纪 20 年代有一个发病率高峰，到 40 年代下降，进入 70 年代又有所下降。究其原因是广泛提高了孕期诊断技术而使 NTDs 发病率下降，并强烈显示出环境因素在 NTDs 发病中的作用，特别是多种维生素和叶酸的使用。另外，随着时间推移，NTDs 临床医学和流行病学特征的改变，也提示了 NTDs 的病因异质性（不同临床表型之间存在的病因差异）。

二、病因与发病机制

研究 NTDs 病因，有必要搞清楚神经胚胎发育的正常过程。在人类胚胎发育第 16 天脊索上方外胚层增厚形成神经板，然后两侧神经板增高形成神经褶并向中线靠拢，融合形成神经管。神经管融合最初出现在第 22 天，位于第 3 体节水平，即未来脑干形成区域，融合是从视原基部位开始，并自脑干和视原基部位向头和尾两个方向发展。前神经管于胚胎发育第 23～26 天闭合，若闭合不全则形成颅裂及无脑畸形。而后神经管于胚胎发育第 26～30 天闭合，若闭合不全则形成脊柱裂。

NTDs 是一种多基因遗传病，其病因是极其复杂的，发病原因可能是多方面的，许多因素的干扰都会影响发病过程，根据动物实验、临床观察和流行病学研究认为 NTDs 是遗传因素和环境因素（子宫内环境）共同作用的结果。

1.遗传因素

在 NTDs 病因研究中，很难把多基因或多因素作用与复杂的环境因素作用区别开来，如某些家族可能与共同生活的环境有关。这样，在病因中通常把某些特征归结为基因因素作用的结果，诸如不同地区和种族人群 NTDs 发病率的改变，近亲婚配 NTDs 发病率高，NTDs 家族内的复发危险度高等。

家系研究表明，有 NTDs 家族史的孕妇，其 NTDs 婴儿的出生概率比一般人群高。Cater 及 Evans 的研究认为，只要父母一方有过 NTDs 病史，则其后代 NTDs 的发病率为 3%，明显高于一般人群。有过 2 次及以上 NTDs 生育经历的母亲再生育 NTDs 婴儿的危险性则提高 10%。另外，双胎中 NTDs 的发病率比一般人群要高，且单卵双胎又比双卵双胎 NTDs 发病率高。这些研究结果均支持遗传因素对 NTDs 的作用。

有关 NTDs 的遗传学研究结果不能用孟德尔遗传法则的单基因突变来解释，而是有多对基因遗传的基础，即微效基因。各微效基因间无隐性或显性差别，其作用是累积的，效应累加和环境因素作用达到一定阈值即可发病。因而 NTDS 的发生是多基因遗传所致，至于遗传因素对于 NTDs 发生有多大作用，则尚未定论。

2.环境因素

环境致畸因子在妊娠早期，通常在 3 个月内作用于母体，导致神经管发育过程中出现障碍而发生畸形。与 NTDs 有关联的常见环境因素包括母亲孕早期叶酸和其他多种维生素缺乏,锌和其他微量元素缺乏,严重妊娠反应,病毒感染,服用某些药物,吸烟,酗酒,电离辐射,以及接触某些化学物质等。

研究较多的是母亲孕早期叶酸和其他多种维生素(包括维生素 A、B_1、B_2、C、D、E 以及尼克酸等)的缺乏与 NTDs 发生的关系,尤其是叶酸与 NTDs 关系自 80 年代以来已取得突破性进展,现已确定妇女怀孕早期叶酸缺乏是 NTDs 发生的主要原因。摄入不足、吸收不良、代谢障碍或需要增加等多种原因都可导致叶酸缺乏,致使 DNA 合成障碍,从而影响细胞分裂与增殖。叶酸是一种水溶性维生素,是胎儿早期神经发育必需的一种营养物质。怀孕早期正值胚胎分化以及胎盘形成阶段,细胞生长和分裂十分旺盛,如果孕妇叶酸缺乏,将影响胎儿神经系统雏形——神经管的正常发育,以后则将使颅骨或脊椎骨融合不良,出现 NTDs,而引起自发性流产和死胎。

母亲孕早期锌缺乏也是引起胎儿发生 NTDs 的一种环境因素。其他微量元素如铜、钙和硒等的摄入不足也可诱发 NTDs,但其确切作用尚不清楚。至于严重妊娠反应诱发 NTDs 的原因,可能是因为严重呕吐使水分丢失引起一时性脱水,造成微量元素(如锌)或维生素(如叶酸)缺乏所致。

病毒学研究表明,母亲孕早期感染巨细胞病毒或 A 型流感病毒可以引起胎儿中枢神经系统发育障碍,可发生 NTDs。妊娠早期弓形体感染也可能导致 NTDs。母亲孕早期腹部或盆腔接受射线照射,其胎儿中枢神经系统发育往往受到影响,有的发生 NTDs。

患有癫痫的孕妇服用丙戊酸、苯巴比妥和苯妥英钠等抗癫痫药物,其后代容易发生 NTDs。孕早期口服避孕药,服用某些抗肿瘤药物如氨甲蝶呤、维生素 B_4 和巯基嘌呤等,以及大量或持续应用可的松或泼尼松龙,均可以诱发 NTDs。其作用机制可能是与干扰叶酸代谢有关。

三、临床表现

NTDs 是一组具有多种不同临床表型的先天畸形,主要包括无脑畸形、脑膨出及脊柱裂等。现将常见的几种 NTDs 分述如下。

(一)无脑畸形

无脑畸形是一种严重的 NTDs,为脑的全部或大部缺如。头颅的缺损从顶部开始,可延伸到其与枕骨大孔的任何部位。患儿因颅骨穹窿缺如造成面部特殊外貌,其前颅窝缩短和眼眶变浅,使眼球向前突出,下颌紧贴胸骨,口半张开,耳郭很厚,前突出于头的两侧,呈非常奇特的“蛙状脸”。可伴有身体其他部位畸形,如腭裂、颈部脊柱裂、胸腔狭小、上下肢比例失调、胫骨和蹋指缺如等。几乎都伴有母体羊水过多。

（二）颅裂、脑膜膨出与脑脑膜膨出

颅裂纯属先天颅骨发育异常，表现为颅缝闭合不全而遗有缺损，形成一个缺口。一般多发生在颅盖骨或颅底骨的中线，少数偏于一侧。如果从裂孔处无脑膜或脑组织膨出，则称为隐性颅裂。反之，在颅裂的基础上，有脑膜或脑组织膨出则称囊性（显性）颅裂，其中囊内容物仅为脑脊液者称为脑膜膨出；囊内容物含有脑组织者称为脑脑膜膨出。其实脑膜膨出和脑脑膜膨出是脑膨出中最多见的两种类型。

隐性颅裂在临床上多无症状，大多在做头颅X线检查时偶然发现，可见边缘光滑的颅骨缺损。仅有少数病例达到一定年龄后才出现神经受损症状。

囊性颅裂的脑膜膨出或脑脑膜膨出，可以有以下三方面的表现①局部症状：一般多为圆形或椭圆形的囊性膨出包块，如位于鼻根多为扁平状包块，其大小各异，大者近似儿头，小者直径可几厘米，有的生后即很大，有的逐渐长大。覆盖的软组织厚薄程度相差悬殊，薄者可透明甚至破溃漏脑脊液而发生反复感染，导致化脓性脑膜炎；厚者触之软而有弹性感，有的表面似有瘢痕状而较硬。其基底部可为细的带状或为广阔基底。有的可触及骨缺损的边缘。囊性包块透光试验阳性，在脑脑膜膨出时有可能见到膨出的脑组织阴影。②神经系统症状：轻者无明显神经系统症状，重者与发生的部位及受损的程度有关，可表现智力低下、抽搐和不同程度的上运动神经元瘫痪等。如发生在鼻根部时，可一侧或双侧嗅觉丧失，如膨出突入眶内，可有Ⅱ、Ⅲ、Ⅳ、Ⅵ颅神经及第Ⅴ颅神经的第一支受累。如发生在枕部的脑脑膜膨出，可有皮质盲及小脑受损症状。③邻近器官的受压表现：膨出位于鼻根部者，常引起颜面畸形，鼻根扁宽，眼距加大，眶腔变小，有时眼睛呈三角形，双眼球被挤向外侧，可累及泪腺致泪囊炎。突入鼻腔可影响呼吸或侧卧时才呼吸通畅。膨出突入眶内时，可致眼球突出及移位。膨出发生在不同部位，可有头形的不同改变，如枕部巨大膨出，由于长期侧卧导致头的前后径明显加大而成舟状头。

（三）脊柱裂、脊膜膨出与脊髓脊膜膨出

1.概述

脊柱裂是神经管畸形的主要类型之一，为一种常见而严重的出生缺陷。据1996—2000年全国神经管缺陷动态监测的数据，我国围生儿脊柱裂的发生率约为6.30/10000。

脊柱裂是指椎管背侧一个或多个节段的先天性缺损，但这一概念通常涵盖与

椎管缺损相关的多种先天性病理变化，这些病理形式包括脊髓脊膜膨出、脊髓圆锥低位、椎管内外脂肪瘤、脊髓纵裂、脊髓空洞、椎管内先天性囊肿等。严重的脊柱裂呈脊髓外露或脊髓膨出，椎管与硬脊膜广泛敞开，脊髓与神经组织表面只有蛛网膜覆盖；轻微病例仅有椎管的骨性缺损而不伴明显椎管内病变，终生无任何神经症状。

脊膜膨出是指蛛网膜和硬脊膜向椎管外突出，形成与蛛网膜下隙相通的囊肿，囊内充满脑脊液，而脊髓和神经根仍位于椎管内。脊髓脊膜膨出是指脊髓和神经根随脊膜一起突出至椎管外囊腔内，直接粘连或终止于囊壁，或先膨出然后在尾端又返回椎管硬膜囊，严重者脊髓末端呈发育不全的神经板结构，轻者仅少数神经根膨出至囊腔。脊膜膨出和脊髓脊膜膨出又合称为囊性脊柱裂.为最典型的脊柱裂类型。

2.临床表现

囊性脊柱裂患儿出生后即可发现明显异常：中线脊柱部位囊性突起，严重者包膜破损，脑脊液流出，如果不及早处理，容易感染；轻者囊肿表面完全被基本正常的皮肤覆盖。囊肿可进行性增大。

主要的神经体征为双下肢运动功能障碍、双下肢不对称和足畸形；婴儿在安静或睡眠时进行锐性刺激检查能了解感觉丧失情况；泌尿系症状包括尿失禁、尿线无力等，但常因其本身控尿功能发育不完全而难以判定，有赖于辅助检查。患儿可能并发脑积水、肾积水及其他畸形。

随着产前检查，如甲胎蛋白的测定、羊膜穿刺术、超声以及胎儿 MRI 检查的更多应用和水平的提高，囊性脊柱裂的产前诊断水平已明显提高。对于严重病例，一部分可能会选择终止妊娠，不终止妊娠者应在产前让患儿的父母得到更多有关该疾病的信息，并为分娩时的有效管理做准备。

3.辅助检查

此类患儿的主要检查是 MRI 和超声检查。MRI 检查是了解畸形形态的最理想手段，条件许可时所有患儿均应进行 MRI 检查，MRI 可显示畸形的内部结构和脊柱脊髓的情况，为进一步治疗提供关键信息。超声可对头部、泌尿系统进行检查，以获得有关脑积水、肾积水和膀胱的情况，还可对囊性膨出部位进行检查，大致了解畸形的情况。

随经济和社会发展，对出生即诊断脊柱裂，尤其是囊性脊柱裂的患儿可早期进行全脊柱甚至全中枢神经系统的 MRI 检查，以便早期明确病变局部和全神经系统的情况。

4.诊断

通常根据患儿的外在表现即可确诊，进行 MRI、超声等检查可进一步对患儿的情况进行综合评估，以便制订治疗计划。

5.监护和治疗

对囊性脊柱裂新生儿最好进行新生儿监护，保护缺损部位，避免受伤及感染，尽早安排手术治疗。囊性脊柱裂的修补手术应尽可能恢复解剖结构，重建神经管和硬膜囊，以使脊髓和神经根位于充满脑脊液的空间内。

在脊髓脊膜膨出患儿中，对脊髓呈发育不良的神经板结构粘连于突出的囊壁者，修补手术开始先分离神经基板，沿异常上皮与正常皮肤的结合部周缘切开进入蛛网膜下隙，修整神经基板后将其两侧边缘缝合以重建为管状，亦使其外表面呈光滑的软膜面，从而减轻粘连。检查病变部位，解除其他伴发畸形和拴系。确定硬膜与皮肤的接合部并向前外侧分离，将两侧硬膜于中线处缝合，重建硬膜囊。将皮肤、皮下组织和腰背筋膜于中线处分层缝合，必要时向两侧分离出腰背筋膜，向中线翻转后缝合，以增加闭合处的组织结构层次和强度。

对脊髓和神经根先膨出再返回硬膜囊和只有少数神经根膨出者，解除粘连和拴系后，将脊髓和神经根复位至椎管硬膜囊内，再低张力闭合硬膜并修补椎管后方结构。脊膜膨出修补手术相对容易，主要是低张力闭合硬膜和修补椎管后方结构，但应注意解除伴发畸形和拴系。

围术期使用抗生素预防感染。术后注意伤口有无出现感染征象、脑脊液漏或伤口裂开及皮肤坏死等情况。术前存在脑积水而未行分流术的患儿，应注意观察脑积水进展的症状和体征，可行超声检查进行观察。必要时行侧脑室外引流或侧脑室-腹腔分流术。

6.预防

(1)增补叶酸：迄今为止，对 NTDs 的研究已经历了 30 多年之久，积累了丰富的临床医学、流行病学及遗传学等方面的资料，特别是对叶酸预防 NTDs 的研究取得了突破性进展。妇女怀孕早期体内叶酸缺乏是 NTDs 发生的主要原因；妇女如果能在怀孕前和怀孕早期及时增补叶酸，便可有效地预防大部分 NTDs 的发生。近年来研究发现 5,10-亚甲基四氢叶酸还原酶(MTHFR)是叶酸代谢过程中的一种关键酶，MTHFR 的酶活性降低，可引起体内一种胚胎毒性物质同型半胱氨酸蓄积，可能是 NTDs 发生的危险因素，而妇女在怀孕前和怀孕早期服用叶酸可以弥补 MTHFR 酶活性的缺陷，使体内的 5 一甲基四氢叶酸(活性叶酸)增多，达到预防 NTDs 发生之目的。我国卫生部决定从 1995 年 10 月起，在全国实施妇女增补叶酸预防 NTDs 工作。至于我国育龄妇女体内叶酸缺乏的主要原因是膳食中摄入叶酸量较少，富含叶酸的食物如绿色蔬菜和水果等摄入量不足，另外由于烹调习惯的关系，使得食物中的叶酸大部分受到破坏。

增补叶酸方法是妇女从怀孕前 1 个月至怀孕后 3 个月每日服用一粒叶酸增补剂，可以减少 70%以上 NTDs 的发生。当前市场上叶酸制剂有两类：一类是单纯的叶酸制剂，为孕妇生产的每片含 400μg，如斯利安片。需要指出的是，不能用普通的药用叶酸代替，因为那种片剂每片含叶酸 5mg(5000μg)，如果天天服用，由于剂量过大，可能反而影响胎儿发育。另一类为复合制剂，专为孕产妇设计，其中不仅包含叶酸，同时还含有多种维生素、矿物质和微量元素。如玛特纳片，其中包括叶酸在内，共含有 13 种维生素和另外 13 种矿物质及微量元素。这类制剂能够补充孕、产妇的全面营养，除能预防 NTDs 外，还有利于胎儿和婴儿营养需求，同时也有利于母婴的均衡营养。

(2)遗传咨询：NTDs 的遗传咨询主要包括婚前、孕前及孕期咨询，了解夫妇双方的家族史、孕妇既往的妊娠史、此次妊娠的饮食、服药情况和接触放射线、有害化学物质以及致病微生物等情况，对孕妇进行卫生保健以减少 NTDs 患儿的发生。

(3)产前检查：NTDs 的产前检查内容主要包括羊水、母亲血清甲胎蛋白(AFP)检测及 B 超检查等。胎儿有 NTDs 可使羊水 AFP 水平明显升高，同时母亲血清 AFP 水平也升高。B 超可扫描胎儿的头颅形状及大小或脊柱部位的结构，如无脑畸形胎儿表现为胎头圆形光环消失，脑膜膨出胎儿在胎头的颅骨壁缺损处可见一囊性肿物与其连接，脊柱裂胎儿可发现脊柱裂口，脊膜膨出胎儿可在脊椎部发现边界规则而清晰的囊性膨出物等。一旦产前检查发现胎儿 NTDs，应立即终止妊娠，以减少 NTDs 患儿出生。

(四)隐性脊柱裂与脊髓拴系综合征

1.概述

隐性脊柱裂为脊柱裂的一类亚型，通常指椎管缺损部位有完整的皮肤覆盖，相对于囊性脊柱裂易于造成隐匿性神经损害，故其发病年龄通常较晚，但近年来随着围产保健水平及对本病认识水平的提高，于新生儿期发现者逐渐增多。其所包含的病理形式有多种，如脊髓圆锥低位、椎管内脂肪瘤、缩短增粗的终丝、脊髓纵裂、皮肤窦道、椎管内先天性囊肿等。这些病理形式通常倾向于多种同时发生，其造成神经功能损害的机制除了一些病变的压迫作用外，常见的共同特点是病变对脊髓远端和神经根的固定效应，即通常所谓的脊髓拴系，而脊髓拴系综合征则是对这些复杂病理形式相关的临床症状和体征的概括。

2.临床表现

隐性脊柱裂和脊髓拴系综合征患者的临床表现有皮肤改变、神经症状、膀胱直肠功能障碍和骨骼畸形等几方面。

(1)皮肤病损:背部中线或中线旁的皮肤改变常为考虑存在隐性脊柱裂的第一表征,如皮肤凹陷、藏毛窦、毛细血管瘤、皮下脂肪瘤、局部多毛或色素沉着等,大多数见于下腰及骶部,可以多种并存。新生儿期发现本病者,多与体检时或父母发现此类皮肤异常有关。

(2)神经系统症状与体征:隐性脊柱裂在新生儿期和婴幼儿期出现明显神经症状者相对较少,在较严重的病例,仔细体检可能发现下肢自主运动和力量低于正常、下肢肌肉萎缩、足发育不对称等。

(3)骨骼畸形表现:在新生患儿所见多为先天性并发者,如脊柱侧弯通常与并存的椎体畸形有关;另外,细致的体检还可能发现双下肢不等长、足形不对称等。

(4)膀胱直肠功能障碍:主要表现为尿失禁、反复泌尿系感染、便秘等。在新生儿和婴幼儿期,因大小便控制功能原本发育很不完善,所以不易观察。

3.辅助检查

隐性脊柱裂与脊髓拴系综合征相关检查主要是影像学检查,最有意义的检查是MRI检查和超声检查。MRI可确诊绝大多数病例并提供充分的术前信息。超声检查安全经济、简便易行。泌尿系统超声和残余尿检查有助发现膀胱功能障碍。下肢和会阴部的体感诱发电位等电生理检查对术前制订方案和术后随访有一定意义。

4.诊断与治疗

结合病史、体征和影像学检查即可确诊,诊断中应尽可能明确同时存在的主要病理改变、合并的躯干和肢体畸形、主要神经功能障碍等。

对隐性脊柱裂和脊髓拴系综合征主要是手术治疗。手术基本原则是松解椎管内病变对脊髓圆锥和神经的拴系和压迫作用,尽可能恢复正常的结构层次,改善局部外观。

5.预后

隐性脊柱裂和脊髓拴系综合征通常不会造成围生期的危重症,但早期发现和早期预防性手术治疗仍有重要意义。此外,还应注意手术后的多学科随访及家庭医学教育,以便尽量减少并发症和提高生活质量。脊髓拴系导致的病程迁延的膀胱直肠功能障碍即使经手术处理,其发生与发展仍不能逆转,是妨碍患儿参与社会生活的重要因素。

(五)Chiari 畸形

Chiari 畸形是指后脑脑组织的一系列不同程度的先天性发育异常,传统上对其分为 4 型。对 Chiari 畸形的发病率尚未有相关的统计资料,病因亦不明确。Chiari 畸形除合并多种颅内其他畸形外,常见合并扁平颅底、颅底凹陷、寰枕融合、颈椎分节不全等多种颅颈骨性畸形。临床上以Ⅰ型较常见,Ⅱ型次之。Ⅲ型和Ⅳ型少见,患儿常合并多种严重的畸形,不易存活。

1.临床表现

(1)Chiari 畸形Ⅱ型:Chiari 畸形Ⅱ型多见于婴幼儿,出现的症状和体征包括吞咽困难,呼吸困难或窒息、抽搐、肢体无力等,表现因出现症状的年龄而异。在婴儿中,主要表现为进行性的脑干功能障碍,包括以进食差、慢或反复误吸为表现的吞咽困难,呼吸暂停和声带麻痹导致的喘鸣等。儿童亦很可能出现脑干功能障碍,但常以肢体无力和反复误吸为主要表现。脑干功能障碍引起的并发症是导致患儿死亡的重要原因。

Chiari 畸形Ⅱ型常合并脊髓脊膜膨出和脑积水。伴有脑积水时,可出现头围增大、头痛、呕吐、眼底水肿及视力下降等颅内压增高表现。

(2)Chiari 畸形Ⅰ型:Chiari 畸形Ⅰ型多发现于青壮年阶段,其症状主要包括颈项部疼痛、声嘶等脑干和脑神经症状,眩晕等小脑症状,双上肢感觉分离和肌萎缩等脊髓空洞症表现等。在小儿很少因前述症状起病,但近年来,因头颈部 MRI 检查发现的无明显症状的婴幼儿 Chiari 畸形Ⅰ型逐渐增多,一般选择观察随访。

2.诊断

根据临床表现,结合 MRI、X 线平片以及 CT 检查等,可对 Chiari 畸形以及合并存在的脊髓空洞症、脑积水及颅内和枕颈部其他畸形做出确诊。合并存在颅颈骨性畸形者,进行过屈和过伸位 X 线片、CT 三维重建检查对制订手术方案有重要意义。

3.治疗与预后

对于症状性婴幼儿 Chiari 畸形Ⅱ型,应积极进行手术治疗,其目的是解除枕大孔及颈椎对小脑、脑干、脊髓、第四脑室及其他神经组织的压迫,疏通脑脊液循环,缓解神经受压症状,预防脊髓空洞症等继发疾病。对于无症状性 Chiari 畸形Ⅰ型和Ⅱ型,可进行随访观察。

手术通常对患儿进行枕大孔区减压,减压包括枕大孔扩大、至小脑扁桃体下疝水平的椎板减压和硬膜减压。部分患儿可能需要切除下疝的小脑组织方能达到较满意的减压。对合并颅底凹陷、寰枢关节脱位等骨性畸形时,需要对减压手术入路及其对枕颈部稳定性的影响做出评估后再制订手术方案。对合并的脑积水和脊柱裂等疾病,需要根据病情决定手术的先后和分期。

手术减压的效果与症状的严重性相关,出现声带麻痹或喘鸣预示效果不佳,有长传导束体征的年长患儿减压效果较好。减压治疗无效者,需排除脑干结构性畸形或不可逆转的缺血性损害。

第三节 脑积水

一、脑积水

脑积水是指脑脊液的分泌、循环或吸收过程发生障碍,导致颅内脑脊液增多,引起脑室和(或)蛛网膜下腔异常扩大的病理状态。其基本特征是过量的脑脊液产生颅内压增高,因而扩大了正常脑脊液所占有的空间。如果脑积水在颅缝闭合之前发生,则头颅增大异常显著。于出生时就存在的脑积水称为先天性脑积水,在出生后有明确病因产生的脑积水称为后天性(获得性)脑积水。小儿脑积水多为先天性和炎症性病变所致。由于各种原因引起脑实质本身先发生萎缩而后使脑室和蛛网膜下隙扩大,脑脊液容量相对增加者,不属于脑积水的范畴。

(一)流行病学

先天性脑积水是最常见的先天神经系统畸形疾病之一,据 WHO 对 24 个国家的统计报告,其发病率为 0.87‰,男女无明显差别。我国 1996—2007 年 31 个省市自治区出生缺陷监测资料表明,先天性脑积水的发病率为 0.68‰,仅次于神经管畸形。由于后天性脑积水是出生后多种原因引起的一种病理结果,则其确切发病率很难统计。随着医学科学技术的进步,先天性或后天性脑积水的发病率呈降低趋势。根据我国 2004—2007 年出生缺陷监测网资料,全国先天性脑积水的发病率有明显下降趋势,下降幅度为 16.4%,年下降速率为 9.0%,且城市较农村下降明显。

(二)病理生理

正常情况下,脑脊液在脑室系统和蛛网膜下腔内不断地循环、代谢,其分泌和吸收速度处于动态平衡,从而维持颅内脑脊液容量的相对稳定。脑脊液的产生主要来自各个脑室特别是侧脑室的脉络丛,约占 80%～85%,少数由室管膜上皮渗出,在小儿每分钟产生脑脊液 0.3～0.35mL(平均每小时 20mL)。脑脊液在脑室生成后,以约 1.47kPa(150mmH_2O)液体静水压循环流动。左右两侧侧脑室产生的脑脊液，经室间孔流入第三脑室，与第三脑室产生的脑脊液一起经中脑导水管（又称大脑导水管）流入第四脑室，再与第四脑室产生的脑脊液一起经正中孔和两个侧孔流出而进入蛛网膜下隙的小脑延髓池。蛛网膜下隙的脑脊液，向上循环到脑表面，最后通过蛛网膜绒毛（颗粒）被动地吸收入硬膜静脉窦（上矢状窦），这是脑脊液吸收的主要途径。一小部分的脑脊液进入脊髓蛛网膜下隙，由脊髓静脉的蛛网膜绒毛吸收入血液。另有少量脑脊液可通过脑室的室管膜上皮、蛛网膜下隙的毛细血管、脑膜的淋巴管以及颅神经出颅处的蛛网膜鞘等结构吸收。脑脊液经上述途径不断地回到静脉中去，形成了脑脊液的循环。

产生脑积水可能有三种情况：①脑脊液产生过多，这种情况极少；②脑脊液吸收发生障碍，这种情况也较少见；③脑脊液循环发生障碍，绝大多数脑积水病例属于这类。

（三）分类与病因

1.分类

临床上习惯于将脑积水分为交通性（非阻塞性）和非交通性（阻塞性）两种类型，这是根据解剖学的分类。脑室系统与蛛网膜下隙畅通，由于脑脊液的分泌亢进或吸收障碍引起的脑积水称为交通性脑积水。由于脑室系统内的循环通路阻塞引起的脑积水称为非交通性脑积水，在临床上以此型脑积水多见。

脑积水还有其他很多分类方法，目前尚不统一。按照致病原因，可分为先天性和后天性脑积水；按照发病的速度，可分为急性和慢性脑积水；按照颅内压的增高与否，分为高压力性脑积水和正常压力性脑积水；按照发生的部位不同，分为内脑积水和外脑积水。这些分类是相互交叉的，同一病例可归属于不同的类型。

2.病因

脑积水的原因很多，主要为脑脊液循环通路的阻塞。常见原因为中脑导水管阻塞、颅内肿瘤的压迫及各种原因引起的蛛网膜粘连等。绝大多数先天性脑积水系因脑脊液循环阻塞所致的非交通性脑积水。

(1)脑室系统内的阻塞

①先天性畸形

a.室内孔闭锁。

b.中脑导水管狭窄、分叉、胶质增生和隔膜形成：这些先天性发育异常均可引起中脑导水管的阻塞，是先天性脑积水最常见的原因。

c.Dandy-Walker 畸形：由于第四脑室正中孔及侧孔先天性闭塞而引起脑积水。

d.Arnold-Chiari 畸形：因小脑扁桃体、延髓及第四脑室疝入椎管内，使脑脊液循环受阻引起脑积水，常并发脊柱裂及脊膜膨出。

e.扁平颅底：常合并 Amold-Chiari 畸形，阻塞第四脑室出口或环池，引起脑积水。

f.其他：无脑回畸形，软骨发育不良，脑穿通畸形，第五、六脑室囊肿等，均可发生脑积水。

②脑室内炎性病变：外源性或内源性微粒物质、细菌性或非细菌性病原体（包括胎儿宫内 TORCH 感染）所致的炎症造成中脑导水管等部位的阻塞。

③脑室内出血或其他部位血肿破入脑室，可因血块或晚期引起的粘连造成中脑导水管和第四脑室出口阻塞。

④脑室内或邻近部位占位性病变：如颅内肿瘤、血肿以及寄生虫等，可阻塞脑脊液循环的任何一部分。

(2)脑室系统外的阻塞

①出血：如蛛网膜下隙出血后引起的纤维增生。

②炎症：如化脓性、结核性或其他类型脑膜炎，由于增生的纤维组织引起脑底部蛛网膜粘连而阻塞脑脊液循环通路。

③脑膜癌。

④颅内手术后。

(3)脑脊液的分泌和吸收障碍

①脑脊液产生过多

a.脉络丛乳头状瘤。

b.维生素缺乏。

c.胚胎期毒素作用。

d.遗传性。

②脑脊液吸收障碍

a.静脉窦压力增高，如静脉窦血栓、颈静脉血栓及上腔静脉阻塞等。

b.先天性蛛网膜颗粒发育不良。

（四）临床表现

临床症状并不一致，与脑积水病理变化出现的年龄、病情的轻重和病程的长短有关。

1.头颅改变

主要见于婴幼儿发病者，多为先天性脑积水。头颅进行性异常增大，与全身的发育不成比例。伴囟门扩大、颅缝裂开以及颅骨变薄变软。头部叩诊呈“破壶音”

(Macewen 征),重者叩诊时有颤动感。前额多向前突出,眶顶受压下陷,眼球下推,以致双眼下视,上方的巩膜外露,可见眼球下半部常落到下眼睑下方,呈现所谓的“落日(setting sun)征”,是先天性脑积水的特有体征。婴幼儿患脑积水时行头颅透光试验可呈阳性,枕部局限性透照光圈增大提示为 Dandy-Walker 畸形,头颅广泛透光则见于严重脑积水。

2.颅内压增高的表现

在婴幼儿,颅内压增高的一般症状多不明显,但可见囟门隆起,张力增高,头皮静脉怒张等。脑积水进展较快时,亦可出现反复呕吐。在囟门和颅缝已闭合的较大儿童脑积水,常表现为颅内压增高症(头痛、呕吐和视盘水肿)。其中头痛常在卧床休息较久时加重,故常有早晨头痛而起床活动后消失的现象,可能是活动促使脑脊液通过狭窄部位所造成。当脑积水发展缓慢、脑室扩大和颅内压增高较慢时,可以只表现为头痛、个性和情绪的改变,或者出现展神经麻痹而使眼球内斜;但病程晚期多有颅内压增高症。

3.神经系统功能障碍

除继发于部分颅内肿瘤者外,大多数脑积水无明显的神经系统定位体征。但随着病情的进展,婴幼儿或儿童可出现运动功能减退等。重度脑积水由于极度扩大的脑室枕角压迫枕叶皮质,或扩大的第三脑室的搏动压迫视交叉,引起视力减退,甚至失明,眼底可见原发性视神经萎缩。第四脑室扩大明显时,可出现小脑或脑干受累的表现,也可出现两眼上视障碍及锥体束损害等症状。脑积水晚期或病情严重时,则出现生长发育障碍、智力减退、肢体痉挛性瘫痪及意识障碍等,最终往往是由于营养不良、全身衰竭及合并呼吸道感染等并发症而死亡。

4.其他

除上述种种表现外,患儿还可表现精神不振、迟钝以及易激惹等,头部因增大过重,则头颈控制力差,一般不能坐及站立,多见于婴幼儿。部分患者有抽搐发作。如第三脑室前部和下视丘、漏斗部受累,可出现各种内分泌功能紊乱,例如青春早熟或落后和生长矮小等。原发症征候,如松果体肿瘤的上视不能,小脑蚓部肿瘤的共济失调等。

(五)辅助检查

头颅超声是目前确认脑室增大的最快速、经济和便捷的手段。因仪器可移动,超声检查非常便利,操作时间短,无需镇静且没有放射性,是新生儿头颅影像学首选的检查,尤其是需要反复跟踪检查者。脑积水时脑室增大不一定是均匀的,有时最明显的变化是后部的增大,或从细长的裂隙变成圆球状。除脑室扩大、侧脑室内血块外，超声还可以发现第三脑室栓子、脑内钙化及脑室炎后脑室内纤维带等异常改变。

CT 或 MRI 检查相对于超声较为不便，但可提供较超声检查更客观和清晰的影像信息，尤其适用于非典型病例的诊断，或显示肿瘤及硬膜下血肿等。MRI 检查对于评估患儿是否适于行第三脑室底造瘘术尤其有用。CT 检查的意义相对较小，并且有放射性，尽管不够理想，但其普及性仍然使它成为随访时常用的手段。

（六）诊断与鉴别诊断

在新生儿和婴幼儿，确诊脑积水需要两方面：①脑室系统扩大的明确证据；②头围确实增大。应对应其准确年龄进行头围的动态监测和记录。一般认为头围持续以每天 2mm 的速度增加为异常增大。相邻 2 天 2mm 的差距可能难以准确判定，但 2 天增加 4mm 却是容易确认的。在新生儿，由于脑积水时颅缝逐渐开裂，颅内压增高可能并不明显，另外，由于实际操作的局限性，颅内压测量或监测并不常规使用。

出生时头围异常增大、前囟膨隆、颅缝开裂及头皮静脉迂曲扩张提示存在脑积水。多数情况下，出生后数周或数月脑积水才变得逐渐明显。脊柱裂、既往颅内出血或感染的病史增加了脑积水的可能性。

对脑积水的全面诊断还应包括脑积水病因的分析。全面回顾怀孕、分娩及产后短期的情况，结合临床表现和影像学检查，常可将患儿归于前述病因中的一种。如果找不到明显的原因，应分析宫内感染可能，并详细调查家族史。手术前应除外凝血因子缺乏和血小板减少，免疫性血小板减少症和凝血因子Ⅴ缺乏可引起出生前脑室出血，导致先天性脑积水。

诊断脑积水常需与脑萎缩、硬膜下积液等鉴别。脑萎缩亦可导致脑室扩大，但脑室的外形常不规则，并伴有脑萎缩的其他表现，如半球间纵裂池的扩大等。追踪观察一段时间可以看出头围是否异常增大。在单纯的脑萎缩，头围的增大常慢于正常而不会异常增大。出血性梗死后脑实质减少或脑室周围软化可能与进展性脑积水共存。

（七）治疗

无论何种原因引起的脑积水均以手术治疗为主，对有进展的脑积水更应及时采取手术治疗。手术治疗可以去除病因或重建脑脊液循环通路，但目前手术效果尚未达到满意的境地。对于早期、发展缓慢或不适于手术治疗的脑积水患儿，则以药物治疗为主，可酌情选用脱水或利尿药。后天性脑积水还需同时进行原发病因的治疗。

1.手术治疗

(1)脑脊液分流术:目的是通过重建脑脊液循环通路,以达到脑脊液分流的目的。小儿脑积水分流术的开展,不仅增加了脑积水患儿的存活率,并使70%的患儿保持智力基本正常。按分流的终点不同,可分为颅内分流和颅外分流两种。颅内脑脊液分流术适用于阻塞性脑积水,如侧脑室-小脑延髓池分流术以及第三脑室造瘘术等。近年有研究报道在神经内窥镜下行第三脑室底脚间池造瘘微创手术,是一种治疗中脑导水管狭窄性梗阻性脑积水的新方法。颅外脑脊液分流术适用于各型脑积水,方法很多,包括将脑脊液引流至心血管的手术及引流至其他脏器或体腔的手术,前者常用脑室-心房分流术,后者常用侧脑室-腹腔分流术。晚近香港大学神经外科专家创用脑室-上矢状窦分流术(吻合术),可避免其他分流术的缺点,交通性和非交通性脑积水病例均可采用。

分流术效果除取决于手术本身外,与术前小儿脑皮质保留之厚度及有无合并其他畸形有关。分流术后尽管头围停止过快增长而进入正常曲线,仍需用头颅CT或MRI定期观察脑室大小及脑皮质厚度,以防持续存在的轻度颅内高压压迫脑皮质而造成智力发育障碍。术后经常随访,也将有利于及时发现分流管有无不通畅、远端分流管是否足够长或有无继发感染等情况,以便给予相应处理。最近有研究发现,分流术本身造成的脑损害或术后并发症(如感染及硬脑膜下血肿等)可导致癫痫发作,2岁内行分流术者易发生,发生率高达20%~50%。

(2)减少脑脊液产生的手术:主要为脉络丛切除术或电灼术。因效果不好,已很少采用。

(3)去除病因的手术:如切除颅内肿瘤及脓肿等占位性病变,恢复脑脊液循环通路。至于通过手术能解除先天发育畸形所致阻塞原因者很少,如对Dandy-Walker畸形可行第四脑室正中孔切开术;对Arnold-Chiari畸形可行后颅窝及上颈段椎板切除减压术。中脑导水管阻塞性病变除先天性隔膜外,手术常造成脑干损伤,很少采用。

2.药物治疗

目的在于暂时减少脑脊液的分泌或增加机体水分的排出(利尿),降低颅内压。主要使用乙酰唑胺(醋氮酰胺)25~50mg/(kg·d),通过抑制脉络膜丛上皮细胞Na^+-K^+ ATP酶以减少脑脊液的分泌;或用脱水剂如甘露醇、利尿剂如双氢克脲噻等,以增加水分的排出。这些药物的疗效一般不显著或仅有轻度的暂时效果,且不宜长期应用。对于有蛛网膜粘连的患者,可试用地塞米松口服、肌内注射或鞘内注射治疗。有癫痫发作者,给予抗癫痫药物治疗。

（八）预后

脑积水的预后差别较大，主要取决于治疗的及时与否和引起脑积水的病因及病变程度。如能及时手术根治阻塞的原因，则有可能达到临床痊愈；如阻塞原因难以解除，或合并其他先天畸形，则预后不良。部分（约 1/3）脑积水患儿的病情可以自然静止，不再发展。脑积水常见的后遗症为大头畸形、精神发育迟滞、癫痫及失明等。

未经治疗的先天性脑积水患儿，虽然有大约 20%可停止发展，脑脊液的分泌和吸收趋于平衡，称为静止性脑积水，但是约半数患儿可在一年半内死亡。剩下约半数可以继续存活的先天性脑积水患儿，仅约 15%智商接近正常，超过 2/3 有神经功能障碍，如共济失调、痉挛性瘫痪以及感知觉障碍等。

经过手术治疗的脑积水患儿，存活率至少在 90%，大约 2/3 智商正常或接近正常。当然，脑积水患儿的神经功能障碍与脑积水的严重程度成正比，如大脑皮质厚度小于 1cm，即使脑积水得到控制，也会有神经功能障碍及智力发育障碍。

有研究认为脑脊液的生化分析有助于判断脑积水的预后，如脑脊液中脂肪酸的浓度与颅内压增高可成比例升高，阻塞性脑积水解除后，脂肪酸浓度下降，如分流术后仍持续性升高，多提示预后不良。

附：新生儿脑室出血后脑积水

新生儿脑室出血后脑积水是脑室出血后 CSF 循环受阻导致的脑室内压力增高和脑室扩张造成的，多见于早产儿。导致新生儿脑室出血后脑积水的始发事件是脑室周围室管膜下的生发基质内不成熟的血管结构出血。

1.流行病学

足月儿脑积水的最常见原因是先天性异常，而早产儿脑积水 90%以上的原因为脑室出血，早产儿脑室出血后约 13%发生出血后脑积水。近年来，随我国的生育观念和政策、经济条件等的变化，低出生体重早产儿的出生率和存活率呈增加的趋势，使早产儿脑室出血及继发于此的脑积水的防治具有重要意义。

2.病因和发病机制

在大脑半球发育过程中，脑室旁存在着神经胶质增生活跃的生发基质。在孕期的后 12 周，生发基质细胞密集，血管丰富，呈胶质状。在妊娠后期，这些不成熟的生发基质血管逐渐向皮层血管结构转化。晚期，生发基质渐趋不活跃，至足月时达低谷。在早产儿，因为不成熟的血管不能耐受脑血流的波动，有发生生发基质出血的倾向。发生出血的危险期通常在产后 3～4 天内，尤其是最初的 24 小时。出血最常发生于尾状核头部，其次为尾状核体部和脉络丛。约 80%的患儿，出血可进入脑室系统。

脑室出血导致脑室周围出血性梗死和脑积水。出血性梗死是指脑室周围白质的出血性坏死，这种情况发生于15％的出血患儿，约70％的病灶为单侧性。发生出血性梗死的高峰在生后4天，而出血的高峰在生后24小时。其可能的机制是血管周围间隙内的细胞毒性物质释放或血管痉挛。

3.临床表现

早产儿脑室出血约13％发生出血后脑积水。脑积水多出现于出血后4～6周内，其进展与出血的严重程度有关。严重的出血在1周内导致早期急性梗阻性脑积水，此时常需要急诊处理。交通性脑积水发生较晚，多为脑池的蛛网膜炎阻塞小脑幕切迹周围蛛网膜下隙、第四脑室正中孔和侧孔的CSF循环导致。部分患儿因血肿、室管膜破裂或导水管周围胶质增生导致导水管狭窄，发生延迟的梗阻性脑积水。部分患儿脑室短期扩张后可自然静止，部分患儿脑室短期缓慢扩张后又可转变为急性进展。

4.治疗和监护

脑积水导致中枢神经损害的机制主要是轴索的牵张和血管受压导致的继发性缺血缺氧，为脑室出血后的继发损伤，故出血发生后第1个月内需要保持高度的警惕并密切观察病情的变化，最好能定期进行头颅超声检查，监测颅内情况，必要时进行CT或MRI等影像检查，并动态随访。

新生儿脑室出血后脑积水的治疗措施可分为预防脑积水的发生、控制脑积水进展及维持长期稳定三个阶段。经过4周的治疗后脑室仍然继续扩张者，应行脑室-腹腔分流术(VPS)。

(1)脑室扩大早期的预防性治疗：在尚无明显症状或进展证据的脑室扩大早期，治疗的目的主要是减少继发损伤、停止脑室扩大及减少需要永久性分流手术的概率。乙酰唑胺和利尿剂药物治疗、连续腰椎穿刺、经脑室注射链激酶或尿激酶均有应用，但尚无充分证据证实这些措施是安全有效的。

(2)控制脑积水进展的治疗：随脑室的进行性扩大，继续治疗的目的是稳定脑室的大小和压力，直到患儿的体重和全身状态及CSF情况允许进行VPS手术治疗。该阶段的治疗措施除药物治疗外，主要包括需要神经外科医师参与的连续腰椎穿刺、脑室穿刺、脑室外引流、脑室连通器或帽状腱膜下分流等。治疗可依据症状、体征以及头颅超声检查的情况随时开始，并持续到不再需要或是进行VPS手术时。

①连续腰椎穿刺治疗：连续腰椎穿刺作为一种相对简便易行的措施，很早就被

用于新生儿脑室出血后脑积水的治疗，以稳定脑室的大小、压力和延缓分流。但新生儿的腰椎穿刺不一定每次都能成功释放足够的CSF，故难以作为单一措施。研究也表明，腰椎穿刺对于减少脑积水分流手术没有明显的效果。但较大量的脑室出血后应立即开始连续腰椎穿刺，这也许能够减少需要VPS手术的机会。尽管反复腰椎穿刺可能导致感染、神经损伤等并发症，但是目前在临床上这种方法仍被广泛应用。

②连续经前囟侧角脑室穿刺：经前囟脑室穿刺可在NICU床旁进行，直接穿刺或在超声引导下均可。操作要求无菌，用套管针在前囟侧角向侧脑额角穿刺。在穿刺针进皮后，牵拉皮肤，再透过硬膜至脑室，这样使针道改变，从而减少CSF漏的可能性。然后拔出针芯，从套管内缓慢释放CSF约20mL。亦可用带软管的细针直接穿刺，其特点是穿刺快速，痛苦少，患儿头颅移动不影响释放CSF。在超声引导下穿刺可减少发生并发症的概率。通过连续的脑室穿刺释放CSF可使50%以上的患儿脑室缩小。但是，反复多次穿刺使出血和神经损伤的风险增加。如果需要反复的脑室穿刺，应该考虑选择一次性穿刺的置管外引流。

③脑室外引流：脑室外引流（EVD）比腰椎穿刺更符合脑积水时CSF循环的病理特点，虽然它不能降低需要分流的可能，但却是一个延缓脑室扩大的有效办法。不过随脑室外引流持续时间的延长，其感染并发症发生率也会逐渐升高，此时建议放置植入性脑室连通器以减少并发症。

脑室外引流系统可在NICU床旁完成。选定穿刺点后，常规消毒，皮下浸润注射局部麻醉，于冠状缝前方、中线旁开约2cm钻颅，向侧脑室额角内置入脑室导管，导管应在头皮下潜行尽可能长的距离后另切口引出，再与外引流系统相连，以减少感染的危险。切口还应考虑到将来分流手术切口的设计。在超声引导下操作可减少并发症，并使引流管在脑室内的位置更加理想。引流系统置于一定的高度，使每日引流量约20mL，或根据囟门张力、超声检查情况调整引流量。操作中及放置引流后应注意避免CSF大量快速流出，在早产儿尤其如此，否则可能出现类似休克的反应。外引流丢失的CSF可用盐水经口或经静脉补充。在脑室扩大显著的患儿还应注意避免过度引流，以免导致硬膜下血肿。放置引流管的时机需要结合患儿的全身、脑室及CSF的情况，在仔细管理下，经头皮下隧道潜行的新生儿脑室外引流管可保持数周而只有很低的感染率。必要时可换侧再穿刺并放置引流，或更换为脑室连通器及脑室-腹腔分流。

④脑室帽状腱膜下分流：近年来，脑室帽状腱膜下分流在新生儿脑室出血后脑积水的治疗中得到一定的应用。脑室帽状腱膜下分流以一种更加生理和封闭的系

统对 CSF 进行暂时性转流,从而缓解脑室的进行性扩张,尤其是体重低于 1.5kg 而可能无法耐受 VPS 手术者。

操作可在 NICU 床旁进行,导管出硬膜后,弯折处固定于骨膜上,以保障 CSF 引流至帽状腱膜下间隙。结果通常会导致大量的帽状腱膜下积液和头皮的扩张,这些在脑积水完全缓解或 VPS 手术后才能消失。这种完全的内引流可能减少了反复腰椎穿刺和外引流的感染风险,但缺点是会形成巨大的硬膜下积液。

⑤脑室连通器:脑室连通器(VAD)或脑室储液囊自 20 世纪 80 年代早期用于进行性脑室扩大和新生儿脑室出血后脑积水的治疗,是一种有效的暂时性措施。VAD 的安置通常在手术室进行。储液囊可被反复穿刺,并发症率很低,包括 VAD 堵塞、感染、帽状腱膜下积液和 CSF 漏等。少数患儿因为脑室不通,需要在对侧放置另一个 VAD。

对脑室连通器进行穿刺时,推荐应用 25G 或更细的头皮针。经 VAD 穿刺引流的频率和量取决于颅内压增高的临床征象和头颅超声检查结果。

(3)新生儿脑室出血后脑积水的最终治疗——脑室腹腔分流术

经过前述引流等治疗后,脑脊液的性状好转,但停止引流后,经头颅超声检查证实脑室仍然进行性增大者,应考虑脑室腹腔分流术(VPS)。决定手术治疗前还需要考虑一些因素。首先是患儿的体重,体重低于 1.5kg 时,患儿可能无法吸收进入腹腔的 CSF,可能因为能吸收的腹腔表面积不够大。其次是 CSF 的性状,一种广泛存在的观点是 CSF 内的蛋白质附着于导管可能导致堵塞,因此 CSF 蛋白质水平增高会增加分流手术的并发症发生率,但也有研究表明 CSF 蛋白质含量增高并不增加并发症率,反而可能有利于提高硅胶的生物相容性和抑制细菌的附着。CSF 内的细胞成分对分流有不利的影响,细胞数增高可能使引流阈堵塞或不能正常关闭。

除了感染和分流管堵塞等并发症,在新生儿,尤其是早产儿,由于头皮菲薄及分流系统有一定的体积和硬度,较易出现伤口愈合差和 CSF 漏,这也可导致感染。故手术切口应尽量避开导管或分流阀的路径,术中注意勿损伤或电凝皮缘。脑室-腹腔分流术脑室端的安放通常选择右侧,有两种入路,一种是经额,另一种为经枕。经额穿刺的方法可以避免患儿仰卧位时枕部伤口处皮肤受压,而经枕入路时导管与脑室体部长轴一致,患儿在成长过程中不存在导管退出至脑室外的可能。分流管脑室端的理想位置位于侧脑室额角内室间孔外侧,避开脉络丛。分流系统的选择取决于脑室的压力和形态、分流系统的特性以及医师熟悉情况。通常婴儿需要较低的压力以保证引流,这种压力在患儿将来直立以后可能导致过度引流。应用具有抗虹吸和有调压功能的分流系统有助于弥补这种缺陷。

5.预后和预防

脑室出血后脑积水患儿的预后取决于脑积水的治疗过程、神经系统损伤的程度及其他系统的问题。目前的治疗策略增加了存活者,但并不一定能预防神经系统后遗症,神经损伤包括出血导致的原发性损伤和进行性脑室扩大相关的继发损伤。因此,以预防脑室出血的发生与进展为目标的新生儿重症监护,配合以神经外科对脑积水的早期合理干预,才可能使神经功能的损害尽可能减少。

二、外部性脑积水

外部性脑积水(EH)是发生在婴儿期的一种良性、自愈性疾病。随着神经影像学的发展,临床发现有些头颅较大的婴儿,行头颅 CT 和 MRI 检查显示双侧额部或额顶部有蛛网膜下隙增宽,没有或仅有轻度脑室扩大,在 2～3 岁以后扩大的蛛网膜下隙又慢慢自行消失,这种现象被称为 EH,由 Dandy 于 1917 年首先提出。又称为良性蛛网膜下隙扩大、婴儿良性硬脑膜下积液、脑室外梗阻性脑积水以及脑外积水等,属于假性脑积水。目前尚无本病发病率的报道。

(一)病因及发病机制

可分为原发性和继发性两种。原发性 EH 系指找不出明确原因的 EH。继发性 EH 是指有某些病理因素所致的 EH,可见于早产、缺氧缺血性脑病、颅内出血、高胆红素血症、化脓性脑膜炎以及维生素 A 缺乏症等。

EH 的发病机制尚不清楚,多数学者认为与颅外静脉阻塞引起颅内静脉压力增高,尤其是上矢状窦压力升高,产生蛛网膜颗粒水平的脑脊液吸收障碍有关。新近有研究认为 EH 可能是源于蛛网膜功能发育延迟所致。也有学者认为 EH 可能为脑与颅骨发育不均衡所致。甚至有学者提出原发性 EH 的头颅 CT 或 MRI 表现可能就是部分正常婴儿的发育现象,无特殊病理意义。

(二)临床表现

本病发病年龄在 1～1.5 岁前囟未闭合之前,多发生于 6 个月左右婴儿。国外调查发现 80％以上病例存在头大家族史。常以头围增大就诊。部分患儿有抽搐发作、前囟张力增高与隆起。患儿发育及智力大多正常。头颅 CT 或 MRI 扫描的表现为对称性的,显示:①额和额顶区蛛网膜下腔增宽＞5mm(正常＜2.3mm),其他区域蛛网膜下隙不增宽或稍宽;②脑前部纵裂池及侧裂池增宽;③基底池主要是鞍上池扩大;④额顶区脑沟加深加宽;⑤脑室不大或轻度扩大。

（三）诊断

EH 主要依据短期内头围增大及特有的头颅 CT 或 MRI 表现而予以诊断。参考标准为：①患儿在短期内（1～3 个月）头围异常增大，部分出现抽搐发作或前囟隆起；②发育及智力正常；③头颅 CT 或 MRI 扫描显示双侧额和额顶区蛛网膜下隙对称性局限性增宽，伴或不伴脑室轻度扩大；④随访观察扩大的蛛网膜下隙可自行慢慢恢复正常。

需与脑萎缩及硬脑膜下积液相鉴别。脑萎缩患儿头围不大或更小些，在头颅 CT 或 MRI 上，呈现整个大脑脑沟普遍加深变宽，有时小脑沟也加深，脑室扩大，大部分病例无脑前部纵裂池增宽。当有脑纵裂池增宽时，整个纵裂池均宽而不局限于前部。硬脑膜下积液多由于脑膜炎和外伤引起，头颅 CT 或 MRI 扫描显示硬脑膜下积液不伴有基底池扩大及前纵裂增宽，多伴有脑室受压，其扩大腔内侧缘较平滑及左右两侧多不对称。

（四）治疗

EH 为良性自限性疾病，绝大多数患儿不需任何内外科治疗，可待其自行消失。继发性 EH 的轻症病例亦可自愈，有原发病者要积极治疗原发病。有颅内压增高者，可用碳酸酐酶抑制剂如乙酰唑胺，或脱水剂如甘露醇，以降低颅内压。不主张采用前囟穿刺放液或脑脊液分流术。如有频繁惊厥发作者，可适当短期内给予抗癫痫药物。

（五）预后

良好，常于 2～3 岁时自愈，无后遗症发生。少部分患儿可能发展成为交通性脑积水。近年有学者追踪随访，发现少数患儿可出现轻度的神经精神发育障碍，如运动发育迟缓和语言发育迟缓等，值得进一步研究。

第四节　癫痫

癫痫是由多种病因引起的慢性脑部疾患，以脑部神经元过度放电所致的突然、反复和短暂的中枢神经系统功能失常为特征。根据所侵犯神经元的部位和发放的范围，可表现为运动、感觉、意识、行为及自主神经功能等不同脑功能障碍。2005 年国际抗癫痫联盟（ILAE）对癫痫推荐的定义为：癫痫是一种脑部疾患，其特点是持续存在能产生癫痫发作的脑部持久性改变，并出现相应的神经生物学、认知、心理学以及社会学等方面的后果。规范合理的抗癫痫药物治疗，其控制率达 70%～80%左右。

一、流行病学

我国癫痫的年发病率30/10万，以此推断，每年我国新发癫痫在40万例左右；我国癫痫的患病率（又称现患率）一般在4‰～7‰左右，由此推算，我国应有600万左右的癫痫患者。据世界各国流行病学调查，癫痫发病率差异很大，多数结果表明癫痫的年发病率为24/10万～53/10万之间，多数发展中国家癫痫发病率高于发达国家；世界卫生组织估计，全球大约有5000万癫痫患者。

我国儿童癫痫年发病率的报道较少，多数儿童病例在10岁之前发病，其中生后头1年发病率最高，随着年龄的增长，发病率有所下降。加拿大资料1岁内发病率118/10万，1～5岁组发病率降至48/10万，11～15岁降至21/10万。所以癫痫是一世界范围常见病和多发病，也是小儿神经系统的常见病。

二、病因

2017年，ILAE分类工作组建议将癫痫病因分为六大类：遗传性、结构性、代谢性、免疫性、感染性及病因不明，其中遗传性因素越来越被重视，每个癫痫患儿疾病的发生由遗传因素和环境因素共同体作用导致，这六大类是对癫痫病因的大致的分类，有条件的情况下要对其病因进行具体化描述，则更具有临床意义。

1.遗传因素

大量研究证明癫痫和遗传因素有关，目前已证实与遗传因素有密切关系的癫痫综合征有儿童良性癫痫伴中央颞区棘波、少年肌阵挛性癫痫、儿童失神癫痫等，同时症状性癫痫有许多遗传性疾病，如结节性硬化、神经纤维瘤病等，这些遗传性疾病造成脑损伤从而导致癫痫。

2.获得性因素

脑结构异常或代谢异常可产生致痫灶或降低惊厥阈值，这类疾病导致的癫痫为症状性，小儿癫痫获得性病因很多，其中遗传因素目前发现也比较多，其他常见病因有脑部病变、缺氧脑损伤、代谢和内分泌紊乱、中毒等。

3.诱发因素

感觉性诱因：发热、过度换气、代谢紊乱、身体应激、情感和精神紊乱、睡眠、过饱等。感觉性刺激：视觉刺激、听觉刺激、前庭刺激、嗅觉或味觉刺激、触觉或本体觉刺激。

4.年龄因素

不同年龄阶段引起癫痫的主要病因有所不同，年龄或脑的成熟程度不仅影响发作的倾向,也影响发作类型,小儿癫痫的病因及年龄分布特点对癫痫的诊断及防治有指导意义,如新生儿期癫痫需要考虑的病因有产伤、缺氧、颅内出血、高胆红素脑病、宫内感染、颅内感染等。

三、发病机制

癫痫的发病机制复杂,目前认为主要与中枢性神经系统的兴奋性与抑制性失衡及突触可塑性、离子通道异常、免疫及炎症因子、神经血管完整性、神经胶质细胞异常有密切关系。

1.中枢性神经系统的兴奋性与抑制性失衡(神经递质及受体)及突触的可塑性神经递质

主要有氨基酸类:γ 氨基丁酸(GABA)、甘氨酸、谷氨酸(Glu)、天冬氨酸、牛磺酸等;单胺类:多巴胺、去甲肾上腺素、5-羟色胺及乙酰胆碱等。Glu 与 GABA 分别是中枢神经系统中最重要的兴奋性神经递质与抑制性神经递质,与癫痫发作密切关系。Glu 受体有离子型受体(AM2PA、KA 和 NMDA)和代谢型受体,分别与离子通道和 G-蛋白通道耦联,进而发挥作用。目前认为痫性发作时谷氨酸蓄积作用于离子型受体,使突触过度兴奋,从而诱发痫性发作。与癫痫相关的离子通道主要包括钠、钾、钙离子通道。离子通道基因突变都有可能改变通道蛋白的正常功能,可造成中枢神经系统溶液中 GABA 水平也有明显降低,导致癫痫发生。目前已有研究证实单胺类递质(多巴胺、去甲肾上腺素、5-羟色胺)对癫痫起抑制作用,而乙酰胆碱则对癫痫起促进作用。而近年来,一些遗传学方面的研究为这些递质在癫痫发生中的作用提供了更为直接的证据。比如在夜间额叶癫痫患者中发现编码烟碱样乙酰胆碱受体 β_2 亚基的 CHRNβ2 基因中发生了插入突变和错义突变。而对癫痫小鼠、基因重组和基因敲除小鼠进行的功能研究也发现烟碱乙酰胆碱受体的 α_4 亚基与癫痫易感性相关。突触的可塑性是指突触按一定规律或模式建立神经连接的形式,具有一定的特异性。目前研究认为癫痫患者在癫痫的形成过程中,脑内神经元之间形成异常的突触联系,从而形成病理性神经环路,进而导致大脑兴奋性增强。

2.离子通道异常

作为体内可兴奋性组织的兴奋性调节的结构基础,与癫痫的发生关系密切,目前的观点认为,很多特发性癫痫是一种"离子通道病"。当编码离子通道蛋白的基因发生突变时,可对离子通道的功能产生影响,从而引起神经组织兴奋性异常改变,导致癫痫的发生。而其中钠、钾、钙离子通道与癫痫的相关性较为明确。电压门控钠通道是一类镶嵌在膜内的糖蛋白，无论在细胞动作电位的产生还是传播过程中都起着非常重要的作用。钠离子通道通常是由 α、β_1 和 β_2 这 3 个亚基构成，α 亚基是由同一家族的 9 个基因编码，其中 Nav1.1(SCNIA)、Nav1.2(SCN2A)、Nav1.3(SCN3A)和 Nav1.6(SCN8A)主要在中枢神经系统表达。钾离子通道是分布最广、类型最多的一类离子通道，它存在于所有的真核细胞，主要参与细胞膜静息电位和动作电位复极化过程的调节，决定着动作电位的发放频率和幅度。目前已明确编码电压门控性钾通道的基因主要包括 KCNQ1、KCNQ2、KCNQ3 和 KCNQ4；钙通道广泛存在于机体的不同类型组织细胞中，参与神经、肌肉、内分泌和生殖等系统的生理过程。钙离子的内流与阵发性去极化漂移、神经元同步放电及抑制性突触后电位形成有关。有研究用钙离子成像的方法观察了神经元参与癫痫发作的情况，证实钙离子的快速内流和细胞去极化有关，当去极化达到一定程度时可触发钠离子内流，从而爆发一系列迅速的去极化过程。

3.免疫及炎症因子

动物实验及临床研究显示中枢神经系统和外周产生的免疫介质共同参与癫痫的发生发展。强大的免疫反应可降低癫痫发作的阈值、增强神经兴奋性、促进突触重建、导致血脑屏障受损，进而引发癫痫。癫痫患者的免疫系统功能紊乱远远多于其他人群。癫痫患者中淋巴细胞亚群 T3、T4 细胞含量下降，T8 细胞增加，T4/T8 比值下降。炎症细胞因子是人体免疫反应和炎症反应的重要调节者，细胞因子的失调和过度产生会导致神经元变性，可以诱导癫痫发作。目前认为白细胞介素 IL-1、IL-2、IL-6、IL-21B、IL-210，肿瘤坏死因子 α(TNF-α)，干扰素(IFN)及血清可溶性白细胞介素 2 受体等细胞因子与癫痫有关，而且还与体液补体因子、IgG、IgA 及抗脑抗体等相关，特别是 IL-1 在发热性癫痫中有重要作用，因此对于难治性癫痫临床可用激素或丙种球蛋白治疗。

4.神经血管完整性

中枢神经系统在结构和功能上的完整性取决于神经活动和脑血流(CBF)之间的耦联及血脑屏障(BBB)物质转运的调控。而这 2 个重要过程均依赖于神经血管单元的协调活动。神经血管单元主要由紧邻的小血管内皮、神经元和胶质细胞构成。目前已有研究显示在脑血管疾病，尤其是脑小血管病中，神经血管单元完整性的破坏与癫痫的发生存在相关性。其机制主要包括以下 2 个方面：①区域性脑血流量(rCBF)的变化。②血脑屏障(BBB)完整性的破坏。

5.神经胶质细胞

以往研究认为，神经胶质细胞只对神经元起支持作用，而近年来在对癫痫手术切除的病灶标本观察中发现，慢性癫痫患者脑组织中大量星形胶质细胞和小胶质细胞增生，且呈谷氨酸样免疫组化反应阳性，这提示神经胶质细胞在癫痫的发生中发挥着重要作用。神经元微环境中的电解质平衡是维持神经元正常兴奋性的基础。星形胶质细胞依靠细胞膜上多种具有调节电解质代谢功能的酶参与细胞间离子的交换，维持了细胞内微环境电解质的平衡。正常星形胶质细胞能够主动摄取 K^+ 离子并合成抑制性递质 GA-BA，而神经胶质细胞发生异常增生后形态和功能均出现异常，称为反应性星形胶质细胞，而反应性星形胶质细胞摄取 K^+ 离子的能力下降，使神经元容易去极化，发生过度放电，同时摄取谷氨酸及合成 GABA 的功能下降，神经元的兴奋性升高，使癫痫性发作的阈值降低。

四、临床表现

(一)部分性发作

部分性发作的临床与脑电图异常放电局限在脑某一部位或从某一局部开始。发作时不伴意识障碍为简单部分性发作；伴有意识障碍为复杂部分性发作；部分性发作也可泛化为全面性发作，而且脑电图由局部放电演变为全脑性放电。

1.简单部分性发作

发作开始意识多不丧失，最初发作表现可反映癫痫起源的脑区。

(1)运动性症状：包括：①仅为局灶性运动症状，多为阵挛性发作，任何部位都可以出现局灶性抽搐；②Jackson 发作，即发作从一侧口角开始，依次波及手、臂和肩等；③偏转性发作，眼、头甚至躯干向一侧偏转；④姿势性发作，表现为某种特殊姿势，如击剑样姿势；⑤抑制性运动发作，发作时动作停止，语言中断，意识不丧失；⑥发音性发作，表现为重复语言或言语中断；⑦半侧发作。

(2)感觉症状：包括：①躯体感觉性发作(麻木及疼痛等)；②特殊感觉异常(视、听、嗅和味)及幻觉；③眩晕性发作。

(3)自主神经性症状：包括：胃部不适症状、潮红、苍白、冷汗、心悸、竖毛肌收缩以及瞳孔散大等。

(4)精神症状：常见于复杂部分性发作，包括认知障碍、记忆力障碍、情感问题(恐惧和愤怒)、错觉(视物变大和变小)及幻觉。

2.复杂部分性发作

有意识障碍、发作性感知觉障碍以及梦游状态等。常有“自动症”，是意识障碍下的不自主动作，表现为口咽自动症、姿势自动症、手部自动症、行走自动症和言语自动症。复杂部分性发作可从单纯部分性发作开始，随后出现意识障碍，也可从开始即有意识障碍。可见于颞叶或额叶起源的癫痫。EEG 在发作时有颞、额区局灶性放电。

3.部分性发作继发为全身性发作

小婴儿部分性发作时由于难以确定婴儿发作时的意识水平，往往表现为：①反应性降低：动作突然减少或停止，无动性凝视或茫然，有人称为“颞叶假性失神”或“额叶失神”，但不是真正的失神发作。②自动症：常见为口部的简单自动症（如咂嘴、咀嚼、吞咽及吸吮等较原始的动作）；或躯干肢体无目的不规则运动，与正常运动很相似。③自主神经症状：呼吸暂停、呼吸节律改变、发绀、面色苍白、潮红、流涎及呕吐。婴儿自主神经症状较年长儿为多，年长儿很少以自主神经症状作为主要内容的发作。④惊厥性症状：表现为眨眼、眼球震颤或口角抽动、扭转或姿势性强直、局部肢体轻微阵挛，与年长儿相比，发作较轻。

2001 年的癫痫发作分类不同于 1981 年的发作分类，要点包括：①将癫痫发作分为自限性和持续性，在这两种发作的范畴内，又分为全面性和局灶性两类；②在局灶性发作中不再分为单纯性和复杂性；③在“局灶性感觉性发作”及“局灶性运动性发作”，不再承认有“自主神经症状”，自主神经症状多为癫痫发作伴随现象；④发作的类型明显增多。

（二）全身性发作

全身性常有意识障碍，运动性症状是对称性的，脑电图上表现两侧大脑半球广泛性放电。

1.强直-阵挛性发作

发作时突然意识丧失，瞳孔散大，全身肌肉强直或阵挛或强直-阵挛性收缩。强直发作以肌群持续而强烈的收缩为特征，肢体躯干固定在某个姿势 5～20 秒钟。有时表现为轴性强直，头、颈后仰，躯干极度伸展呈角弓反张；有时表现为“球样强直发作”，低头、弯腰、双上臂举起及屈肘，持续 2～3 秒，站立时发作会摔倒；有时轻微的强直发作，表现为眼球上转、眨眼或眼球震颤，称为“强直性眼球震颤”。阵挛发作是指肢体及躯干呈有节律性重复的收缩为特征。强直-阵挛性发作是指强直期后，逐渐演变为阵挛期，最终结束发作。EEG 特征表现为背景活动正常或非特异性异常，发作间期异常波在两半球可见棘波、尖波、棘慢波和多棘波等；发作期 EEG 强直期以 10～20Hz 节律性棘波发放开始，波幅渐高而频率渐慢；发作结束后可见弥漫性慢波活动，逐渐恢复背景活动。

2.肌阵挛发作

表现为某个或某组肌肉或肌群快速有力的收缩，不超过 0.2 秒，抽动后肢体或躯干立即恢复原来的姿势(状态),屈肌比伸肌更易受累,上肢明显。婴儿期肌阵挛的特点有2种:①全身性粗大肌阵挛,表现为躯干、颈部以及四肢近端突然猛烈抽动,动作幅度大、孤立的或连续的。EEG表现为高波幅多棘慢波爆发,或突然广泛低电压。②散在游走性肌阵挛,表现为四肢远端、面部小组肌群幅度较小的抽动,多部位游走性,EEG为持续性弥漫性慢波多灶性棘波、尖波。

3.失张力发作

表现为突然发生的肌张力减低或丧失,不能维持原来的姿势,导致突然跌倒或姿势不稳。有时发作时间短暂,在未摔倒在地时意识已恢复,可立即站起;长时间的失张力发作可持续一至数分钟,表现全身松软,凝视,但无运动性症状。EEG发作间期和发作期可表现为全导棘慢波或多棘慢波发放;发作期还可表现为低波幅或高波幅快活动和弥漫性低电压。

4.失神发作

分为典型失神和不典型失神,典型失神主要见于儿童失神癫痫和青少年失神癫痫;不典型失神主要见于Lennox-Gastaut综合征,也可见于其他儿童癫痫综合征。

(三)癫痫综合征

不同年龄段常见的癫痫综合征的诊断要点介绍如下。

1.良性家族性新生儿惊厥

为常染色体显性遗传,往往有惊厥家族史,基因定位多位于20q13.2,少数定位于8q染色体上,致病基因为KCNQ2和KCNQ3。生后2～3天内发病,惊厥形式以阵挛为主,可以表现为某一肢体或面部抽动,也可表现为全身阵挛;少数表现为广泛性强直。有时表现为呼吸暂停,发作频繁,发作持续时间较短。从病史及体格检查中找不到病因,脑电图无特殊异常,生化检查及神经影像学检查均正常。预后良好,多于1～2个月内消失,大约10%～14%小儿转为其他类型癫痫。

2.良性新生儿惊厥

本病遗传不明显。90%病例在生后4～6天内发病,其中又以生后第5天发病最多,又称“五日风”。男孩略多于女孩。本病病因不太清楚,无代谢异常。惊厥多表现为阵挛发作,有时伴有呼吸暂停,发作频繁,有时可呈癫痫持续状态。脑电图在发作间期常可见尖型θ波。本病预后良好,现在认为不需要诊断癫痫。

3.早发性肌阵挛脑病

生后第1天或数天以内起病;主要表现为难治性频繁的肌阵挛发作;脑电图也表现为暴发抑制波形;本病可能与遗传代谢障碍有关,而无明显的神经影像学异常;本病预后不良,多数早期死亡。

4.大田原综合征

生后3个月以内发病,多在1个月之内起病;主要为强直痉挛性发作;脑电图表现为暴发抑制波形;常见病因为脑部结构异常,也有隐源性病因。本病治疗困难,大多数病例有严重智力低下,预后差。部分病例在3~6个月演变为婴儿痉挛的临床与EEG特征。

5.婴儿痉挛

又称为West综合征,较常见的严重的癫痫综合征。多在3~10个月发病;临床以频繁的强直痉挛发作为特征,可分为屈曲型、伸展型及混合型。屈曲型表现为点头、弯腰、屈肘及屈髋等动作。伸展型表现为头后仰、两臂伸直以及伸膝等动作。混合表现为部分肢体为伸展,部分肢体为屈曲。EEG表现为高度失律,各导联见到不规则、杂乱、不对称、高波幅慢波、棘波、尖波及多棘慢波。引起本病的继发性原因多种多样,如脑发育障碍所致的各种畸形、宫内感染、围生期脑损伤,核黄疸、免疫缺陷、代谢异常、生后感染、窒息以及染色体异常等因素,均可引起本病。其中,10%为结节性硬化。本病常合并严重的智力倒退或运动发育落后,多数患儿转变为其他形式的发作,特别以Lennox-Gastaut综合征最为多见。

6.婴儿良性肌阵挛癫痫

6个月~2岁间发病,患儿神经发育正常;发作表现为全身肌阵挛;EEG发作期表现为弥漫性棘慢波或多棘慢波,发作间期常无异常放电;以后良好。

7.婴儿重症肌阵挛癫痫

1978年Dravet首次描述本病,目前明确其致病基因为SCN1A。一般在5~6个月时出现第一次惊厥,往往伴有发热或在惊厥前有感染或预防接种史,初起发作形式为阵挛或强直-阵挛,以后才呈肌阵挛发作,形式多样,可为全身抽动或某个肢体抽动,发作时常摔倒。自惊厥开始后,智力及语言发育逐渐落后或共济失调。EEG第一年往往正常,第二年后出现弥漫性棘波、棘慢波或多棘慢波。本病治疗困难,不易控制发作。

8.Lennox-Gastaut综合征

1~8岁发病,临床发作形式多样性是本综合征的特点,如强直发作、不典型失神、失张力发作和肌阵挛发作,患儿可同时存在几种发作形式,也可由一种形式转变为另一种形式;EEG在发作间期表现为全导0.5~2.5Hz慢的棘慢波。2/3的病例可发现脑结构的异常或在惊厥前已有精神运动发育落后的表现。本综合征预后不良,治疗困难。

9.肌阵挛-站立不能发作癫痫

又称Doose综合征，都有遗传因素。多在5岁以内发病，男孩明显多于女孩。临床发作以肌阵挛-站立不能发作为特征性表现，表现为点头、弯腰以及两臂上举，常有跌倒，不能站立。EEG在发作期或发作间期均可见到不规则棘慢波或多棘慢波，背景波正常。多数病例治疗效果较好。

10.儿童良性癫痫伴有中央-颞区棘波

是小儿癫痫中常见的一种类型，多在5～10岁间发病，本病与遗传有关，往往有癫痫家族史。发作多在入睡后不久或清醒前后发生。表现为口咽部感觉异常及运动性发作，随后出现半侧面部肌肉抽搐及同侧上下肢抽动，有时可发展为全身性抽动。10%～20%患儿仅有一次发作，另有10%～20%病例发作频繁。本病体格检查神经系统正常，智力正常。神经影像学检查正常。大部分患儿EEG背景活动正常，在中央区或中央颞区出现棘波或尖波，随后为一低波幅慢波，可单独出现或成簇出现。异常放电在入睡后增加，大约30%患儿仅在入睡后出现。本病预后良好，青春期后大多停止发作。

11.具有枕区放电的小儿癫痫

发病年龄多见于4～8岁，男孩略多于女孩。发作可在清醒或入睡时，惊厥表现为半侧阵挛发作或扩展为全身强直-阵挛发作。惊厥前部分患儿出现视觉症状，如一过性视力丧失，视野出现暗点及幻视等。1/3病例发作后有头痛、恶心及呕吐。EEG在发作间期表现为枕部和后颞部出现一侧或双侧高波幅棘波或尖波，这种异常放电睁眼时消失，闭眼后1～20秒重复出现。

12.获得性失语性癫痫

又称为Landau-Kleffner综合征，4～7岁发病最多，男孩多于女孩，发病前语言功能正常，听觉失认为特征，失语表现为能听见声音，但不能理解语言的含意，逐渐发展为语言表达障碍。大约有一半患者首发症状是失语，另1/2患者首发症状为惊厥，惊厥为部分性发作或全身性发作；约有17%～25%患儿没有惊厥发作；2/3患者有明显的行为异常。EEG背景波正常，一侧或双侧颞区阵发性高幅棘波、尖波或棘慢波，睡眠时异常放电明显增多。本病预后表现不一，大多能控制惊厥发作，发病年龄小的患儿语言恢复困难。

13.慢波睡眠中持续棘慢波的癫痫

发病为年龄依赖性，多在3～10岁发病，临床上存在获得性认知功能障碍，80%～90%的患者有部分性或全面性发作。EEG呈现慢波睡眠中持续性癫痫样放电。多伴有全面的智力倒退。

14.儿童失神癫痫

4～8岁起病，6～7岁发病最多，女孩多于男孩。失神发作表现为突然发生的意识丧失，两眼凝视前方，停止正在进行的活动，持续数秒～1分钟左右后意识恢复，发作频繁，每天数次至数十次。EEG表现为双侧对称、弥漫性高波幅每秒3次棘慢波。过度换气可以诱发典型的脑电和临床发作。有一定的遗传倾向；预后良好。

15.青少年失神癫痫

青春期左右发病，7～17岁起病，发病年龄高峰在10～12岁，男女性别无差异，失神发作频率较少，不一定每天均有发作，多伴有全身强直-阵挛发作。EEG表现为对称的棘慢波，每秒3.5～4次，额部占优势。本病治疗反应好。

16.少年肌阵挛癫痫

青春期前后发病，男女性别无大差异。本病有明显的遗传因素，基因定位报道在染色体6p21.2、15q14以及8q24。发作时主要表现为肌阵挛，突然发生肩外展、肘屈曲、屈髋、屈膝以及跌倒，常伴膈肌收缩，发作多在醒后不久发生。也可能单个的发作或重复发作最后转为全身强直-阵挛发作。EEG为弥漫的每秒3～6次的棘慢波或多棘慢波。大部分患者服药能控制发作，有时需终生服药。

17.觉醒时全身强直-阵挛癫痫

多发生在10～20岁之间，16～17岁为高峰，本病有遗传倾向，大约10%病例有癫痫家族史。发作多在醒后1～2小时内发生，包括半夜醒来或午睡醒后发作，表现为全身强直-阵挛发作，有时也可合并失神或肌阵挛发作。EEG可见弥漫性异常放电，表现为棘慢波或多棘慢波。有时需描记睡眠到清醒时脑电图才能明确诊断。

18.肌阵挛性失神癫痫

多有遗传背景，目前多考虑特发性的原因。出生后数月以至青春期都可发病，发病高峰在7岁左右，以肌阵挛性失神为特征性表现，常伴有强直性收缩。对药物治疗反应较差。

19.Rsmussen综合征

是一特殊的、主要影响一侧大脑半球伴有难治性部分性癫痫，进行性严重认知障碍与偏瘫发生，神经影像学早期正常，以后出现一侧大脑半球进行性萎缩，EEG呈现背景活动不对称慢波活动，一侧为主的癫痫样放电。发病可能与感染及自身免疫异常有关。可接收手术治疗。

20.全面性癫痫伴热性惊厥附加症

为常染色体显性遗传方式，是一多个基因受累（致病基因包括 SCN1B、SCN1A、SCN2A 和 GABAG2）的单基因遗传癫痫。与其他癫痫综合征不同，需要家族背景的基础才能做出诊断。家族成员中存在热性惊厥或多种发作形式，如热性惊厥附加症、失神发作、肌阵挛发作以及部分性发作等，每个受累者可以有一种或多种发作形式。预后良好。

21.边缘叶癫痫和新皮层癫痫

内侧颞叶癫痫为边缘叶癫痫，外侧颞叶癫痫、额叶癫痫、顶叶癫痫以及枕叶癫痫属于新皮层癫痫。表现为相应部位相关的部分性发作的症状学与不同部位的癫痫样放电。

（四）癫痫持续状态

是指癫痫发作持续 30 分钟以上，或反复发作，且发作间期意识不能恢复。任何一种类型的癫痫发作都会发生癫痫持续状态。癫痫持续状态可能的原因和诱因包括脑外伤、颅内占位性病变、中枢感染、中毒以及代谢性疾病等。抗癫痫药物应用不当、睡眠剥夺、药物戒断综合征、服用过多药物或高热为常见诱因。

1.惊厥性癫痫持续状态

是指阵发性或连续强直和（或）阵挛运动性发作，意识不恢复者，伴有两侧性脑电图的痫性放电，持续时间超过 30 分钟。全身性惊厥持续状态往往是儿科急诊，全面性强直-阵挛性发作、阵挛性发作、强直性发作以及肌阵挛发作均可持续癫痫持续状态；部分性惊厥发作也可呈局灶性惊厥癫痫持续状态。

2.非惊厥性癫痫持续状态

是指持续发作的不同程度意识障碍、认知与行为异常，不伴有惊厥发生的脑功能障碍，伴有脑电图监护异常，持续时间大于 30 分钟者。约占各类癫痫持续状态的 19%～25%左右。非惊厥性癫痫持续状态主要包括典型失神性癫痫状态、非典型失神癫痫状态或精神运动性癫痫状态，可由全身性与部分性发作发展而来，其共同的特点为意识模糊、精神错乱及行为的改变，发作期 EEG 脑电背景活动变慢，同时伴有痫性放电，而发作间期 EEG 脑电活动增快。临床易误诊。非惊厥性癫痫状态可导致永久性认知和记忆功能障碍。

五、诊断

完整全面的癫痫诊断包括：发作期症状学、发作类型与综合征确定以及癫痫的病因；儿童发育评估与神经系统功能评价。此外，对反复发作性症状的患儿，还应根据临床及脑电图检查鉴别其他非癫痫发作的疾病，如屏气发作、睡眠障碍、晕厥、习惯性阴部摩擦、多发性抽动以及心因性发作等。

1.临床资料

癫痫的诊断主要结合病史，临床表现各种形式的发作，具突然发生、反复发作以及自行缓解的特点。现病史应详细了解发作的特征，包括发作前诱因、先兆症状和发作的部位，发作的性质、发作的次数、发作时的意识情况和发作后的状况；以及既往发作史和用药史、家族史及发育里程的询问等；体格检查包括全身情况，特别是寻找与癫痫发作病因有关的特征，如特殊的外貌、皮肤各种色素斑（牛奶咖啡斑、皮肤脱失斑和头面部血管瘤）以及神经系统异常体征。

2.脑电图检查

EEG 检查对癫痫的诊断和分类有很大价值，可出现各种阵发性活动，如尖波、棘波、尖慢波、棘慢波、多棘波以及多棘慢波等。一般常规脑电图阳性率接近 50％左右；加上过度换气、闪光刺激及睡眠脑电图诱发试验可提高 20％阳性率；一些多功能脑电图描记仪，Hoter 脑电图仪，视屏智能化脑电图监测仪，观察与临床同步的痫性放电，使之阳性率提高至 85％以上。做脑电图时注意，原服的抗癫痫药物不需停用，以免诱发癫痫发作；脑电图阴性也不能完全排除癫痫，但仅有脑电图的痫样放电而无临床发作不能诊断为癫痫。

3.神经系统功能评价

在儿童癫痫的诊断中还应关注神经系统其他方面异常的诊断及全身各系统并发疾病的诊断。①发育商及智商的评估了解有否精神运动发育迟缓；②各种诊断量表如社会生活能力、儿童行为、情绪障碍以及记忆量表等测定，发现心理及行为认知问题；③语言评估有否言语延迟、发育性言语困难、发音或构音障碍；④视听觉功能检查如视力、视野、视觉诱发电位、听力测试以及耳蜗电位图等发现感知障碍。为临床干预治疗提供指征。

六、辅助检查

（1）临床疑似继发性癫痫者应常规进行血常规、尿常规、大便常规、血氨、血乳酸、微量元素检查和遗传代谢筛查（尿有机酸分析、血氨基酸分析、酰基肉碱及染色体等）；血液生化检查及肝、肾功能等检查。

（2）疑似颅内感染者应行 CSF 检查。

（3）脑电图：均应进行脑电图检查，其对癫痫有诊断意义，并有助于确诊、定位、分类和鉴别诊断，以及与非癫痫发作性疾病相鉴别。必要时做各种诱发试验，如过度换气、闪光刺激、睡眠及药物诱发等。

(4)神经影像学检查:有助于明确病因。CT 及 MRI 可明确颅内钙化、畸形、占位病变、血管异常及脑发育异常(如灰质异位和脑回异常)等。单光子发射断层扫描(SPECT)和阳电子发射断层扫描(PET)可检测脑血流(CBF)和脑代谢率(CMR)的功能,可找出癫痫发作期低代谢率的癫痫起源区。小婴儿在必要时可先做头颅 B 型超声检查。

(5)神经心理评估:根据患儿癫痫的类型、发病年龄及共患症进行相应的神经心理评估,其中包括有儿童智能、儿童发育、儿童行为、儿童情绪及人格等方面。

七、鉴别诊断

1.晕厥

是短暂全脑灌注不足导致短时间意识丧失和跌倒,偶可引起肢体强直阵挛性抽动或尿失禁。常有头晕、恶心、眼前发黑和无力等先兆,跌倒较缓慢,面色苍白、出汗,有时脉搏不规则。单纯性晕厥发生于直立位或坐位,卧位也出现发作提示痫性发作。晕厥引起意识丧失极少超过 15 秒,以意识迅速恢复并完全清醒为特点,不伴发作后意识模糊。

2.假性癫痫发作

如癔症发作,可有运动、感觉和意识模糊等类似癫痫发作症状,常有精神诱因,具有表演性,视频脑电图有助于鉴别。

3.发作性睡病

可引起猝倒,易误诊为癫痫。根据发作合并有不可抑制的睡眠、睡眠瘫痪、入睡前幻觉及可唤醒等可以鉴别。

4.低血糖症

血糖低于 2mmol/L 时可产生局部癫痫样抽动或四肢强直发作,伴意识丧失,常见于胰岛 B 细胞瘤或长期服降血糖药物的非胰岛素依赖型糖尿病患者,病史有助于诊断。

八、治疗

治疗目的是控制癫痫发作,改善患者生活质量。

1.一般治疗

(1)护理:有发作预兆的患者,将患者扶至床上,来不及就顺势使其躺倒,防止意识突然丧失而跌伤,迅速移开周围硬物、锐器,减少发作时对身体的伤害。将缠有纱布的压舌板放在患者上、下磨牙之间，以免咬伤舌头。使患者平卧，松开衣领，头转向一侧，以利于呼吸道分泌物及呕吐物排出，防止吸入气管引起呛咳及窒息。平时养成良好的生活习惯，保证充足睡眠，避免过度劳累。注意锻炼身体，提高健康水平，预防上呼吸道感染等疾病。

(2)营养管理：由护士对患者的营养状况进行初始评估，记录在《住院患者评估记录》中。总分≥3 分，有营养不良的风险，需在 24 小时内通知营养科医师会诊，根据会诊意见采取营养风险防治措施；总分<3 分，每周重新评估其营养状况，病情加重应及时重新评估。

(3)疼痛管理：由护士对患者癫痫发作伴肢体痛等疼痛情况进行初始评估，记录在《住院患者评估记录》和《疼痛评估及处理记录单》中。评估结果应及时报告医师，疼痛评分在 4 分以上的，应在 Ih 内报告医师，医师查看患者后，联系麻醉科医师会诊。未进行药物治疗及物理治疗的患者，疼痛评分为 0 分，每 72 小时评估 1 次并记录；疼痛评分 1～3 分，每 24 小时评估 1 次并记录；疼痛评分 4～6 分，至少每 8 小时评估一次并记录；疼痛评分≥6 分，至少每小时再评估 1 次并记录。对有疼痛主诉的患者随时评估。

(4)心理治疗：甚为重要，鼓励患儿参加正常的活动和上学，以增强他们的自信心。

2.药物治疗

药物治疗对控制本病至关重要。临床上应用抗癫痫药物治疗的总原则为：控制癫痫发作且不产生明显的不良反应。

(1)第 1 次发作原则上不予治疗，需要结合脑电图所见以及脑部有无器质性疾病和患者的态度。

(2)2 次以上的癫痫发作，可以开始抗癫痫药物(AEDs)治疗；但不能诊断癫痫的发作(如热性惊厥、酒精或药物戒断后发作等)，不主张应用抗癫痫药物治疗。

(3)根据癫痫发作和癫痫综合征类型选择用药，缓慢增加药量，根据疗效和安全性，结合既往用药情况调整。由专科医师进行长期随访，决定剂量调整、何时减药停药。有条件时应测定药物血浓度以调整剂量。

(4)注意抗癫痫药物的不良反应，定期检查肝、肾功能和血常规。定期测定药物血浓度可减少毒性反应，提高疗效。长期服用抗癫痫药物可引起营养物质的相对缺乏，因此应及时补充维生素 D、维生素 K。

(5)抗癫痫药物的种类

①苯巴比妥：对所有年龄的全身性强直性发作、阵挛性发作，强直-阵挛性发作

均有良效，对简单部分性发作及精神运动型发作效果良好，可控制癫痫持续状态。常用维持量为 2～6mg/(kg・d)，全日量分 1～2 次口服，需 12 天达稳态。其抗癫痫有效血药浓度为 65～172μmol/L(15～40μg/mL)。中毒血药浓度为＞50mg/L。不良反应一般较轻，最常见的不良反应是嗜睡，常在治疗开始时明显，大多在 1～2 周能耐受。有些儿童服用后，表现为兴奋不安、活动过多。久用可产生耐受性和依赖性。因其对认知能力、行为的影响，现在临床上少用于首选。

②丙戊酸：属广谱药物，对各型癫痫发作均有效，尤其对原发性全身性发作、失神、肌阵挛、少年肌阵挛均可首选。对部分性发作、全身性发作也有效；对失张力发作、强直性发作、Lennox-Gastaut 综合征稍差。临床常用剂量为 15～60mg/(kg・d)，分 2～3 次口服。有效血浓度为 349～698μmol/L，中毒血药浓度为＞150mg/L。不良反应有中毒性肝炎、厌食、恶心、食欲差、嗜睡、眩晕、震颤、共济失调、复视、脱发、肥胖、白细胞计数减少、谷丙转氨酶升高、谷草转氨酶升高(多于服药后数月内出现)等。

③卡马西平：是简单部分性发作尤其是复杂部分性癫痫的首选药物。对全身强直-阵挛性发作及混合型的疗效同苯妥英钠，对肌阵挛和失神发作效果不佳。口服剂量 10～30mg/(kg・d)。用药后 3～4 天可达稳态血浓度。其抗癫痫有效血浓度为 17～51μmol/L。中毒血浓度为＞12mg/L。不良反应多发生于开始用药前几天。消化系统反应如恶心、呕吐、胃肠不适、腹痛；中枢神经系统反应有眩晕、嗜睡、运动失调、复视、头痛等。中毒表现为震颤、颜面潮红、抽搐、皮疹、再生障碍性贫血等。严重的不良反应有 Stevens Johnson 综合征、中毒性表皮坏死溶解症。

④氯硝西泮：也称氯硝安定。对各型癫痫均有效，作用比地西泮和硝西泮至少强 5～10 倍，尤其对失神发作和肌阵挛发作效果显著。对失张力发作、Lennox 综合征也有效。静脉注射用以治疗癫痫持续状态，可使脑电图的癫痫样放电立即停止。口服剂量开始小量，逐日增加，开始剂量为 0.01～0.03mg/(kg・d)，每天 2～3 次口服，维持量为 0.05～0.2mg/(kg・d)。不良反应有倦乏、运动失调、肌无力、行为异常、肝功能异常、健忘、白细胞计数减少、呼吸抑制等。用药超过 1～3 个月可产生抗癫痫作用的耐受性(疗效降低)和依赖性，突然停药可加剧癫痫发作。

⑤硝西泮：主要用于婴儿痉挛症、肌阵挛发作、失张力发作、不典型失神发作和反射性癫痫。常用剂量为 0.25～1mg/(kg・d)，最大量＜2mg/(kg・d)，分 3 次口服。开始用小量，逐渐加量。主要不良反应有镇静、嗜睡、呼吸抑制、肌张力低下及共济失调。

⑥托吡酯：对单纯部分性发作、复杂部分性发作、继发性强直-阵挛性发作均有

效.也可用于治疗 Lennox-Gastaut 综合征。单药口服治疗时每天 1～2 次,小量开始,从 0.5～1mg/(kg・d)开始,每周或每 2 周增加 1mg/(kg・d),直至 5～8mg/(kg・d)。常见不良反应有头晕、疲倦、头痛、思维异常、无汗、共济失调等,大多出现在快速加量期。

⑦拉莫三嗪:对儿童为广谱抗癫痫药,对所有发作类型均有效,尤其对失神、非典型失神和失张力发作效果好,对 Lennox-Gastaut 综合征也有效。初始剂量为 0.3mg/(kg・d),每日 1 次或分 2 次服用,连服 2 周,接着增加剂量至 0.6mg/(kg・d),每日 1 次或分 2 次服用,连服 2 周。此后每 1～2 周增加 1 次剂量,每天最大增加量为 0.6mg/(kg・d),直至达到最佳疗效。通常达到最佳疗效的维持量为每天 1～10mg/kg,每日 1 次或分 2 次服用,每日最大剂量为 200mg。若与丙戊酸合用,初始剂量为 0.15mg/(kg・d),每日服用 1 次,连服 2 周;随后 2 周每日 1 次,每次 0.3mg/kg。此后,应每 1～2 周增加剂量,最大增加量为0.3mg/kg,直至达到最佳的疗效。通常达到最佳疗效的维持量为 1～5mg/(kg・d),单次或分 2 次服用。常见不良反应有困倦、皮疹、呕吐和发作频率增加,还有复视、共济失调、头痛、情绪障碍和攻击行为等。

⑧奥卡西平:抗癫痫作用同卡马西平,起始的治疗剂量为 8～10mg/(kg・d),分为 2 次给药。每隔 1 周增加每天的剂量,每次增量不要超过 10mg/(kg・d),最大剂量为 46mg/(kg・d)。不良反应包括嗜睡、皮疹、头痛、头晕、复视、恶心、呕吐和疲劳。

⑨左乙拉西坦:属于全面性抗癫痫药物,起始治疗剂量是每次 10mg/kg,每日 2 次。单次剂量可增加至 30mg/kg,每日 2 次。剂量变化应以每 2 周增加或减少 10mg/kg,每日 2 次。不良反应有嗜睡、敌意、神经质、情绪不稳、易激动、食欲减退、乏力和头痛。

(6)癫痫持续状态:指出现 2 次或多次的癫痫发作而在发作间期患者的意识状态不能恢复到基线期水平,或者癫痫发作持续 30 分钟或更长时间。癫痫持续状态应在 30 分钟内终止发作,一般选用静脉药物治疗。

①地西泮为首选药物,每次 0.3～0.5mg/kg,可于 15 分钟后反复给药。也可选用劳拉西泮和苯妥英钠。

②丙戊酸 15～30mg/kg 静脉注射后改 1mg/(kg・h)静脉维持。

③水合氯醛灌肠。

④癫痫持续状态后的维持给药:苯巴比妥 5mg/kg,肌内注射,每 8 小时 1 次。尽早开始根据癫痫综合征及发作选择口服 AEDs,一般通过鼻饲给药,达到有效血

药浓度后，逐渐停用肌内注射苯巴比妥。

3.病因治疗

继发于脑肿瘤、脑炎、脑血管病等疾病的癫痫，在药物治疗的同时，应去除病因。

4.手术治疗

对于药物难治性癫痫，特别是有明确结构异常的患儿，可以考虑进行术前综合评估。

5.生酮饮食

对于药物难治性癫痫，尤其是儿童复杂性肌阵挛癫痫，特别检测到有丙酮酸脱氢酶缺乏、葡萄糖转运蛋白缺乏的异常时，可以考虑应用此方法。

九、预后

影响癫痫的预后因素包括癫痫的自然病史、病因、病情和治疗情况等。由于大多数癫痫患者(尤其在发达国家)在诊断后接受了治疗，有关癫痫自然病程的认识还很少。总体看来，大多数癫痫患者抗癫痫药物治疗的预后较好，约2/3病例可获得长期的发作缓解，其中部分患者可完全停药仍长期无发作。

1.经治疗的新诊断癫痫的预后

通常情况下，在出现两次及以上非诱发性癫痫发作时才诊断癫痫，并开始药物治疗。在随诊观察10年和20年时，经治疗的癫痫累积5年发作缓解率分别为58%～65%和70%。在随诊10年时，经治疗的成人癫痫5年发作缓解率为61%。在随诊12～30年时，经治疗的儿童癫痫3～5年发作缓解率为74%～78%。对于儿童期发病的癫痫患者，在随诊30年时，有64%的病例可以达到5年终点无发作，其中74%的患者摆脱了药物。

2.影响预后的因素

最主要的影响因素是癫痫的病因。总体上，特发性癫痫要比症状性或隐源性癫痫更容易达到发作缓解。在儿童癫痫中，能找到明确癫痫病因的患者预后差。其他影响癫痫预后的因素有癫痫早期的发作频率、脑电图是否有局灶性慢波或癫痫样放电、是否有全面强直-阵挛发作、首次发作后6个月内出现再次发作的次数。一般认为，起病年龄和性别对预后影响不大。

3.癫痫综合征的预后

不同的癫痫综合征预后有不同的特点，大致可归类为以下几种情况：①很好预后：占20%～30%，属良性癫痫。通常发作稀疏，可以自发缓解，不一定需要药物治疗。这类综合征包括新生儿良性发作、良性部分性癫痫(儿童良性癫痫伴中央颞区棘波/儿童良性枕叶癫痫等)、婴儿良性肌阵挛癫痫以及某些有特殊原因促发的癫痫。②较好预后:占30%～40%。癫痫发作很容易用药控制,癫痫也有自发缓解的可能性。这类综合征包括儿童失神癫痫、仅有全面强直-阵挛性发作的癫痫和某些局灶性癫痫等。③药物依赖性预后:占10%～20%。抗癫痫药物能控制发作,但停药后容易复发。这类综合征包括青少年肌阵挛癫痫、大多数部分性癫痫(隐源性或症状性癫痫)。不良预后:约占20%。尽管进行了积极的药物治疗,仍有明显的癫痫发作,甚至出现进行性神经精神功能衰退。这类综合征包括各种癫痫性脑病、进行性肌阵挛癫痫和某些症状性或隐源性部分性癫痫。

4.抗癫痫药物治疗与预后

目前的证据显示,抗癫痫药物治疗通常只能控制发作,似乎不能阻止潜在致痫性的形成和进展。一线抗癫痫药物之间没有明显的疗效差别。如果正确选择抗癫痫药物,新诊断癫痫患者的无发作率能达到60%～70%。有研究显示,使用第一种单药治疗后有47%的新诊断癫痫患者能达到无发作,再使用第二种及第三种单药治疗时则仅有13%和1%的患者可达到无发作。如果单药治疗效果不佳,可考虑联合用药。但即使经过积极治疗,新诊断的癫痫患者中有20%～30%发作最终控制不佳。需注意的是,上述数据主要来自传统抗癫痫药物,新型抗癫痫药物对癫痫长期预后的影响尚缺乏可靠的研究。

5.停用抗癫痫药与预后

一项基于人群的长期研究显示,在停止药物治疗后,癫痫的5年终点缓解率为61%。对于已有2年或2年以上无癫痫发作的患者而言,可以尝试减停药物。有研究显示,在癫痫减药过程中或停药后,癫痫复发的风险从12%至66%不等。停药后1年和2年的复发风险分别为25%和29%。在停药后1年和2年时,保持无发作的患者累积比例在儿童中分别是66%～96%和61%～91%,而在成人中则分别是39%～74%和35%～57%。复发比例在停药后12个月内最高(尤其是前6个月),随后逐渐下降。停药后癫痫复发的预测因素:①高复发风险的预测因素:青少年期起病的癫痫、局灶性发作、有潜在的神经系统病变、异常脑电图(儿童)。举例:青少年肌阵挛性癫痫、伴外伤后脑软化灶的额叶癫痫。②低复发风险的预测因素:儿童期起病的癫痫、特发性全面性癫痫、正常脑电图(儿童)。举例:儿童良性癫痫伴中央-颞区棘波、儿童失神癫痫。

第五节　惊厥

惊厥是小儿时期常见的症状，小儿惊厥的发生率是成人的 10～15 倍，是儿科重要的急症。其发生是由于大脑神经元的异常放电引起。临床上多表现为突然意识丧失，全身骨骼肌群阵挛性或强直性或局限性抽搐，一般经数秒至数分钟后缓解，若惊厥时间超过 30 分钟或频繁惊厥中间无清醒者，称之为惊厥持续状态。50％惊厥持续状态发生于 3 岁以内，特别在第一年内最常见。惊厥性癫痫持续所致的惊厥性脑损伤与癫痫发生为 4％～40％。

一、病因

(一)有热惊厥(感染性惊厥)

感染性惊厥多数伴有发热，但严重感染以及某些寄生虫脑病可以不伴发热。感染性病因又分为颅内感染与颅外感染。

1.颅内感染

各种病原如细菌、病毒、隐球菌、原虫和寄生虫等所致的脑膜炎、脑炎。惊厥反复发作，年龄越小，越易发生惊厥。常有发热与感染伴随症状、颅内压增高或脑实质受损症状。细菌性脑膜炎、病毒性脑膜炎及病毒性脑炎常急性起病；结核性脑膜炎多亚急性起病，但婴幼儿时期可急性起病，进展迅速，颅神经常常受累；隐球菌脑膜炎慢性起病，头痛明显并逐渐加重；脑寄生虫病特别是脑囊虫病往往以反复惊厥为主要表现。体格检查可发现脑膜刺激征及锥体束征阳性。脑脊液及脑电图等检查异常帮助诊断，特别是脑脊液检查、病原学检测、免疫学及分子生物学检查帮助明确可能的病原。

2.颅外感染

(1)热性惊厥：为小儿惊厥最常见的原因，其发生率约 4％～8％。热性惊厥是指婴幼儿时期发热 38℃以上的惊厥，而无中枢神经系统感染、水及电解质紊乱等异常病因所致者。目前仍使用 1983 年全国小儿神经病学专题讨论会诊断标准(自贡会议)：好发年龄为 4 个月～3 岁，复发年龄不超过 5～6 岁；惊厥发作在体温骤升 24 小时内，发作次数为 1 次；表现为全身性抽搐，持续时间在 10～15 分钟内；可伴有呼吸道或消化道等急性感染，热性惊厥也可发生在预防接种后。神经系统无异常体征，脑脊液检查无异常，脑电图2 周内恢复正常，精神运动发育史正常，多有家族病史。以上典型发作又称之为单纯性热性惊厥。部分高热惊厥临床呈不典型发作表现，称之为复杂性高热惊厥：24 小时内反复多次发作；发作惊厥持续时间超过 15 分钟以上；发作呈局限性，或左右明显不对称。清醒后可能有神经系统异常体征。惊厥停止 7～10 日后脑电图明显异常。某一患儿具有复杂性高热惊厥发作的次数越多，今后转为无热惊厥及癫痫的危险性愈大。

自贡会议明确指出凡发生以下疾病中的发热惊厥均不要诊断为高热惊厥：①中枢神经系统感染；②中枢神经系统疾病（颅脑外伤、出血、占位性病变、脑水肿和癫痫发作）；③严重的全身性代谢紊乱，如缺氧、水和电解质紊乱、内分泌紊乱、低血糖、低血钙、低血镁、维生素缺乏及中毒等；④明显的遗传性疾病、出生缺陷、神经皮肤综合征（如结节性硬化）、先天性代谢异常（如苯丙酮尿症）及神经结节苷脂病；⑤新生儿期惊厥。

（2）中毒性脑病：颅外感染所致中毒性脑病常见于重症肺炎、中毒性菌痢以及败血症等急性感染过程中出现类似脑炎的表现，但并非病原体直接侵入脑组织。惊厥的发生为脑缺氧、缺血、水肿或细菌毒素直接作用等多因素所致。这种惊厥的特点是能找到原发病症，且发生在原发病的极期，惊厥发生次数多，持续时间长，常有意识障碍，脑脊液检查基本正常。

（二）无热惊厥（非感染性惊厥）

1.颅内疾病

小儿时期原发性癫痫最为多见。其他还有颅内出血（产伤、窒息、外伤或维生素缺乏史），颅脑损伤（外伤史），脑血管畸形，颅内肿瘤，脑发育异常（脑积水、颅脑畸形），神经皮肤综合征，脑炎后遗症及脑水肿等。

2.颅外疾病

（1）代谢异常：如低血钙、低血糖、低血镁、低血钠、高血钠、维生素 B_1 和维生素 B_6 缺乏症，均是引起代谢紊乱的病因并有原发疾病表现。

（2）遗传代谢疾病：如苯丙酮尿症、半乳糖血症、肝豆状核变性以及黏多糖病等，较为少见。多有不同疾病的临床特征。

（3）中毒性因素：如药物中毒（中枢兴奋药、氨茶碱、抗组胺类药物、山道年、异烟肼、阿司匹林、安乃近及氯丙嗪）、植物中毒（发芽马铃薯、白果、核仁、蓖麻子及地瓜子等）、农药中毒（有机磷农药如 1605、1509、敌敌畏、敌百虫、乐果、666 及 DDT 等）、杀鼠药及有害气体中毒等。接触毒物史及血液毒物鉴定可明确诊断。

（4）其他：全身性疾病如高血压脑病、阿-斯综合征和尿毒症等，抗癫痫药物撤退，预防接种如百白破三联疫苗等均可发生惊厥。

二、临床表现

小儿惊厥多表现为全身性发作，患儿意识丧失，全身骨骼肌不自主、持续地强直收缩，或有节律的阵挛性收缩；也可表现为部分性发作，神志清楚或意识丧失，局限于单个肢体、单侧肢体半身性惊厥，有时半身性惊厥后产生暂时性肢体瘫痪，称为 Todd 麻痹。小婴儿，特别是新生儿惊厥表现不典型，可表现为阵发性眨眼、眼球转动、斜视、凝视或上翻，面肌抽动似咀嚼、吸吮动作，口角抽动，也可以表现为阵发性面部发红、发绀或呼吸暂停而无明显的抽搐。

三、诊断

（一）病因临床诊断

对新生儿临床上任何异常的活动和行为表现都应考虑是否为惊厥发作。除根据临床资料进行分析外，应结合电生理检查技术进行判断。早期诊断、早期治疗，对改善患儿的预后有很重要的意义。新生儿惊厥可多种病因同时存在，明确惊厥的病因对控制惊厥发作十分重要。如前所述，大多数新生儿惊厥可以找到明确病因。可询问患儿的家族史、围生期生产史，结合患儿的临床表现及体格检查特点，同时进行辅助检查，包括血常规、电解质、血糖、血尿氨基酸和有机酸代谢筛查，腰椎穿刺进行脑脊液常规、生化、培养、乳酸、甘氨酸的检测，头颅 CT、MRI、超声等检查，以协助诊断。

（二）脑电图诊断

脑电图仍是确诊新生儿惊厥最重要的依据。其作用在于判断微小发作或可疑的临床发作是否伴有异常放电，以确定发作的性质和类型；记录发作间期的背景特点，评估预后。

四、治疗

（一）一般治疗

保持气道通畅，及时清除咽喉部分泌物；头部侧向一侧，避免呕吐物及分泌物吸入呼吸道；吸氧以减少缺氧性脑损伤发生；退热，应用物理降温或药物降温；保持安静，避免过多的刺激。要注意安全，以免外伤。

（二）止痉药物

首选静脉或肌注途径：

1.地西泮

为惊厥首选用药，1～3 分钟起效，每次 0.2～0.5mg/kg（最大剂量 10mg），静脉推注,注入速度为1～1.5mg/min,作用时间5～15分钟,必要时每15～30分钟可重复使用2～3次。过量可致呼吸抑制及低血压;勿肌注,因吸收慢,难以迅速止惊。

2.氯羟安定

与蛋白结合含量仅为安定的1/6,入脑量随之增大,止惊作用显著加强。因外周组织摄取少,2～3分钟起效,止惊作用可维持12～24小时。首量0.05～0.1mg/kg,静脉注射,注速1mg/min(每次极量4mg),必要时可15分钟后重复一次。降低血压及抑制呼吸的不良反应比地西泮小而轻,为惊厥持续状态首选药。国内尚未广泛临床应用。

3.氯硝西泮

亦为惊厥持续状态首选用药,起效快,作用比安定强5～10倍,维持时间长达24～48小时。剂量为每次0.03～0.1mg/kg,每次极量10mg,用原液或生理盐水稀释静脉推注,也可肌注。12～24小时可重复。呼吸抑制发生较少,但有支气管分泌物增多和血压下降等不良反应。

4.苯巴比妥

脂溶性低,半衰期长,起效慢,静注15～20分钟开始见效,作用时间24～72小时。多在地西泮用药后,首次剂量10mg/kg,若首选止惊用药时,应尽快饱和用药,即首次剂量15～20mg/kg,在12小时后给维持量每日4～5mg/kg,静脉(注速为每分钟0.5～1mg/kg)或肌内注射。较易出现呼吸抑制和心血管系统异常,尤其是在合用安定时。新生儿惊厥常常首选苯巴比妥,起效较快,疗效可靠,不良反应也较少。

5.苯妥英钠

为惊厥持续状态的常见药,可单用,或一开始就与安定合用,或作为安定奏效后的维持用药,或继用于安定无效后,效果均好。宜用于部分性发作惊厥持续状态或脑外伤惊厥持续状态。对婴儿安全性也较大。负荷量15～20mg/kg(注速每分钟0.5～1.0mg/kg),10～30分钟起效,2～3小时后方能止惊,必要时,2～3小时后可重复一次,作用维持12～24小时,12小时后给维持量每日5mg/kg,静脉注射,应密切注意心率、心律及血压,最好用药同时进行心电监护。Fosphenytoin为新的水溶性苯妥英钠药物,在体内转化成苯妥英钠,两药剂量可换算(1.5mg Fosphenytoin＝1mg phenytoin),血压及心血管不良反应相近,但局部注射的反应如静脉炎和软组织损伤在应用Fosphenytoin时较少见。

6.丙戊酸

目前常用为丙戊酸钠。对各种惊厥发作均有效，脂溶性高，迅速入脑，首剂10～15mg/kg，静脉推注，以后每小时0.6～1mg/kg滴注，可维持24小时，注意肝功能随访。

7.灌肠药物

当静脉用药及肌注无效或无条件注射时选用直肠保留灌肠：5%副醛每次0.3～0.4mL/kg；10%水合氯醛每次0.3～0.6mL/kg；其他脂溶性药物如地西泮和氯硝西泮、丙戊酸钠糖均可使用。

8.严重惊厥不止者考虑其他药物或全身麻醉药物

①咪唑安定静注每次0.05～0.2mg/kg，1.5～5.0分钟起效，作用持续2～6小时，不良反应同安定；②硫喷妥钠每次10～20mg/kg，配制成1.25%～2.5%溶液，先按5mg/kg静脉缓注、余者静脉滴速为2mg/mm，惊厥控制后递减滴速，应用时需严密监制呼吸、脉搏、瞳孔、意识水平及血压等生命体征；③异丙酚负荷量为3mg/kg，维持量为每分钟100μg/kg，近年来治疗难治性惊厥获得成功；④对难治性惊厥持续状态，还可持续静脉滴注苯巴比妥0.5～3mg/(kg·h)或地西泮2mg/(kg·h)或咪唑安定，开始0.15mg/kg，然后0.5～1μg/(kg·min)。

（三）惊厥持续状态的处理

惊厥持续状态的预后不仅取决于不同的病因、年龄及惊厥状态本身的过程，还取决于可能出现的危及生命的病理生理改变，故治疗除有效选择抗惊厥药物治疗外，还强调综合性治疗措施：①20%甘露醇每次0.5～1g/kg静脉推注，每4～6小时1次；或复方甘油10～15mL/kg静滴，每日2次，纠正脑水肿。②25%葡萄糖1～2g/kg，静脉推注或10%葡萄糖静注，纠正低血糖，保证氧和葡萄糖的充分供应，是治疗惊厥持续状态成功的基础。③5% $NaHCO_3$ 5mL/kg，纠正酸中毒。④防止多系统损害：如心肌损害、肾衰竭、急性肺水肿及肺部感染。⑤常规给予抗癫痫药物治疗2年以上。

（四）病因治疗

积极治疗颅内感染；纠正代谢失常；对复杂性热性惊厥可预防性用药，每日口服苯巴比妥3mg/kg，或口服丙戊酸钠每日20～40mg/kg，疗程数月至1～2年，以免复发；对于癫痫患者强调规范用药。

五、预后

新生儿惊厥病死率高，存活者容易发展为癫痫和运动认知缺陷，其预后取决于胎龄、惊厥形式、病因、对治疗的反应、电生理和影像学改变等。惊厥本身就是神经发育预后不良的独立危险因素，且惊厥的病因对预后也有重要影响。低钙血症、低镁血症、新生儿良性惊厥发作、蛛网膜下腔出血及脑梗死导致的新生儿惊厥预后相对较好。预后不良的危险因素包括早产、新生儿缺氧缺血性脑病、严重先天性脑发育畸形、长时间发作或难治性惊厥.以及脑电图重度背景异常(爆发抑制波形、低电压、电静息、非常不连续图形伴高波幅棘波和慢波爆发)。没有证据证实应用传统抗癫痫药可改善新生儿惊厥的预后。难治性新生儿惊厥是临床难题，尽管对新生儿惊厥发生机制的研究不断进展，但数十年来没有更多新药用于临床。目前，神经递质受体、离子通道、转运蛋白的调节剂、抗炎物质、神经保护剂和抗氧化剂等的作用逐渐受到重视。控制惊厥发作是治疗目标，而提高远期神经发育预后更为重要。

第六节　小儿头痛

一、概述

头痛是临床上最常见的症状之一，系颅内外对痛觉敏感的组织受刺激而致头颅上半部疼痛。小儿头痛多于学龄期前后发生，但婴幼儿也可发病。因婴儿不会说话，即使幼儿也不能准确表达，故小儿头痛的实际发病年龄与发病率难以断定。据估计在7～15岁儿童中，40%～80%曾经发生过头痛，18%～34%的患儿在6岁以前发病，但器质性病变仅占5%以下。

(一)头痛的病理生理

并不是头部的所有结构都会引起疼痛，头部的痛敏结构是有限的。对疼痛刺激敏感的组织有：①颅内结构：包括颅底动脉及其分支，硬脑膜、蛛网膜和软脑膜内的动脉，颅内静脉窦及其分支静脉，颅底硬脑膜，颅神经如三叉神经、面神经、舌咽及迷走神经等，以及颈$_{1\sim3}$脊神经的分支。与此相反，其他颅内结构如颅骨、软脑膜、脑实质、脑室、室管膜、脉络丛、软脑膜静脉和颅内小血管等，它们没有或很少有感觉神经纤维分布，对疼痛刺激皆不敏感。②颅外结构：包括头皮、皮下组织、帽状腱膜和骨膜，头颈部的肌肉、血管和末梢神经等。

上述各种疼痛敏感组织发生以下病理生理改变时，即可出现各种形式和不同部位的头痛。①大脑基底动脉环及其主要分支的牵引；②颅内与颅外血管的扩张或痉挛；③血管和颅内、外结构的炎症；④头皮与颈部肌肉持久的收缩；⑤颅内压的改变或鼻窦、眼眶、中耳及牙齿髓腔内压力的改变；⑥对含有痛觉纤维的神经直接的压迫与牵引。

(二)头痛的分类

根据发病的缓急可分为急性头痛(病程在2周内)、亚急性头痛(病程在3个月内)和慢性头痛(病程大于3个月)。根据头痛的严重程度可分为轻度头痛、中度头痛和重度头痛。根据病因可分为原发性头痛(如偏头痛和紧张性头痛等)和继发性头痛(如因感染及外伤等所致的头痛)。

国际头痛学会(IHS)2004年公布了第2版“国际头痛疾病分类”(ICHD-2),将头痛分为偏头痛、紧张型头痛、丛集性头痛和慢性发作性偏侧头痛等14类,每类头痛均有明确的诊断标准。总体上看IHS分类较切合实际,层次分明,可操作性较强,已在临床上广泛采用。在儿科,最常见的头痛是IHS分类中的Ⅰ和Ⅱ两大类,即偏头痛和紧张型头痛。

(三)头痛的病因

引起小儿头痛的病因很多,一般可归纳为以下三大方面。

1.颅内疾病

(1)颅内感染性疾病:各种脑炎和脑膜炎等。

(2)颅内占位性病变:颅内肿瘤、脑脓肿、结核瘤及肉芽肿等。

(3)颅内高压症:脑积水、脑水肿及良性颅内高压症等。

(4)颅内低压症:脑脊液漏、腰穿后及脑积水分流术后等。

(5)脑血管病变:颅内动静脉畸形、颅内出血、蛛网膜下隙出血、颅内静脉窦血栓形成、各种脑动脉炎和静脉窦炎等。

(6)颅脑外伤。

(7)发作性头痛:偏头痛,以及癫痫发作前后头痛等。

2.颅外疾病

(1)眼源性头痛:屈光不正、先天性青光眼、眶内占位性病变(如肿瘤、脓肿、血肿和肉芽肿)等。

(2)鼻源性头痛:急慢性鼻炎、鼻窦炎以及鼻咽癌等。

(3)耳源性头痛:急慢性中耳炎、乳突炎及乳突脓肿等。

(4)齿源性头痛:龋齿、牙周炎、齿槽脓肿以及颞颌关节炎等。

(5)颈源性头痛:颈肌损伤、炎症,颈椎炎症、脓肿、肿瘤、骨折及脱臼等。

(6)头皮及颅骨病变:头皮炎症,颅骨骨髓炎、骨折,枕大神经痛,三叉神经痛等。

3.全身疾病

(1)急性感染性疾病:呼吸道感染(如上呼吸道感染、流感及肺炎)、伤寒及败血症等。

(2)慢性全身性疾病:结核病、结缔组织病、内分泌疾病(如甲状腺功能亢进)以及代谢性疾病(如尿毒症)等。

(3)心血管疾病:高血压、高血压脑病、主动脉缩窄及法洛四联症等。

(4)血液系统疾病:贫血及白血病等。

(5)急慢性中毒:铅中毒、一氧化碳中毒及农药中毒等。

(6)急慢性缺氧:肺性脑病及高山缺氧综合征等。

(7)其他:紧张性头痛、癔症性头痛以及精神病初期等。

(四)头痛的诊断

头痛的诊断过程,包括区别是否真性头痛,头痛的严重程度,头痛的性质(器质性、功能性和心因性)及头痛的原因。主要方法是详细采集病史,全面的内科及神经科体检,针对性的辅助检查。应遵循以下原则:①详细询问患儿的头痛家族史、平素的心境和睡眠情况。②头痛发病的急缓,发作的部位、性质、程度、时间、频率、缓解及加重的因素;注意婴幼儿常不能诉述头痛而仅有烦躁、哭吵的表现。③先兆症状及伴发症状等。④详细进行体格检查,并根据个体情况选择合适的辅助检查,如颅脑 CT 或 MRI 检查、鼻窦摄片以及腰椎穿刺脑脊液检查等。

(五)头痛的治疗

主要包括:①减轻或终止头痛发作的症状;②预防头痛的复发;③力争对头痛进行病因治疗。

二、偏头痛

偏头痛是一种反复发作的神经血管性头痛,多在单侧,每次发作性质与过程相似,间歇期正常。可伴发恶心、呕吐、视觉改变以及对光和声音的过度敏感等症状。

(一)流行病学

在小儿神经门诊初诊患者中,22%的患儿以头痛为主诉,其中约 1/2 为小儿偏头痛。关于偏头痛的流行病学调查,由于调查的年龄范围、诊断标准及调查方式不同,调查结果往往存在差异。偏头痛可见于任何年龄的儿童,特别是青春期前后的女孩。小儿偏头痛发病年龄多为 6～10 岁,平均 7.5 岁;但 6 岁以前发病也不少见,文献报告有 5 个月起病者。一般来讲,在6～12岁儿童中,偏头痛的患病率为 2%～5%;此后随年龄增加而逐渐增多,14 岁左右患病率约为 10%;成人患病率为

10%～30%。在所有儿童中，偏头痛的发病率为3%～7%。青春期前男女发病率相等或男略多于女，青春期后女孩发病率明显高于男孩。

（二）病因与发病机制

偏头痛真正的病因与发病机制尚未明确，提出了许多学说，但偏头痛发作时颅内、外血管舒缩障碍已被证实。目前认为偏头痛是在遗传素质基础上形成的局部颅内外血管对神经，体液调节机制的阵发性异常反应。紧张、恐惧、激动、睡眠不足、气候变化、噪声、闪光刺激以及某些特殊食物的摄入（如奶酪和巧克力）等因素，均可诱发偏头痛发作。

1.遗传因素

现认为偏头痛与遗传有关，其阳性家族史为50%～80%。双亲都患偏头痛的，其子女患偏头痛的约占70%；单亲患偏头痛的，子女的患病机会约50%；单卵双胎共同发生率为50%以上。这些都表明遗传因素在偏头痛发生中的重要作用，为多基因遗传。但基底动脉型偏头痛和家族性偏瘫型偏头痛例外，呈常染色体显性遗传。家族性偏瘫型偏头痛的致病基因可能定位于19p13.1-13.2。Ducros等于1997年将家族性偏瘫型偏头痛的致病基因定位于1q21-23，提示该病具有遗传异质性。

2.血管源学说

认为偏头痛的先兆症状与颅内血管的收缩有关，随后由于颅内、外血管的扩张，血管周围组织产生血管活性多肽，导致无菌性炎症而诱发头痛。20世纪90年代Olsen进一步发展了血管源学说，提出有先兆和没有先兆的偏头痛是血管痉挛程度不同的同一疾病。

3.神经源学说

认为偏头痛时神经功能变化是首要的，血流量的变化是继发的。

（1）神经递质假说：5-HT在偏头痛的发病中具有重要作用，它可使血管壁产生无菌性炎症或通过受体使脑血管收缩导致局部脑血流下降引起头痛。β-内啡肽、甲硫脑啡肽、P物质、儿茶酚胺、组织胺、血管活性肽和前列环素等神经递质，亦与偏头痛的发生有关。

（2）扩散性抑制假说：是指各种因素刺激大脑皮层后出现的由刺激部位向周围组织呈波浪式扩展的皮层电活动抑制。这种抑制以波的形式非常缓慢地通过皮质区，皮层扩散性抑制伴有明显的大脑血流减少（持续2～6个小时）。此假说可以充分解释偏头痛发作的神经功能障碍，但不能成功地解释头痛。

4.三叉神经血管反射学说

是指三叉神经传入纤维末梢释放P物质及其他神经递质，传出神经作用于颅内外血管，引起头痛和血管扩张。偏头痛作为一种不稳定的三叉神经-血管反射，伴有疼痛控制通路中的节段性缺陷，使得从三叉神经脊核来的过量冲动发放以及对三叉丘脑束或皮质延髓束来的过量传入冲动发生应答，最终引起脑干与颅内血管发生相互作用。

5.其他学说

有关偏头痛发病机制尚有低镁学说、高钾诱导血管痉挛学说、自主神经功能紊乱学说及大脑细胞电流紊乱学说等。

（三）临床表现

小儿偏头痛的临床表现与成人基本相似，但与成人比较又有许多不同之处，小儿偏头痛发作时的症状不如成人鲜明，但胃肠道症状非常突出。小儿偏头痛的临床特点是：①发作持续时间短，但发作次数较频；②双侧头痛多见，偏侧头痛相对少见；③视觉症状及头痛为搏动性较少见；④胃肠道症状突出，常伴有恶心、呕吐及腹痛；⑤有家族遗传史者多见；⑥伴夜尿、夜惊、夜游症及晕车晕船者多见。

1.有先兆的偏头痛

旧称经典型偏头痛，多数患儿先兆先于头痛发作，少数与头痛同时发作，偶尔在头痛后发作，个别病例只有先兆而没有偏头痛发作。先兆以视觉症状最常见，如眼前出现不同形状的闪烁暗点、“冒金星”、城垛样闪光、视物模糊不清、偏盲以及黑矇等，亦可出现视幻觉和视物变形或变色，持续数分钟至数小时。头痛发作往往开始于一侧额颞部、眶上或眶后，偶尔出现在顶部或枕部，呈搏动性（跳痛）或胀痛，可扩展到半侧头部或全头部，亦有左右交替发作者。头痛时有伴随症状，如恶心、呕吐、腹痛及面色苍白等。头痛持续时间长短不一，短时数小时或更短，长时1～2天，一般持续2～3小时。发作后入睡，醒后头痛消失。头痛可每日发作一次，或数周、数月至数年发作一次。

2.没有先兆的偏头痛

旧称普通型偏头痛，最常见，是青春期前儿童最常见的头痛发作形式。头痛前没有明确的先兆，但常有一些非特异的症状，如嗜睡、疲劳、周身不适以及食欲减退等。常为双侧额或颞部疼痛，大约一半患儿头痛性质为搏动性，头痛程度比经典型偏头痛轻，持续时间0.5～2小时。70%有恶心、呕吐或腹痛等胃肠道症状。

3.特殊类型的偏头痛

（1）偏瘫型偏头痛：头痛开始或头痛不久出现头痛对侧肢体瘫痪，可伴有瘫痪肢体麻木，持续时间长时可致瘫痪肢体抽搐。偏瘫一般较轻，持续数小时至1～2日，重者可达数日，一般均能完全恢复。可分两类：家族性多呈常染色体显性遗传；散发性可表现为经典型、普通型和偏瘫型偏头痛的交替发作。

(2)基底动脉型偏头痛：多见于儿童(女孩多于男孩)或年轻女性。有明确的起源于双侧枕叶或脑干的先兆症状，视觉症状如闪光、暗点、视物模糊及黑矇等，脑干症状如眩晕、复视、眼球震颤、耳鸣、构音障碍、共济失调、双侧肢体麻木及无力等，甚至可出现短暂的意识丧失。先兆症状多持续数分钟或数十分钟，而后出现枕部搏动性疼痛，常伴恶心和呕吐，发作持续数小时。有时头痛也可先出现或与诸多神经症状同时发生。

(3)眼肌瘫痪型偏头痛：多在12岁以前发病，有时见于婴幼儿。眼眶部疼痛伴有动眼神经完全性或不全性麻痹，部分病例同时累及滑车和展神经，出现眼球运动障碍。眼肌瘫痪可在头痛前或后或同时发生，以上眼睑下垂最常见，重者眼外肌全部瘫痪，伴瞳孔散大，眼球固定，光反应消失。疼痛可持续数小时，眼肌瘫痪可持续数日至数周。

(4)可能为偏头痛先驱或与偏头痛有关的周期性综合征：即过去所称的偏头痛等位症，是指临床出现短暂性神经功能障碍而当时头痛只是次要症状，甚至不出现头痛的一组综合征。特点是周期性发作，与偏头痛发作有相似的间歇期及相同的诱发因素，应用治疗偏头痛的药物有效。主要包括良性阵发性眩晕、周期性呕吐(再发性呕吐)、腹型偏头痛、儿童交替性偏瘫以及阵发性斜颈等。

(四)诊断

关于偏头痛的诊断，目前还没有一个客观的生物学指标，主要根据临床症状及阳性家族史加以诊断。至于辅助检查对偏头痛的诊断是不必要的，其价值在于排除非偏头痛疾病。

2004年IHS制定了没有先兆的偏头痛诊断标准是至少有5次发作符合下列条件：①小儿头痛发作持续1～72小时；②头痛至少具有下列4项中的2项特点：a.单侧头痛，b.搏动性头痛，c.中度或重度头痛，影响日常生活，d.日常体力活动(如上楼梯)时头痛加重；③头痛时至少有下列2项中的1项表现：a.恶心和(或)呕吐，b.畏光及畏声；④病史、体检及各项检查未发现全身或中枢神经系统器质性疾病，如有其他疾病需有证据说明与头痛发作无关。

有先兆的偏头痛诊断标准是：a.符合以下b～d特点的发作≥2次。b.能完全可逆的视觉、感觉或言语症状，但无运动障碍。c.至少符合以下两条：①至少1种先兆症状逐渐发展时间≥5分钟和(或)不同先兆症状接连出现≥5分钟；②先兆症状持续时间 5～60 分钟;③视觉症状和(或)感觉症状。d.不归因于其他疾患。此外,病史、体检及各项检查应未发现全身或中枢神经系统器质性疾病,如果有其他疾病需有证据说明与头痛发作无关。

HIS 制定的偏头痛诊断标准过于繁琐及严格,不便于临床工作时应用。并且此诊断标准是面对整个人群的,由于小儿偏头痛的症状主诉、发作方式与成人不尽相同(比如小儿的发作时间较短,单侧性和畏声在小儿较少见),故有不少针对儿童的修改性意见。比较认同的有以下几点:①发作头痛时伴有腹痛、恶心或呕吐;②偏侧头痛;③头痛性质呈跳动或搏动性、刺痛性;④经短暂时间后能完全缓解;⑤有视觉、感觉或运动性先兆;⑥在一级亲属中有一个或更多成员有头痛史。头痛特征如具有以上几项中之三项以上,则较支持偏头痛的诊断。

迄今尚无一致公认的偏头痛诊断标准,但以下几点受到普遍的赞同:①反复发作性的头痛,间歇期完全正常,排除其他器质性疾病引起的头痛;②具备以下 6 条中的 3 条:a.头痛发作时伴有恶心、呕吐,头痛时或不头痛时有发作性腹痛;b.偏侧头痛;c.搏动性头痛;d.短期休息或睡眠后缓解;e.有视觉异常等先兆;f.有偏头痛家族史。这比较符合 Prensky 提出的小儿偏头痛诊断标准。

(五)治疗

偏头痛的发病机制目前并不清楚,暂时无有效的根治方法。但大部分的患儿经过合理的治疗可使头痛得到有效的缓解。治疗分为缓解和预防复发两个方面,成人偏头痛的治疗方法在原则上是适用于儿童。

1.发作时的治疗

使患儿保持在安静卧床的状态,解除心理和精神上的负担、紧张和恐惧的想法。房间光线应调节至较暗。有头部跳痛者给予额颞部冷敷。轻症服用镇痛剂及安定剂如阿司匹林、磷酸可待因、安定等,也可用氯丙嗪。经治疗多数患儿头痛可缓解。伴恶心、呕吐者用甲氧氯普胺(灭吐灵)。

对头痛不缓解有跳痛者或经 TCD 检查证实为脑血管扩张者可使用下列缩血管药物:

(1)酒石酸麦角胺:本药能使过度扩张与搏动的脑血管收缩,可有效终止偏头痛发作,但必须在症状出现早期及时应用方能奏效。小于 7 岁者禁用。口服成人 1～2mg/次,年长儿1mg/次,无效时可间隔半小时到 1 小时原量再服一次。情况较严重者可皮下注射或肌内注射,成人 0.25～0.5mg/次,年长儿酌减。麦角类药物过量则会表现出恶心、呕吐、肌痛、腹痛及周围血管痉挛、组织缺血等症状。

(2)麦角胺咖啡因:每片含酒石酸麦角胺 1mg,咖啡因 100mg。小于 7 岁者禁用，口服成人1～2片/次，必要时半小时后再服1～2片，24小时总量不得超过6片，年长儿酌减。

(3)舒马曲坦：该药是5-HTID受体促动剂，对脑血管有高度选择性作用，对偏头痛急性发作有效，起效快。成人口服100mg/次，30分钟后头痛开始缓解，4小时达最佳疗效。儿童1～2mg/(kg·次)，最大不得超过成人量。极重症成人皮下注射本药6mg，儿童酌减。不良反应有一过性全身发热，口干、无力、关节酸痛。

(4)头痛发作经TCD证实为脑血管痉挛者需选用扩血管药物：

①盐酸罂粟碱：用于重症偏头痛。本药是非特异性平滑肌松弛剂，能使小动脉扩张，改善脑循环，从而减轻头痛。剂型为片剂30mg，针剂30mg/mL。成人每次30～60mg，一日3次口服。小儿每次1.5mg/kg，一日3次口服，最大量不得超过成人量。重者可采用针剂。

②地巴唑：成人口服量每次10～20mg，一日3次。小儿每次0.5～1mg/kg，一日3次口服，最大量不得超过成人量。

③烟酸：预防量为婴儿4mg/d，儿童6～12mg/d，治疗量为25～50mg，一日2次口服。必要时可肌内注射或静脉点滴，1.5mg/(kg·d)，见效快。

2.防止发作

应该保持生活的规律性，合理地安排饮食、睡眠、学习、文化及体育活动。尽量少吃含酪胺的食物如巧克力等，避免阳光直晒，切勿过量运动。可适当用药预防：

(1)苯噻啶：本药是5-HT拮抗剂，也有抗组胺、抗胆碱能及抗缓解肽作用。长期服用可预防普通型及典型偏头痛发作，对40%～70%的患者有效，成人开始每晚服0.5mg，3～5天后改为0.5mg，一日2次，2周后增加至一日3次。小儿酌减。持续服用4～6个月。不良反应有嗜睡、乏力、食欲增加，长期服用可有体重增加。停药后可恢复正常。

(2)甲基麦角酰胺：为5-HT拮抗剂，可与5-HT竞争受体，代替5-HT，收缩血管维持其张力。本药可预防多数偏头痛发作，成人0.5mg，每日1次，3天后增加至一日2次口服，再过3天增加至1mg，每日3次。小儿酌减。一般服药7～10天症状改善，偶尔达3～4周。以后逐渐减量，以最小有效量维持。不良反应有恶心、肌痛、腹痛。小儿慎用。

(3)普萘洛尔：成人每次5mg，每日3次口服，小儿每次0.5～1mg/kg，每日3次口服，最大量不超过10mg。其作用是阻断血管壁上β-肾上腺素能受体，防止血管扩张。起始剂量宜小，以防发生中枢性抑制，如血压下降、心率减慢等。哮喘、心力衰竭、房室传导阻滞者禁用。用药4～6周无效时改用他药。

(4)氟桂嗪:是钙通道阻滞剂。每晚睡前年长儿服 5～10mg,较小儿童服 2.5～5mg。不良反应有嗜睡,乏力,胃痛,抑郁。

(5)尼莫地平:为钙通道阻滞剂。成人 20～40mg,一日 3 次口服,小儿酌减,一般 10mg,一日 3 次口服。药物不良反应小,可有头晕、头胀、恶心、呕吐、失眠等。

(6)卡马西平:成人 0.1～0.2g,一日 2 次口服,小儿酌减。

(7)丙戊酸钠:成人 0.1～0.3g,一日 2 次口服,小儿酌减。注意检查肝功能。本药目前被认为是预防偏头痛较好的药物。

(8)中药正天丸、全天麻丸等。

(六)预后

偏头痛病程较长,但预后良好。据对确诊的 73 例偏头痛儿童 30 年观察随访,在发病开始 6 年内缓解率为 62%,在 30 岁时缓解率降为 40%(部分人再发),但大多数发作程度轻,频度较儿童期少,30%患者自始至终头痛。近年有报道小儿偏头痛发作过程中有时并发脑梗死,被称为偏头痛脑卒中,其机制不明,可能与血小板聚集后的微血栓形成有关。

第七节　重症肌无力

重症肌无力(MG)包括三种综合征即新生儿 MG、先天性 MG 及儿童 MG,其中新生儿及儿童 MG 是一种发生在神经-肌肉接头处,乙酰胆碱受体(AChR)抗体介导、细胞免疫依赖的获得性自身免疫性疾病。临床特征为骨骼肌活动后容易疲劳,休息或使用胆碱酯酶抑制剂可以缓解。肌无力通常表现为晨轻晚重,波动性明显。2/3 病例累及眼外肌,常为早期症状,10%长期局限于眼肌,颜面肌、咽喉肌、躯干肌和肢体肌均可受累。

一、流行病学

国外流行病学调查显示 MG 年发病率为 7.4/10 万。本病可见于任何年龄,既往认为有两个高峰年龄,第一个高峰年龄为 20～40 岁,女性多见;第二个高峰年龄在 40～60 岁,以男性多见,多合并胸腺瘤。但近些年我国文献报道,患者发病年龄同期以儿童期多见,占 MG56.4%,且发病年龄提前,多在 1～5 岁发病。我国尚无流行病学研究报道,但从国内多个成组病例资料以及我院的资料显示,儿童 MG 小年龄患病比例较高。女性患者所生新生儿,其中约 10%经过胎盘转运获得烟碱型乙酰胆碱受体抗体,可暂时出现肌无力症状。少数有家族史。

二、病因与发病机制

20世纪70年代由于烟碱型乙酰胆碱受体能够从电鱼放电器官中得到并纯化,可成功地产生实验性MG的模型,以及同位素标记的蛇毒α-神经毒素放射免疫分析的应用,MG的发病机制研究已经取得突破性的进展:MG其发病机制与遗传因素、致病性自身抗体、细胞因子、补体参与及胸腺肌细胞等复杂因素有关。

(一)重症肌无力是横纹肌突触后膜nAChR自身免疫性疾病

神经肌肉接头是通过接受乙酰胆碱(ACh)及烟碱等兴奋性递质传递与肌膜受体结合,导致离子通道开放,Na^+内流,肌膜去极化,产生终板电位,肌丝滑行,因而引起肌肉收缩。已知nChR是造成MG自体免疫应答高度特异性的抗原。nAChR位于神经肌肉接头部的突触后膜中。实验证明MC患者胸腺上皮细胞内含肌原纤维,与骨骼肌存在共同抗原。该抗原致敏T细胞,产生抗nAChR的抗体。该抗体对骨骼肌nAChR产生交差免疫应答,使受体被阻滞;并加速AChR的降解,通过激活补体,使肌膜受到损害。电镜检查显示突触后膜IgG和C3沉积。用辣根酶标记蛇毒神经毒素电镜检测运动终板超微结构显示:MG病理损害的特征是骨骼肌突触后膜皱襞表面面积减少,nAChR活性降低,因此出现肌无力症状。

(二)重症肌无力是T细胞依赖的自身免疫疾病

体液免疫大量研究资料阐明nAChR作为MG的靶子遭到损害,是由nAChRab介导的;而nAChRab对nAChR免疫应答是T细胞依赖性的。T细胞在MG自身免疫应答中起着关键作用。nAChRab的产生必须有nAChR特异性CD_4^+ T细胞的参与。nAChR特异$CD4^+$ T细胞先通过其受体(TCR)对nAChR特异性位点的识别,然后由T辅助细胞(Th)将nAChR主要免疫原区特异性抗体提供给B细胞,促使B细胞分泌高致病性的nAChRab。Th细胞通过分泌细胞因子来实现对nAChRab分泌的调节。

(三)遗传基因和病毒感染

众所周知,重症肌无力是自身免疫应答异常,但启动自身免疫的病因尚未完全弄清。目前认为MG发病与人类白血病抗原(HLA)有关,其相关性与人种及地域有关,且存在性别差异。HLA-Ⅱ类抗原(包括D区的DP、DQ及DR等基因产物)在发生自体免疫过程中起重要作用。DQ比DR等位基因对自体免疫疾病更具敏感性。采用PCR-RFLP技术检测发现我国非胸腺瘤MG与H/A-DQA1*0301基因显著相关。此外还发现与DQB1*0303及DPD1*1910基因相关显著,说明MC发病与多基因遗传有关。

MG 的发病除了与遗传基因有关外，还包括外在环境影响，如本病常因病毒感染而诱发或使病情加重。

胸腺为免疫中枢。不论是胸腺淋巴细胞(特别是 T 细胞)，还是上皮细胞(特别是肌样细胞，含有 nAChR 特异性抗原)，遭到免疫攻击，打破免疫耐受性，引起针对 nAChR 的自身免疫应答，因此使 MG 发病。

三、临床表现

1.新生儿一过性重症肌无力

母亲患重症肌无力，患儿出生后数小时至 3 天内，可表现哭声无力，吸吮、吞咽、呼吸均显困难；肌肉弛缓，腱反射减退或消失。患儿很少有眼外肌麻痹及上睑下垂。本症患儿可于生后 5 周内恢复。轻症可自然缓解，但重症者要用抗胆碱酯酶药物。

2.新生儿先天性重症肌无力

又名新生儿持续性肌无力本组疾病非自身免疫性疾病，为一组遗传性乙酰胆碱受体离子通道病，与患儿母亲是否有重症肌无力无关。患儿出生后主要表现为上睑下垂、眼外肌麻痹、全身肌无力、哭声低弱和呼吸困难者并不常见。肌无力症状较轻，但持续存在。

3.儿童型重症肌无力

最多见，发病最小年龄为 6 个月，发病年龄高峰在出生后第 2 年及第 3 年。女孩多见。根据临床特征可分为眼肌型、脑干型及全身型。

(1)眼肌型：最多见，是指单纯眼外肌受累，但无其他肌群受累。首发症状多数先见一侧或双侧眼睑下垂，晨轻暮重，也可表现眼球活动障碍、复视、斜视等。重症患儿表现双侧眼球几乎不动。

(2)全身型：有一组以上肌群受累，主要累及四肢。轻者四肢肌群轻度受累，致使走路及举手动作不能持久，上楼梯易疲劳。常伴眼外肌受累，一般无咀嚼、吞咽、构音困难。重者常需卧床，除伴有眼外肌受累外，常伴有咀嚼、吞咽、构音困难，以及程度不等的呼吸肌无力。

(3)脑干型：主要表现明显的吞咽、咀嚼及言语障碍，除了伴眼外肌受累外，躯干及肢体没有受累表现。

4.MG 危象

是指 MG 患儿在病程中由于某种原因突然发生的病情急剧恶化，呼吸困难，危及生命的危重现象。

(1)肌无力危象:最常见。因延误治疗或措施不当使肌无力症状突然加重,咽喉肌和呼吸肌极度无力,不能吞咽和咳痰,呼吸困难,常伴烦躁不安,大汗淋漓,甚至出现窒息、口唇和指甲发绀等缺氧症状。

(2)胆碱能危象:见于长期服用较大剂量的胆碱酯酶抑制剂的患儿。发生危象之前常先表现出明显的胆碱酯酶抑制剂的不良反应,如恶心、呕吐、腹痛、腹泻、多汗、流泪、皮肤湿冷、口腔分泌物增多、肌束震颤以及情绪激动、焦虑等精神症状。

四、辅助检查

1.药物诊断性试验

甲硫酸新斯的明试验:甲硫酸新斯的明每次 0.04mg/kg 肌内注射(最大不超过 1mg),15～30 分钟后肌无力明显改善为阳性,1.5 小时后恢复原状。

滕喜龙试验:滕喜龙 0.2g/kg,静脉注射,1 分钟后肌无力改善为阳性,5 分钟后作用消失。

2.神经重复电刺激

低频重复电刺激动作电位波幅递减,衰减 10%以上。

3.抗乙酰胆碱受体抗体测定

80%～90%为阳性,眼肌型阳性率较低。

4.胸部 CT 检查

可发现胸腺增生或胸腺瘤。

五、诊断

(一)确定是否重症肌无力

主要根据病史,典型的临床表现即受累骨骼肌活动后疲劳无力,明显具有时间上与程度上的波动性。受累肌群可分成眼外肌、颜面肌、咽喉肌、颈肌、躯干肌和肢体肌等,经休息或用胆碱酯酶抑制剂可以缓解;且无神经系统其他体征。此外可进行下列之一检查阳性而确诊。

1.疲劳实验阳性

受累肌群连续运动后症状明显加重即为肌疲劳现象。对肌无力程度较轻、检查配合的年长儿童可选择疲劳试验。成人 MC 患者强调定量疲劳实验,即选择不同的受累肌群,让其持续用力收缩,测量出现病态疲劳现象所需的时间及疲劳程度,并且制定有专项的评定量表。但儿童 MG 以年幼儿童发病为主,检查依从性差，尚缺少年龄相关的儿童专项定量疲劳实验量表。

2.药物实验阳性

甲基硫酸新斯的明实验：0.03～0.04mg/kg，肌注，比较注射前后半小时各受累肌群的肌力的变化，肌力明显改善者有助于 MC 的诊断；腾喜龙试验：腾喜龙 0.2mg/kg，以注射用水稀释至 1mL，静脉注射，症状迅速缓解则为阳性，持续 10 分钟左右又恢复原状。对疲劳实验改善不明显者、肌无力程度较重病例以及疲劳实验不合作的年幼儿童选择药物试验。

3.肌电图

神经低频重复电刺激示复合肌肉动作电位波幅衰减 10%以上为阳性；单纤维肌电图检查显示颤抖增宽，是目前敏感性及准确性最高的电生理检测手段。前者阴性不能排除 MG，后者在国内，特别是儿童尚未广泛开展。

4.血清 AChRab 的检测

AChRab 检测是 MG 诊断重要的参考依据，若阳性者有助于诊断，阴性者不能排除 MG。眼肌型及儿童 MG 病例 AChRab 多阴性。

（二）明确是否合并胸腺瘤

成人病例约 75%胸腺增生，15% MG 合并胸腺瘤；我院（复旦大学附属儿童医院）资料 4%胸腺瘤，42%胸腺增生。肿瘤常位于前上纵隔，除表现肌无力，一般无占位病变的症状和体征，易漏诊。胸腺瘤多见于 40 岁以后男性患者，肌无力症状较重，对胆碱酯酶抑制剂疗效不佳，易发生危象。侧位或正位 X 光胸片偶可发现异常，纵隔 CT 扫描可直接显示肿瘤部位、大小、形状以及与邻近器官的关系。免疫学检查：CAEab（又称胸腺瘤相关抗体）对 MG 患者提示胸腺瘤具有重要价值。MG 合并胸腺瘤 CAEab 阳性率高达 80%～90%。诊断尚需结合临床和 CT 纵隔扫描，综合分析。

（三）明确有无其他并存症

MG 作为自身免疫疾病中一种“姐妹病”，可伴有以下夹杂症：如甲状腺功能亢进，类风湿关节炎，系统性红斑狼疮，溶血性贫血，多发性肌炎或多发性硬化等。有相关疾病的病史、症状和体征，可以查出相应的免疫生化检验异常。

（四）鉴别诊断

MG 急性肌无力应与其他急性瘫痪疾病鉴别：包括①周期性瘫痪。常在夜间发病，醒来时发现四肢无力，发病时血钾低，心电图出现 U 波，每次发病持续数日，补钾治疗有效。②急性炎症性脱髓鞘多发神经根病。病初有发热或腹泻，除肢体瘫痪外，尚有神经根牵拉痛，脑脊液有蛋白-细胞分离现象。③脊髓炎。有发热及脊髓损害的三大症状和体征(包括上运动神经元型瘫痪、横截型感觉障碍及排尿障碍)。

慢性肌无力需要和以下疾病鉴别:包括①动眼神经麻痹。麻痹侧除上睑下垂外,还可见瞳孔散大,眼球向上、下及内收运动受限,见于神经炎或颅内动脉瘤。②多发性肌炎。四肢近端肌无力,肌痛,肌酶升高,肌活体组织检查有炎症细胞浸润。③肌营养不良。缓慢进行性肢体无力,肌萎缩,儿童患者翼状肩胛,腓肠肌假肥大,血肌酶升高,有家族史。④线粒体肌病。骨骼肌极度不能耐受疲劳,症状复杂多样,血乳酸升高,肌活体组织检查可见不整红边纤维,电镜示异常线粒体。⑤糖原累积病。其中尤其以Ⅱ型患者,酸性麦芽糖酶缺乏引起肢带肌无力,可出现呼吸肌麻痹,易误诊,肌活体组织检查 PAS 染色可见糖原积累,有家族史。⑥癌性肌无力,主要多见于年老患者小细胞肺癌,肢体无力,活动后缓解,高频反复电刺激神经肌电图示肌电位递增。⑦运动神经元病。早期仅表现舌及肢体肌无力,体征不明显,鉴别不易,若出现肌萎缩、肌纤维颤动或锥体束征则鉴别不难。

六、治疗

(一)胆碱酯酶抑制剂(AchEI)

可选用溴化新斯的明,剂量每次 0.5mg/kg 日服 3～4 次;吡啶新斯的明,剂量每次 2mg/kg,日服 4 次;溴化吡啶新斯的明,每次剂量 7mg/kg,日服 3 次。总之,胆碱酯酶抑制剂作为一种有效的对症、辅助治疗药物,不宜长期单独应用。用药因人、因时而异,从小剂量开始给药,逐步加量,以能够维持患者进食和起居活动为宜。长期依赖,滥用胆碱酯酶抑制剂,有碍 AchR 修复,须避免此类药物的弊端。

辅助药物如氯化钾和麻黄碱等可加强新斯的明的作用。忌用对神经-肌肉传递阻滞的药物,如各种氨基糖苷类的抗生素、奎宁、奎宁丁、普鲁卡因胺、普萘洛尔、氯丙嗪以及各种肌肉松弛剂。

(二)免疫抑制剂

1.皮质类固醇

为最常用的免疫治疗药物,无论是眼肌型还是全身型都可选用泼尼松,1～1.5mg/(kg·d)。采用剂量渐加或渐减法。或病初使用甲泼尼龙冲击疗法,儿童 20mg/(kg·d),静脉滴注,连用 3～5 天,起效快,适用重症或危象患者,用药方便,甚至可取代血浆交换疗法。但有一过性高血糖、高血压、继发感染及胃出血等不良反应,值得重视。病情缓解后逐渐减量改为泼尼松小剂量,隔日晨服,维持至少

1年以上。大剂量类固醇可使病情加重，多发生在用药1周内，可促发危象。发生机制是直接阻抑 AChR 离子通道。因此应作好呼吸抢救准备。

2.其他免疫抑制剂

可选用环磷酰胺、硫唑嘌呤或环孢素，对难治病例、发生危象病例以及胸腺切除术后疗效不佳者有效。需注意血象和肝、肾功能的变化。

（三）放射治疗

至今胸腺放射治疗还是对 MG 一种确实有效的治疗方法。被称作是“非手术的手术治疗”。适用于：①MG 药物疗效不明显者，最好于发病2～3年内及早放射治疗；②巨大或多个胸腺瘤，无法手术或作为术前准备治疗；③恶性肿瘤术后追加放射治疗。

（四）胸腺切除

胸腺切除仍然是 MG 的基本疗法。适用于：①全身型 MG，药物疗效不佳，宜尽早手术。发病3～5年内中年女性患者手术疗效甚佳。②伴有胸腺瘤的各型 MG 患者，疗效虽较差，应尽可能手术切除病灶。③儿童眼肌型患者，手术虽有效，是否值得手术仍有争议。做好围术期的处理，防治危象，是降低死亡率的关键。手术后继续用泼尼松1年。

（五）血浆交换及血浆净化治疗

能迅速清除血浆中 AChRab 及免疫复合物等，用于抢救危象。可使症状迅速缓解，但作用短暂，必须接上后续治疗。由于价格昂贵，目前尚未推广应用。

（六）丙种球蛋白

用大剂量丙种球蛋，0.4g/(kg·d)，静脉滴注，连用5天。治疗病情严重全身型 MG 患者，迅速扭转危象，或用于手术前准备，安全有效。用后需及时加用其他治疗。

（七）危象的处理

儿科病例危象发生率2.2%，病死率0.8%。一旦发生危象，呼吸肌瘫痪，应立即进行气管插管或气管切开，应用人工呼吸器辅助呼吸，同时明确何种危象，进行对症处理。在危象处理过程中保持气道护理的无菌操作、雾化吸入、保持呼吸道通畅、防止肺部感染及肺不张等并发症是抢救成功的关键。

七、预后

本病的预后，一些病例在发病后数月或数年后自行缓解；一些儿童期病例可持续到成人时期；眼肌型在青春前发病者预后较青春后发病者好；少数儿童病例病程迁延，其间可缓解、复发或恶化；多数病例经免疫抑制剂、胸腺切除及胸腺放疗等治疗可能得以治愈。

第八节　脑性瘫痪

脑性瘫痪简称脑瘫，是由于各种原因造成的发育期胎儿或婴儿非进行性脑损伤，主要表现为中枢性运动障碍，有时伴有智力缺陷、癫痫、行为异常、感知觉障碍。我国患病率为2‰左右。

一、病因及发病机制

引发小儿脑瘫的原因有很多，具体归纳为以下几点：

(1)出生前胎儿期的感染、出血、发育畸形以及母亲妊娠期患糖尿病、高血压等。

(2)出生时早产、双胎或多胎等，宫内感染、宫内窘迫，脐带绕颈、产钳分娩。

(3)出生后缺氧缺血性脑病、核黄疸、颅内出血、感染、中毒及营养不良等。

受孕前后孕母的身体内外环境变化、遗传以及孕期疾病所致妊娠早期胎盘羊膜炎症等均可影响胎儿早期阶段神经系统发育，以致围产期发生缺血缺氧等危险状况，导致脑性瘫痪。

二、临床表现

1.基本表现

(1)运动发育落后、主动运动减少：精细运动及大运动均落后于同龄儿。

(2)肌张力异常：肌张力增高或低下，也可表现为变异性肌张力不全。

(3)姿势异常：可出现多种肢体异常姿势。

(4)反射异常：多种原始反射消失延迟：如拥抱反射、颈强直反射、握持反射。

2.临床类型

(1)痉挛型：最常见，表现为上肢肘腕关节屈曲、拇指内收、手紧握呈拳状。下肢内收交叉呈剪刀腿和尖足。

(2)手足徐动型：难以用意志控制的不自主运动。

(3)肌张力低下型：肌张力低下，四肢呈瘫软状，自主运动少。常为脑瘫的暂时阶段，大多数会转为痉挛型或手足徐动型。

(4)强直型:全身肌张力显著增高、僵硬。

(5)共济失调型:步态不稳,摇晃,走路时两足间距加宽,四肢动作不协调。

(6)震颤型:多为静止性震颤。

(7)混合型:以上某几种同时存在。

3.伴随症状智力低下、癫痫、语言功能障碍、视力听力障碍、流涎等。

三、辅助检查

(1)影像学检查:头颅 CT 和 MRI 可能发现大脑发育异常或损伤征象。

(2)脑电图或可见背景慢活动和(或)癫痫样波。

(3)遗传、先天性代谢病筛查、运动障碍相关基因检测、染色体检查未发现异常。

四、鉴别诊断

1.婴儿进行性脊髓性肌萎缩症

进行性脊髓肌萎缩症于婴儿期起病,肌无力呈进行性加重,肌萎缩明显反射减退或消失,基因检测及肌肉活组织检查可助确诊。

2.先天性韧带松弛症

本病主要表现为关节活动范围明显增大,可过度伸展、屈曲、内旋或外旋,肌力正常,腱反射正常,无病理反射,不伴有智力低下或惊厥,有时有家族史,随年龄增长症状逐渐好转。

3.唐氏综合征

是最常见的常染色体疾病,根据其特殊面容及异常体征一般诊断不难。但有些病例新生儿时期症状不明显,只表现活动减少,面部无表情,对周围无兴趣,肌张力明显低下,肌力减弱,有时可误认为是脑性瘫痪肌张力低下型,但本病膝反射减弱或难引出是与脑性瘫痪明显的不同点,而且 Moro 反射减弱或引不出,确诊本病应查染色体。

4.异染性脑白质营养不良

患儿出生时表现为明显的肌张力低下,随病情的发展逐渐出现四肢痉挛、肌张力增高、惊厥、共济失调、智力进行性减退等,与脑性瘫痪的鉴别要点在于病情呈进行性发展,检测血清、尿或外周血白细胞中芳香硫酸酶 A 的活性可确诊。

5.GMI 神经节苷脂病本病

分 3 型。Ⅰ型(婴儿型)属全身性 GM1 沉积病,生后即有肌张力低下、吸吮无力、运动发育落后,晚期肌张力增高呈去大脑强直状态,有时可能与脑性瘫痪相混。但本病病情进展迅速且有特殊外貌,患儿发育迟缓,不能注视,有眼震,听觉过敏,惊吓反射明显,早期就出现严重惊厥,1～2个月患儿在视网膜黄斑部有樱桃红点,6个月后出现肝脾大,脊柱后弯,关节挛缩,晚期呈去大脑强直状态,对外界反应消失,多在2岁以内死亡。GM1神经节苷脂病Ⅱ型只侵犯神经系统,可有运动发育落后,走路不稳,腱反射亢进,有时需与脑性瘫痪鉴别。但本病在婴幼儿期起病,病前发育正常,此点与脑性瘫痪的病程明显不同,本病常表现听觉过敏,惊吓反射增强,多有智力低下及惊厥。但本型无特殊容貌、肝脾大,眼视网膜黄斑无樱桃红点。

五、治疗

治疗目的为促进各系统功能的恢复和发育,纠正或改善异常姿势,防止或减缓继发性畸形的发展,减轻伤残程度,提高活动能力和生活质量,使患儿尽早融入社会。

1.一般治疗

(1)护理:观察患儿运动发育、精神发育、肌张力、异常姿势情况;保持病房清洁,阳光充足,空气清新,预防感染;预防跌倒;合理喂养,保证营养供给;对独立进食困难儿应进行饮食训练,如患儿进食的热量无法保证,可进行鼻饲;指导家长为患儿做好生活护理,如穿衣、如厕等;进行功能训练及康复知识教育;定期进行生长发育评估,合理安排治疗和护理,使各种康复治疗顺行。

(2)营养管理:由护士对患者的营养状况进行初始评估,记录在《住院患者评估记录》中。总分≥3分,有营养不良的风险,需在24小时内通知营养科医师会诊,根据会诊意见采取营养风险防治措施;总分<3分,每周重新评估其营养状况,病情加重应及时重新评估。

(3)疼痛管理:由护士对患者的发热伴头痛等疼痛情况进行初始评估,记录在《住院患者评估记录》和《疼痛评估及处理记录单》中。评估结果应及时报告医师,疼痛评分在4分以上的,应在1小时内报告医师,医师查看患者后,联系麻醉科医师会诊。未进行药物治疗及物理治疗的患者,疼痛评分为0分,每72小时评估1次并记录;疼痛评分1～3分,每24小时评估1次并记录;疼痛评分4～6分,至少每8小时评估1次并记录;疼痛评分≥6分,至少每小时再评估1次并记录。对有疼痛主诉的患者随时评估。

(4)心理治疗:甚为重要,鼓励患儿参加正常的活动和上学,以增强他们的自信心。

2.康复及药物治疗

(1)康复评价:目的在于了解患儿的功能状况和潜在能力,确定治疗目标,制订治疗方案,定期评价治疗效果,以及为修订治疗方案提供依据。评价内容包括以下几个方面。①运动功能,如肌张力、运动模式、骨骼肌肉长度、步态、粗大和精细运动能力等;②其他神经系统功能、精神心理状况及社会的适应能力;③视觉、听觉能力;④语言能力;⑤生活能力;⑥体格发育状态等。

(2)治疗方法和内容

①物理治疗和作业治疗:根据功能障碍状况,进行针对性治疗,具体可采用神经生理学疗法(如 Bobalh、Vojta 和 Rood 技术等)、运动学习疗法,传统运动疗法(如肌肉控制能力训练技术、肌力增强技术、肌肉牵伸技术、关节活动技术、运动平衡能力训练等)、限制一诱导运动治疗、物理因子治疗(如神经肌肉电刺激、肌电生物反馈治疗、高压氧疗法)等。

②矫形器、座椅和姿势控制系统(如踝足矫形器、坐姿矫正系统、助行器、髋外展矫形器和站立架等)。

③药物治疗:肉毒毒素和神经营养药等,如通过肉毒毒素注射可降低痉挛肌肉的过度活动,创造一个时间窗以改善功能和步态、方便护理、改善姿势和延缓外科手术等。

第九节　瑞氏综合征

瑞氏综合征(RS),又名脑病伴内脏脂肪变性,由澳大利亚小儿病理学家 Reye 等于 1963 年首先报道,以急性脑病和肝脏脂肪变性为主要临床特征。RS 是儿科的一种危重疾患,常在前驱病毒感染后发生,服用水杨酸制剂和其发病密切相关。常见表现为急性颅内压增高、意识障碍和惊厥等脑病症状,并出现肝功能异常、低血糖、高氨血症和其他代谢紊乱。多数病例预后不良,因严重颅内压增高及脑疝致死,或遗留严重的神经系统后遗症。近年来国内外报告确诊病例很少。这一方面可能和水杨酸应用减少有关,更主要的则是临床对遗传代谢病的认识和诊断水平提高的结果。很多符合 RS 临床诊断条件的患儿,最后确诊为脂肪酸或其他代谢障碍,实际上为“类 Reye 综合征”。已证实可表现为瑞氏综合征的遗传代谢病包括尿素循环障碍、某些亚型糖原累积病、原发性肉碱缺陷、遗传果糖不耐症、甲基丙二酸血症、3-羟-3-戊二酶血症及脂肪酸 B 氧化缺陷等。

一、流行病学

美国18岁以下人群发病率为0.1/10万～0.88/10万，部分地区发病率曾高达2.4/10万～8.4/10万。20世纪60年代以来，美国疾病控制中心(CDC)登记病例数达3000例以上，死亡率达26%～42%。从1967—1973年，年报告病例数为11～83。在1974—1983年，报告病例明显增加，其中仅1979—1980年就达555例。此后由于慎用阿司匹林，发病人数逐渐下降，死亡率也下降至10%～20%，目前Reye综合征已经十分罕见。近年来RS在澳大利亚和新西兰等国也几乎消失。我国自1973年以来，广州、上海、福建、贵州、北京及湖南等地均有RS的报道，迄今已报道200余例，其中约100例经尸检证实。与欧美RS的临床特点不同，国内报告的RS患儿不一定有病毒感染病史，与阿司匹林的应用也无明显相关。

二、病因和发病机制

RS的病因和发病机制迄今未明。研究发现RS患者存在线粒体形态异常，肝脏线粒体内酶活性降低，而线粒体外酶活性保持正常，血清中线粒体型GOT增加，尿中二羧酸增加，提示存在急性脂肪酸B氧化紊乱。临床观察也发现RS的症状类似于伴有线粒体异常的遗传代谢疾病，而线粒体抑制剂或毒素(如柳酸盐及棘皮油等)可引起类似的临床病理改变。因此多数学者认为本病与病毒感染或其他因素诱发的线粒体损伤有关。国外证实本病的发生与B型流感和水痘等病毒感染的流行有关。

三、病理

RS的病理改变主要表现在脑和肝脏。

脑的病理改变主要是脑水肿。外观肿胀，重量增加，脑回变平，脑沟变浅、变窄。可见枕骨大孔或小脑幕切迹疝。光镜下可见神经元损伤，可能为脑水肿和脑缺血的继发性病变。电镜下可见弥漫性神经元线粒体肿胀。星形胶质细胞水肿，颗粒减少，并有空泡。

肝脏外观呈浅黄至白色，提示脂肪含量增加。光镜下可见肝细胞脂肪变性。电镜检查可见线粒体肿胀和变形，线粒体嵴可消失，肝细胞质中可见许多细小的脂肪滴。肝活检发现上述典型的线粒体改变是确定诊断的重要病理依据。

四、临床表现

1.起病

典型起病者常在一次上呼吸道感染等发热性疾病恢复期,病情突然加重而发病。病初多有明显呕吐,随即出现进行性意识障碍,并于24～48小时内达病情严重高峰。

2.进行性意识障碍

轻者嗜睡或昏睡,严重者昏迷,甚至出现去皮质强直或去脑强直。

3.顽固性惊厥发作

反复惊厥发作,大多为全身性,少数为局限性发作。

4.颅内高压

进行性加重,可在数小时内发生脑疝而突然死亡。

5.肝脏脂肪变性

肝脏轻-中度肿大,也可肿大不明显,但肝功多异常,始终无黄疸。

6.部分病例病程呈自限性,急性脑病症状大多在起病后3～5天开始恢复,肝功异常的完全恢复则需2～3周。

五、诊断要点

1.急性脑病的临床表现

尤其在一次急性病毒性感染恢复期病情突然加重,且伴频繁呕吐起病者。

2.实验室检查

主要表现肝功异常。

(1)高血氨症:血氨于起病24～48小时内即见增高,为早期改变指标。

(2)血清转氨酶升高:尤其是血清丙氨酸转氨酶(ALT)增高,一般要在起病后3～5天才出现,并持续2～3周。

(3)肝脏合成凝血因子障碍:致凝血时间和凝血酶原时间延长。

(4)血脂升高:常见甘油三酯、短链脂肪酸升高。

(5)低血糖:婴幼儿多见。

六、治疗

1.治疗原则

早期诊断、早期治疗。重点在于抢救脑水肿,降低颅内压。

2.治疗方案

(1)积极减轻脑水肿,降低颅内压:

①脱水剂:通常选择20%甘露醇或甘油果糖(10%甘油+5%果糖)液。出现利尿作用后要注意维持体内水、电解质平衡。

甘露醇剂量为每次0.5~1.5g/kg,静脉快速滴注或静脉推注。视病情每3~8小时一次。注入后5~15分钟见效,半小时作用最强,可有轻度反跳作用。

甘油果糖液按甘油剂量为每次0.5~1g/kg(10%甘油)静脉滴注。

其他脱水利尿剂如利尿酸、呋塞米、山梨醇也可应用。

②地塞米松:可保护血脑屏障,协同甘露醇减轻脑水肿和脱水剂的反跳作用。但显效慢,18~24小时起作用。剂量每次为0.15~0.2mg/kg,每6~8小时一次。

③机械通气:危急情况下应用。人工呼吸机控制下过度换气,可在数秒或数分钟内降低颅压,作用高峰2~30分。注意控制 $PaCO_2$ 不得低于20mmHg,否则有引起脑缺血的危险。

(2)对症与支持治疗:

①以10%葡萄糖静脉滴注支持治疗,若合并有低血糖,应于积极纠正。

②维持水、电解质平衡:补液量一般为60~80mL/(kg·d),原则为“边补边脱”,即积极利尿脱水,减轻脑水肿的同时,及时补充体液,注意水和电解质平衡。

③积极控制惊厥发作,可选用地西泮按0.2~0.3mg/kg缓慢静注(一般1分钟不超过1mg,一次量不超过10mg),大多在5分钟内见效,由于地西泮半衰期短,必要时30~60分钟后可再用一剂。苯巴比妥钠按每次5~10mg/kg静脉或肌内注射,10~30分钟起作用,维持疗效时间6~8小时。为防止惊厥再发,可按每天10~12mg/kg,连续2~3天,注意血压、心率和呼吸的监测。

其他止惊厥药如戊巴比妥钠、氯硝西泮、丙戊酸、苯妥英钠等注射溶液也可用于惊厥的抢救。

④补充凝血因子维生素K。

(3)避免使用阿司匹林、吩噻嗪类药物。

第十节　格林-巴利综合征

格林-巴利综合征(GBS)又称急性感染性多发性神经根炎也称急性炎症性脱髓鞘性多神经根病,本病首先由Landry在1859年报道,1916年由Guillain和

Barre 又报道了 2 例，并指出脑脊液中蛋白细胞分离现象是本病的特征。目前认为 GBS 是由体液和细胞免疫共同介导的急性自身免疫性疾病，可发生于任何年龄，临床特点为急性弛缓性对称性肢体瘫痪，腱反射消失，不同程度的周围性感觉障碍，病情严重者出现延髓病变和呼吸肌麻痹。脑脊液改变为蛋白-细胞分离现象。治疗主要包括一般治疗和免疫治疗。

GBS 终年发病，可发生于任何年龄，男女均可受累，其发病率约为每年 0.6/10 万～4/10 万。

一、病原

病因不清，但研究显示空肠弯曲杆菌（4%～66%）、巨细胞病毒（5%～15%）、EB 病毒（2%～10%）以及肺炎支原体（1%～5%），这些前驱感染与临床各亚型无特异的相关性。此外，文献报道还与单纯疱疹和带状疱疹病毒，流感 A 和 B、流行性腮腺炎、麻疹、柯萨奇、甲型和乙型肝炎病毒，天花和人类免疫缺陷病毒等感染有关。

二、发病机制

GBS 的发病机制目前仍不十分清楚，主要有以下几种：

1.感染

CBS 患者多数有前驱感染，但严重轴索变性多见于空肠弯曲杆菌感染后，而严重感觉受损多见于巨细胞病毒感染后。目前空肠弯曲杆菌及 GBS 的相关性引起广泛关注，空肠弯曲杆菌（CJ）是引起急性胃肠炎的主要病原，也是最常见的 GBS 的前驱感染源。通过对不同 CJ 血清型：O：1、O：2、O：4、O：10、O：19、O：23、O：36 和 O：41 的脂多糖的核心寡糖（Os）的化学分析，结果显示其结构与人体神经节苷脂 GM1、GD1a、GDa、GD3 和 GM2 相似。

微生物的某些结构与宿主的某些结构具有共同表位，感染后针对病原微生物的保护性免疫反应在神经组织引起交叉反应，破坏神经结构功能或引起功能改变，这是所谓的“分子模拟”学说。此外，微生物还可以作为多克隆激活剂刺激 B 细胞增殖，产生抗体；直接参与细胞因子释放，协同免疫反应；通过所谓“微生物超抗原”激活 T 细胞的寡克隆反应；破坏免疫活性细胞，干扰免疫调节机制，造成自身免疫反应。

CBS 的发病除了与感染源的特性有关，还与患者的免疫状况有关。

2.抗神经节苷脂抗体

许多研究表明,GBS各亚型中可出现相对特异的抗神经节苷脂抗体,其中最典型的是Miller-Fisher综合征(MFS)。90%的MFS患者具有抗GQ1b和GT1a神经节苷脂抗体(IgG);在所有GBS亚型中都发现存在抗GM1抗体(IgC型),但是与脱髓鞘型GBS相比,急性运动性轴索型神经病(AMAN)和急性运动-感觉性轴索型神经病(AMSAN)患者中抗GM1抗体更常见。

抗神经节苷脂抗体是否直接参与发病机制至今尚无定论。许多实验显示抗GM1抗体可以导致离子通道功能异常,AMAN的一个早期表现就是郎飞结上的补体被激活。可能的作用机制是抗神经节苷脂抗体直接作用于郎飞结或结旁的受体,通过激活补体,导致离子通道的改变。

3.细胞免疫

T细胞可能参与大部分或全部亚型的GBS发病机制。T细胞对任何一种髓鞘蛋白P_2、P_0和PMP_{22}都有反应,并足以引发实验性自身免疫性神经炎。急性期患者的体液循环中发现有激活的T细胞,它能上调基质金属蛋白激酶,经血-神经屏障,与同族的抗原结合识别。对T细胞的这些特异性反应的研究目前仍处于初步阶段。

4.其他

有报道疫苗接种(多为流感疫苗、肝炎疫苗以及麻疹疫苗)、遗传及微量元素代谢异常(锌、铜、铁等)参与了GBS的发病机制。

三、临床分型

1.急性炎症性脱髓鞘性多神经病(AIDP)

是GBS的经典型,是最常见的类型,占85%~90%。

2.急性运动轴索型神经病(AMAN)

是GBS中纯运动神经类型。与AIDP的鉴别在于主要为运动神经受累,电生理检查提示轴突损害,与前驱空肠弯曲菌相关。临床特征和恢复与AIDP相似,但更多患者因呼吸衰竭需要辅助通气。

3.急性运动感觉性轴索神经病(AMSAN)

症状与AMAN相似,但感觉症状更多,病程更长。病理改变主要为运动和感觉纤维的轴突病变,儿童此型少见。

4.Miller-Fisher综合征

特点为眼肌麻痹、共济失调、腱反射消失三联症,可伴有面神经麻痹,如伴有肢体肌力减低,也极轻微。可有躯干及肢体感觉异常。脑脊液和电生理变化与AIDP一致。

5.全自主神经功能不全

特点为四肢无汗,皮肤干燥,直立性低血压,便秘,瞳孔不等大,瞳孔反射消失,唾液及泪液分泌障碍,无张力性膀胱等。脑脊液可有蛋白—细胞分离现象。

6.多发性脑神经炎

患者急性双侧性多发性脑神经受累,严重周围感觉丧失。典型的患者出现双侧性面肌无力,吞咽困难,发音困难,动眼神经可不受累。本型患者较其他患者年幼。本型与前驱巨细胞病毒感染相关。电生理和脑脊液变化同AIDP一致,脑部MRI可见多处脑神经强化,此型患者常需要通气支持,多数恢复完全。

四、临床表现

1.急性炎症性脱髓鞘型多发性神经根病(AIDP)

90%以上GBS为此型患者,可累及各年龄患者。该型症状出现较快,常在数天内发病,也可呈暴发性。最常见的表现是进行性、上升性、弛缓性瘫痪,伴轻至中度感觉障碍,或者伴有脑神经麻痹(呈下降型),严重患者可发展为延髓麻痹,并导致严重并发症;最易受累的为第Ⅶ、Ⅸ、Ⅹ对脑神经,其次为Ⅱ、Ⅴ、Ⅻ对脑神经。严重者24～48小时内发生呼吸肌麻痹,需立即机械通气。

感觉障碍包括麻木感、蚁行感、针刺感,以及烧灼感。通常无排尿或排便障碍。本病的自主神经系统损害常见,可有交感和副交感神经功能不全的症状,患者常有手足少汗或多汗、窦性心动过速,以及血压不稳定,可有一过性大、小便潴留或失禁。

下列指标提示临床呼吸衰竭:疾病进展较快,延髓功能障碍,双侧面肌无力,自主神经功能异常。与呼吸衰竭有关的肺功能指标为:肺活量<20mL/kg,最大吸气压<30cmH_2O,最大呼气压<40cmH_2O,或肺活量、最大吸气压及最大呼气压下降超过30%。

2.急性运动轴索型神经病(AMAN)

临床表现为急性瘫痪,不伴感觉障碍,恢复较慢,患者在恢复期早期常出现腱反射亢进。

3.急性运动-感觉型轴索型神经病(AMSAN)

该型多见于成人,是一严重的轴索破坏性亚型。表现为运动和感觉功能同时受损,其恢复更慢。感觉障碍包括麻木感、蚁行感、针刺感以及烧灼感。

4.Miller-Fisher 综合征(MFS)

临床特征为不同程度的眼外肌麻痹、共济失调及腱反射消失。MFS 是 GBS 的一个变异型,为动眼神经原发受损,在某些患者可有脑干或者小脑直接受损。一般 MFS 患者很少累及肢体肌力、自主神经功能以及除动眼神经外的脑神经。MFS 尚可有周围性和中枢性听力系统及周围性平衡系统受损,表现为听力下降,平衡功能失调。当患者出现延髓麻痹及自主神经功能异常,可能提示预后不佳。极少数患者可复发,即一次患病后,经过相当长的无症状期,再次出现 MFS,其临床表现与第一次相似,有学者认为复发可能与 HLA-DR_2 有关。

小儿 GBS 特点:①前驱症状除腹泻外以不明发热多见;②肢体瘫上下肢多不对称;③脑神经麻痹少见;④感觉障碍少见;⑤早期肌萎缩少于成人;⑥病情变化快,但预后较成人佳;⑦脑脊液蛋白-细胞分离较成人不典型。

空肠弯曲杆菌(CJ)感染后的 GBS 主要表现为:①更严重的病情;②更大程度的轴索变性;③更不良的预后;④儿童发病率高;⑤更大比例的特定 HLA 型;⑥与抗神经节苷脂抗体更紧密的联系和发病的季节性。

五、诊断

(一)临床症状

1996 年 NomuraK 等总结了 GBS 的 7 大特征,其中前 5 条为临床特征:

(1)患者在神经系统症状出现前 1～3 周往往有前驱感染,最常见的是咽痛、鼻塞、发热或空肠弯曲杆菌感染引起的胃肠炎。

(2)呈对称性瘫痪。一般先有双下肢无力,逐渐加重和向上发展。

(3)腱反射消失。

(4)症状及体征在数天至 2 周内迅速进展,接着进入稳定期,最后逐渐恢复至正常,约需数月之久。

(5)大多数患者可恢复功能。通常在进展停止后 2～4 周,也有经过几个月后才开始恢复。

(6)脑脊液中蛋白增高,白细胞数不高,呈蛋白-细胞分离现象。

(7)运动神经传导速度减慢,以及 F 波消失。

(二)实验室检查

1.脑脊液检查

蛋白-细胞分离现象是本病特征之一。患者发病数天后蛋白含量开始上升,蛋白含量最高峰约在发病后 4～6 周,多数患者细胞数正常。患者脑脊液中可发现寡克隆区带。

2.电生理学检查

(1)AIDP:脱髓鞘性改变,神经传导速度明显减慢,F 波消失,有学者认为 H 反射消失是早期诊断 GBS 的较敏感的指标。上肢感觉神经动作电位(SNAP)振幅减弱或者消失,异常 F 波也是早期 GBS 的异常指标。

(2)AMAN:神经传导速度正常或轻微异常,复合运动动作电位(CMAP)振幅下降,提示为轴索受损,但无脱髓鞘改变。

(3)AMSAN:轴索受损同 AMAN。

(4)MFS:脱髓鞘改变同 AIDP。

3.抗体检测

GBS 患者血清中可出现多种抗神经节苷脂 GM1、GMa、GD1a、GD1b 及 GQ1b 的抗体,一般采用 ELISA 法检测。许多学者就是否这些抗体与 GBS 亚型存在相关性做了研究。除了抗 GQ1b 抗体确定与 MFS 密切相关外,其他 GBS 临床亚型及相对应的特异性的抗体尚未完全确定。

抗体及其可能相关的 GBS 亚型:

(1)抗 GM1 抗体:约 30% AIDP 患者出现此抗体,非特异性。

(2)抗 GD11a 抗体:在中国 AMAN 患者中,此抗体具特异性,但其敏感性为 60%～70%。

(3)抗 GQ11b 抗体:90%的 MFS 患者出现此抗体。

(4)抗 Ga1NAc-GD1a 抗体:此抗体与前驱空肠弯曲杆菌感染相关,研究表明伴有此抗体的 GBS 患者可出现快速进展,非常严重的肌无力(以远端肌群为主)。但很少有感觉消失、感觉异常以及脑神经受累。

(5)抗 G1a 及抗 GM1b 抗体:GBS 患者出现这种抗体需警惕延髓麻痹的发生。

(三)诊断标准

Asbury(1990 年)修订的新的诊断标准提出 GBS 的必要条件如下:

1.诊断必须的特征

(1)超过一个以上的肢体进行性运动性力弱。

(2)腱反射丧失,但如果其他特征满足诊断,远端腱反射丧失而肱二头肌腱反射和膝反射减低也可诊断。

2.高度支持诊断的特征

(1)临床特征

①进展:症状和体征迅速出现,到4周时停止进展。

②相对对称。

③感觉症状和体征轻微。

④脑神经受累。

⑤通常在进展停止后的2～4周恢复,也有经过几个月后才开始恢复,大部分患者功能上恢复正常。

⑥自主神经功能紊乱:心律失常,体位性低血压,高血压。

⑦神经症状出现时没有发热。

⑧变异型:a.神经症状发生时发热。b.伴有疼痛的严重的感觉障碍。c.进展超过4周,有的患者可出现轻微的反复。d.进展停止但不恢复或遗留有永久的功能缺损。e.括约肌障碍,通常括约肌不受累,但在疾病的开始时有一过性膀胱括约肌障碍。f.中枢神经系统受累偶尔发生。包括不能用感觉障碍解释的严重的共济失调、构音障碍、伸性足跖反射和不明确的感觉平面,如果其他症状符合,不能否定GBS的诊断。

(2)高度支持诊断的脑脊液特征

①脑脊液蛋白含量在发病的第一周即可升高,以后的连续测定都有升高。

②脑脊液白细胞数为10×10^6/L或以下。

③变异型:发病后1～10周内无蛋白含量增高。白细胞为11×10^6/L～50×10^6/L。

(3)高度支持诊断的电生理特征:大约80%的患者有神经传导减慢或阻滞的证据。传导速度通常低于正常的60%,但为斑片样受累,并非所有神经都受累。远端潜伏期延长可达正常的3倍。F波是反应神经干近端和神经根传导减慢的良好指标。大约20%的患者传导正常。有时发病后数周才出现传导的异常。

六、治疗

1.一般治疗

(1)护理:严密观察脑神经症状,特别第Ⅸ、Ⅹ对脑神经,如有声音嘶哑、吞咽呛咳、呼吸困难、出汗、烦躁、脉数、呼吸浅促、三凹征,应即时报告医师,施行气管插管、气管切开术送PICU。每日使用消毒液擦地,合并感染者,采取隔离措施;床上铺海绵垫；随意饮食，保证充足；预防便秘，必要时使用液状石蜡、肥皂水灌肠；每日做皮肤清洁，预防压疮，双下肢瘫痪者，踝部放小棉垫保持肢体功能；面神经瘫、眼睑下垂患儿要做好眼部护理，防止暴露性眼炎发生。高热患儿做好降温护理，加强冰敷。

(2)营养管理：由护士对患者的营养状况进行初始评估，记录在《住院患者评估记录》中。总分≥3分，有营养不良的风险，需在24小时内通知营养科医师会诊，根据会诊意见采取营养风险防治措施；总分<3分，每周重新评估其营养状况，病情加重应及时重新评估。

(3)疼痛管理：由护士对患者的发热伴头痛等疼痛情况进行初始评估，记录在《住院患者评估记录》和《疼痛评估及处理记录单》中。评估结果应及时报告医师，疼痛评分在4分以上的，应在1小时内报告医师。未进行药物治疗及物理治疗的患者，疼痛评分为0分，每72小时评估1次并记录；疼痛评分1～3分，每24小时评估1次并记录；疼痛评分4～6分，至少每8小时评估1次并记录；疼痛评分≥6分，至少每小时再评估1次并记录。对有疼痛主诉的患者随时评估。

(4)心理治疗：甚为重要，鼓励患儿参加正常活动和上学，以增强他们的自信心。

2.药物治疗

(1)静脉注射大剂量免疫球蛋白(IVIG)，剂量为1～2g/kg，单剂或分3～5天应用。

(2)血浆置换疗法：有条件的医院可试用血浆置换疗法。血浆置换为6次，每隔1天进行一次，每次1～1.5个血浆容量。自静脉注射免疫球蛋白在临床广泛应用治疗本病以来，本疗法已少用。

(3)肾上腺皮质激素：最初3天以甲泼尼龙20mg/(kg·d)，静脉滴注，此后改为泼尼松1～2mg/(kg·d)口服。

(4)B族维生素：维生素B_1、维生素B_6、维生素B_{12}口服；神经营养药静脉滴注2周。

(5)皮质激素应用者常规口服氯化钾、钙剂。

(6)抗感染：预防呼吸道感染和压疮的发生。

3.康复和物理治疗

应早期进行，针刺、推拿均可改善神经功能，促进恢复。

4.预防

注意个人清洁、卫生，洗手，避免生食等减少空肠弯曲杆菌等感染，从而避免发病。

七、预后

GBS 的患者预后较好，约 85%的幸存者完全恢复功能，死亡率大约为 4%～15%。许多因素可造成 GBS 的预后不良，这些因素包括：存在其他严重内科疾病，GBS 发作呈暴发性及重型，CMAP 幅度明显下降，以及空肠弯曲杆菌前驱感染。

第十一节　神经皮肤综合征

神经皮肤综合征是指一组起源于外胚层组织和器官发育异常的先天性遗传性疾病。病变不仅累及神经系统、皮肤和眼，还可累及中胚层、内胚层的器官如心、肺、肾、骨和胃肠等。由于受累的器官、系统不同，临床表现多种多样，预后欠佳。目前已知此类疾病多达 40 余种，如神经纤维瘤病、结节性硬化症、脑面血管瘤病、色素失调症、伊藤色素减少症、面部半侧萎缩症、神经皮肤鱼鳞病、着色性干皮病、小脑视网膜血管瘤病、皮肤脑脊膜脊髓血管瘤病、黑棘皮病以及线状皮脂痣等。这些疾病多数属于常染色体显性遗传，有一个较高的、不完全的外显率。目前关于这类疾病的病因尚不明确，可能与胚胎发育早期出现某些基因变异有关。以下介绍常见的 3 种神经皮肤综合征，即神经纤维瘤病、结节性硬化症及脑面血管瘤病。

一、神经纤维瘤病

神经纤维瘤病为缘于神经嵴细胞发育异常而导致多系统损害的常染色体显性遗传病。根据临床表现和基因定位，可将其分为Ⅰ型神经纤维瘤病(NFⅠ)和Ⅱ型神经纤维瘤病(NFⅡ)两型。儿童时期所见的神经纤维瘤病多为Ⅰ型。

(一)流行病学

NFⅠ的发病率约为 1/3000～1/4000。NFⅠ基因定位于 17q11.2，是个高突变基因，新突变率高达 1/10000，约是大多数单基因病的 100 倍。目前能够应用蛋白截断分析，结合基因连锁和突变分析可定出很多 NFⅠ基因的突变株，使对 NFⅠ的基因诊断和产前诊断成为可能。

NFⅡ又称中枢神经纤维瘤或双侧听神经瘤病，较 NFⅠ少见，发病率约为

1/33000～1/40000。NFⅡ基因定位于22q11.2，约半数以上的患者为新突变。

（二）临床表现

NFⅠ主要临床特点为皮肤咖啡牛奶斑和周围神经多发性神经纤维瘤。NFⅡ主要临床特点为双侧听神经瘤。

1.NFⅠ

（1）皮肤色素斑：包括咖啡牛奶斑和腋窝雀斑，是本病的重要体征。几乎所有病例在出生时即可见到皮肤咖啡牛奶斑，为一些浅棕色（咖啡里混加牛奶的颜色）斑，大小不等，形状不一，与周围皮肤界限清楚，不隆起于皮肤，不脱屑，感觉无异常。通常好发于躯干，随年龄增长有增多、扩大的趋势。需强调的是，正常小儿有时也可见到1～2块咖啡牛奶斑，无诊断意义；6块以上直径大于5mm的咖啡牛奶斑才有诊断价值。有时在腋窝、腹股沟或躯干其他部位见到一些直径1～3mm大小似面部雀斑的浅棕色斑，成簇出现，数目较多，称为腋窝雀斑，也具有诊断意义。

（2）多发神经纤维瘤：于儿童后期出现，青春期后增多。皮肤纤维瘤和纤维软瘤主要分布于躯干、面部，也累及四肢。脑神经纤维瘤以一侧或两侧听神经瘤最为常见，其次累及三叉神经、舌咽神经、迷走神经、副神经及舌下神经。部分累及脊髓和周围神经干。若神经干及其分支的弥漫性神经纤维瘤，伴皮肤和皮下组织大量增生而引起颞、面、唇、舌、颈后或一个肢体的皮下组织弥漫性肥大，则称为丛状神经纤维瘤。

（3）眼部损害：裂隙灯下见虹膜上粟粒状、棕黄色圆形小结节，一般检查不能发现，亦无特殊症状，此为Lisch结节，又称虹膜错构瘤，为NFⅠ所特有。5～6岁的患儿，约1/2有此体征，随年龄增长而逐渐增多，到21岁时，几乎全部患者均有此体征。此外，眼底可见视网膜错构瘤；约15%的患者有单侧或双侧视神经胶质瘤，常引起进行性视力丧失及视神经萎缩等。

（4）其他表现：骨骼系统常见到先天性骨骼发育异常和肿瘤直接压迫所致的骨骼改变，前者有颅骨畸形、脊柱畸形或长骨畸形；后者如听神经瘤引起内听道扩大、脊神经根纤维瘤引起椎间孔扩大及骨质破坏等。血管系统可见到肾动脉或颈动脉狭窄等。患儿常有学习困难及行为障碍，但明显的智力低下及癫痫发作少见。此外，肾上腺、心、肺、消化道及纵隔等均可发生肿瘤。

2.NFⅡ

主要表现为双侧听神经瘤，实质上是前庭神经鞘瘤，慢性起病，病程长，症状存在的时间自数月至十余年不等。一般肿瘤症状在青春期或青春期以后出现，如前庭及耳蜗神经症状表现为耳鸣、眩晕和听力丧失(开始时往往是单侧);邻近颅神经受损症状表现为面部疼痛、面肌抽搐、面部感觉减退以及周围性轻面瘫等。中枢神经系统还可见到其他肿瘤,如脑膜瘤、星形细胞瘤及室管膜瘤等。皮肤咖啡牛奶斑或神经纤维瘤比 NFⅠ要少。

脑干听觉诱发电位异常,头颅内听道 X 线片示双侧内听道破坏,颅脑 MRI 示双侧听神经瘤。

(三)诊断

1.神经纤维瘤病Ⅰ型

至少需具有下列 2 项方可诊断。

(1)6 个或 6 个以上咖啡牛奶斑。青春期以前其直径要求大于 5mm,青春期以后要求大于 15mm。

(2)腋窝雀斑。

(3)视神经胶质瘤。

(4)2 个以上神经纤维瘤或 1 个丛状神经纤维瘤。

(5)一级亲属中有Ⅰ型神经纤维瘤病患者。

(6)两个或更多的 Lisch 小体。

(7)骨病变(蝶骨发育不良,长骨皮层变薄,假关节)。

2.神经纤维瘤病Ⅱ型

需具有下列 1 项方可诊断

(1)双侧听神经瘤(需经 MRI、CT 或组织学检查证实)。

(2)一侧听神经瘤,同时一级亲属中有Ⅱ型神经纤维瘤病患者。

(3)一级亲属中有Ⅱ型神经纤维瘤病患者,而且患者有下列任何两种疾病:神经纤维瘤,脑(脊)膜瘤、神经鞘瘤、神经胶质瘤。

(四)治疗

当肿瘤压迫神经系统有临床症状时,可行手术切除。合并癫痫时应用抗癫痫药物。

二、结节性硬化症

结节性硬化症(TS)是一种常染色体显性遗传病,具有遗传异质性,散发病例也较多见。TS 的致病基因定位于 9q34.3 和 16p13.3,其基因产物分别为 hamartin 和 tuberin,它们均调节细胞的生长,现认为是肿瘤抑制基因。本病的主要临床特征为面部血管纤维瘤、癫痫发作和智力低下。

(一)流行病学

TS在世界各国均有发病,无种族差异,其发病率约为1/10万～3.3/10万,近年有增多趋势,这与神经影像技术发展能够发现更多患者有关。其患病率各家报道不一,大约在1/6000～1/15400。男女之比约为2∶1～3∶1。

(二)临床表现

TS的临床表现多样,即使同一家族的患者表现也可各异,是一多器官的组织缺陷和错构瘤为特征的系统性疾病,除外周神经、骨骼肌以及松果体外可累及所有组织器官。

1.皮肤改变

是临床诊断TS的重要线索和依据,典型皮肤改变包括色素脱失斑、面部血管纤维瘤、指(趾)甲纤维瘤及鲨鱼皮样斑。不一定每个患者都具备这些全部改变。TS有时也可有咖啡牛奶斑,但数目不多。

90%的患儿在出生时即可发现数目多少不等的皮肤色素脱失斑,白色,与周围皮肤界限清楚,呈椭圆形或其他形状,大小不等,长径从1cm至数厘米。可见于躯干及四肢,分布不对称,面部很少见到。头皮部位有时可见到,该处头发亦发白。正常人有时也可见到1～2块色素脱失斑,无诊断意义。有些患者还可见到成簇的、数目较多、形状不规则以及面积较小的似纸屑状的小块色素脱失斑。

70%～80%的患者有面部血管纤维瘤,以往称为皮脂腺瘤,为TS所特有的体征,由血管及结缔组织所组成,表现为面颊鼻翼两侧一些小的、粉红色、质硬的乳头状丘疹,隆起于皮肤,表面光滑,无渗出或分泌物。出生时见不到,在2岁以后(多在4～5岁)才出现,随年龄增长可逐渐增多、扩大,呈蝶翼状分布,青春期后融合成片、色泽加深。数目多时可延及下颏部位,有时额部也可见到。

15%～20%的患者有指(趾)甲纤维瘤,在指(趾)甲下面,像一小块肉状的小结节。女孩较男孩多见,但青春期前较少见到。常为多发,是TS特征性的表现,但正常人偶尔在外伤后可发生单个指(趾)甲纤维瘤。

20%～30%的患者有鲨鱼皮样斑,微微隆起于皮肤,边界不规则,表面粗糙,呈灰褐色,单发或多发,大小不等,每块直径约几毫米至5～6cm。多见于躯干背部及腰骶部皮肤,青春期后出现。

2.神经系统损害

(1)癫痫:80%～90%患儿有癫痫发作,多在2～3岁前发病。发作形式多样,多为难治性癫痫。初起多为婴儿痉挛，以后可转为 Lennox-Gastaut 综合征，或呈全身性发作、简单部分性发作及复杂部分性发作。脑电图检查在婴儿痉挛可见高度失律，其他类型发作亦有相应的痫样放电。

(2)智力低下：约占 60%，程度轻重不等，且常与癫痫发作同时存在。也有部分患儿只有癫痫发作而无智力低下，仅少数患儿有智力低下而无癫痫发作。

(3)脑部错构瘤样结节：包括皮层、皮层下或异位白质内和室管膜下结节，是胶质细胞和某些神经元畸形发育所致。结节数目多少不定，可部分或全部钙化。其中室管膜下结节发生在约 80% 的患者，常位于侧脑室边缘，双侧多发，易钙化，可发展为巨细胞星形细胞瘤，约占 6%，很少恶变，阻塞脑室孔可引起脑积水。摄头颅 X 线片可见脑内结节性钙化影，但钙化需要时间，故婴儿不常见到。而颅脑 CT 扫描可早期发现在脑室周围及皮层有高密度影(结节与钙化)，比头颅 X 线片钙化影出现要早，且阳性率更高。CT 增强扫描时，未钙化的结节可增强，已钙化的结节不增强。

(4)颅内高压征：极少数患者因室管膜下结节阻塞脑脊液循环通路，或并发脑室内星形细胞瘤而阻塞室间孔等引起颅高压。

(5)神经系统定位体征：部分患儿可见到单瘫、偏瘫、截瘫或其他限局性神经异常体征。

3.眼部损害

50% 的患者可见视网膜错构瘤，为 TS 的特征性表现之一，其中大多数是典型的神经胶质错构瘤(也称星形细胞瘤)，有 3 种形态：非钙化的半透明肿瘤、钙化的桑葚样结节及其混合型。这种多发性错构瘤较少影响视力，偶致视网膜及玻璃体出血而出现视力障碍。眼底检查尚可见视网膜色素缺失斑，约占 50%。此外，可见小眼球、突眼、晶体混浊、色素性视网膜炎和原发性视神经萎缩等。

4.内脏损害

50%～80% 的患者肾脏有血管肌脂瘤，2/3 的患者心脏有横纹肌瘤，其他内脏器官损害有甲状腺、甲状旁腺、胸腺、乳腺、肺、胃肠、肝、脾、胰腺、肾上腺、膀胱以及性腺等。

(三)诊断

确诊本病需有下列 1 条主要指标；或 2 条二级指标；或 1 条二级指标加上 2 条三级指标。

1.主要指标

(1)面部血管纤维瘤。

(2)多发性指(趾)甲纤维瘤。

(3)脑结节(需有组织学证据)。

(4)多发室管膜下结节伸向脑室(经放射学证实)。

(5)多发的视网膜星形细胞瘤。

2.二级指标

(1)心脏横纹肌瘤。

(2)其他视网膜错构瘤或无色素性斑块。

(3)脑部结节(放射学证实)。

(4)非钙化性室管膜下结节(放射学证实)。

(5)鲨鱼皮样斑。

(6)前额斑块。

(7)肺淋巴血管肌瘤病(组织学证实)。

(8)肾血管肌脂瘤(放射学或组织学证实)。

(9)结节性硬化症多囊肾(组织学证实)。

3.三级指标

(1)色素脱失斑。

(2)皮肤“纸屑样”色素脱失斑。

(3)肾囊样变(放射学证实)。

(4)不规则的牙釉质破坏凹陷。

(5)直肠息肉错构瘤(组织学证实)。

(6)骨囊性变(放射学证实)。

(7)肺淋巴血管肌瘤(放射学证实)。

(8)脑灰质异位(放射学证实)。

(9)牙龈纤维瘤。

(10)婴儿痉挛。

(四)治疗

目前尚无有效的治疗方法,主要是对症治疗。

1.控制癫痫发作

可根据癫痫发作类型选用不同抗癫痫药,以局限性发作开始的癫痫,可选用卡马西平;丙戊酸钠多用于全身性发作;ACTH 只用于婴儿痉挛。

2.手术治疗

由于脑部病变为多发性,外科手术效果不佳。但如果肿瘤位于重要部位引起惊厥发作时，可行手术切除。对抗癫痫药治疗无效者，可予手术切除皮质或皮质下结节，可使部分患者的癫痫发作得以控制。脑脊液循环通路受阻，也可手术治疗。

3.面部整容

面部血管纤维瘤可采用液氮冷冻或移动式接触冷冻法，分期分区治疗；也可用电灼方法。

三、脑面血管瘤病

脑面血管瘤病又称脑三叉神经血管瘤病或 Sturge-Weber 综合征，是以面部血管痣、对侧肢体抽搐、偏瘫、同侧颅内钙化、眼球突出或青光眼以及脑部血管畸形、智力低下为特征的一种先天性疾病。本病较神经纤维瘤病及结节性硬化症少见。

（一）病因与发病机制

由于在出生前已发生，且可看到一定的家族聚集现象，故认为本病可能与遗传有关，但遗传方式尚未确定。其发病机制系先天性外、中胚层发育障碍所致，与神经纤维瘤病和结节性硬化症同属斑痣性错构瘤病或母斑病。

（二）临床表现

1.面部血管痣

出生后即有，呈灰红或紫红色，压之不褪色，边缘清楚，扁平或略凹陷。多位于颜面一侧，偶有两侧。常沿三叉神经Ⅰ、Ⅱ支范围分布，也可波及第Ⅲ支。有些病例并不按三叉神经范围分布。因血管痣的部位与三叉神经的部位相似，以往将本病称为脑三叉神经血管瘤病，实际上与三叉神经无关。血管痣亦可见于口腔黏膜或颈部、躯干或四肢皮肤。皮肤病变的范围并不能反映神经系统损害的程度。

2.神经系统损害

多数患儿在生后数月或数年内神经系统无异常，通常在 2～3 岁时因发热而诱发出现惊厥或偏瘫。约 90％患者有癫痫发作，多表现为血管痣对侧肢体局限性运动性发作，全身大发作少见，部分患儿也可表现为婴儿痉挛、肌阵挛性发作、失张力性发作或复杂部分性发作等。发作后可有 Todd 瘫痪，多次发作后可遗有永久性偏瘫。约 30％～50％的病例其血管痣对侧有中枢性偏瘫，以及偏瘫侧肢体较正常侧发育慢。部分患儿只表现为发作性一过性肢体无力，而无惊厥发作。

本病约有一半患者智力受损，双侧脑病变者仅有 8%的患者智力正常。智力损害的程度轻重不等，难治性癫痫智力影响较大，偶发惊厥者对智力影响较小。部分病例可出现行为障碍。

3.眼部损害

40%患者有青光眼，常与面部血管痣同侧。双侧面部血管痣的患儿往往出现双侧青光眼。大面积面部血管痣的患者合并青光眼机会较大。青光眼可在出生时出现，也可在出生后数年才被发现。

此外，还可有眼球突出、同侧偏盲（枕叶受累）、角膜血管翳、晶状体混浊、脉络膜血管痣、视网膜血管瘤、视网膜血管怒张、视网膜剥离、视神经萎缩以及视力减退等。这些改变可以是先天性的，也可以是血管瘤压迫的结果。

4.其他异常

有些患者可伴有内脏血管瘤而引起胃肠道出血或血尿，也有合并其他先天性畸形，如下颌前突、脊柱裂或隐睾等。

（三）诊断

面部血管痣一般容易发现，当怀疑本病时需做脑 CT 检查，早期即可发现颅内软脑膜血管瘤，需注意有些病儿出生时仅面部有血管痣，数月或数年后才出现神经系统症状。青光眼也可在生后数月或数年才出现。所以当遇到一面部血管痣的患儿应定期随访。

（四）治疗

合并癫痫者应用抗癫痫药物，顽固发作不能药物控制者可考虑外科手术。对青光眼应给予治疗。

第十二节　细菌性脑膜炎

细菌性脑膜炎指细菌感染所致化脓性脑膜炎，简称化脑，是小儿时期常见的神经系统感染性疾病之一。其临床表现以发热、头痛、呕吐、惊厥、烦躁、嗜睡、脑膜刺激征及脑脊液改变为主要特征。随着以抗生素为主的综合治疗的临床应用，化脓性脑膜炎的预后已大为改观，但仍有较高的死亡率，神经系统后遗症也较为常见。据美国资料显示，化脓性脑膜炎的人群中年发病率为(5～10)/10 万，5 岁以下小儿发病率达 87/10 万，5 岁以上者 2.2/10 万。2 岁以内发病率为 75%，高峰发病年龄为 6～12 个月。各种原因所致脑解剖缺陷和机体免疫功能异常者增加化脓性脑膜炎的发病率。

一、病因及发病机制

化脓性脑膜炎常见的致病菌有奈瑟脑膜炎双球菌、流感嗜血杆菌、大肠杆菌、肺炎双球菌、葡萄球菌等，其中脑膜炎双球菌、流感嗜血杆菌最为多见。其传播途径主要是通过上呼吸道感染或皮肤等处的化脓性感染，致病菌由感染灶入血，经血液循环波及脑膜，致病菌繁殖引起脑膜和脑组织的炎性改变。患儿脑组织表面特别是脑沟部位的蛛网膜下隙可见炎性病变，脊髓表面也可波及。在病变极期伴有浅表皮层肿胀，脑实质出现不同程度的受累，可见脑室炎性改变。血管受累常见，可引起血管管腔狭窄和闭塞，继发脑缺血或梗死。病理表现皮层神经元可见固缩病变，局部皮质及白质可见苍白区或伴有出血。脑膜炎症的刺激和血管炎均可引起脑实质的水肿、坏死，炎症病变可使脑脊液循环发生障碍，导致脑水肿和颅压增高，甚至发生脑疝。

二、临床表现

1.症状

(1)前驱症状：发病前数日常有急性上呼吸道感染症状或胃肠道症状，具有非特异性。

(2)全身感染中毒症状：大多数为暴发性或急性起病。主要表现出高热、惊厥、精神萎靡、疲倦、嗜睡、眼球活动障碍或肢体活动障碍、拒奶、呕吐、少哭、哭时声调高尖、少动、易激惹、情绪改变、行为异常，流行性脑脊髓膜炎时皮肤出现瘀点、瘀斑等。

2.体征

(1)生命体征：当疾病本身、疾病引起的严重并发症导致急性颅内压增高或病原菌直接侵犯脑干生命中枢时，可出现呼吸次数和(或)呼吸节律异常，心动过缓或心动过速、心律失常，血压过高或过低等血压不稳定，体温过高或过低等体温调节异常，引起循环障碍，足背动脉搏动和毛细血管充盈时间(CRT)异常。

(2)神经系统阳性体征：对于前囟未闭合的婴幼儿可出现前囟隆起，张力增高。脑膜刺激征阳性(颈抵抗，克氏征、布氏征阳性)。当细菌性炎症波及脑实质引起化脓性脑膜脑炎或者合并脑脓肿时会表现出脑实质受损的体征，即不同程度的意识内容和意识水平障碍，年长儿可发现高级认知功能损害的体征，如语言障碍、记忆力障碍、计算力障碍、注意力障碍、逻辑思维能力障碍等。脑神经受损的体征(以眼球运动障碍多见,如眼睑下垂、眼外肌麻痹、斜视、复视、瞳孔不等大、对光反应迟钝甚至消失、视盘水肿、鼻唇沟不对称、伸舌向一侧歪斜,出现吞咽困难和构音障碍时判断是真性延髓性麻痹还是假性延髓性麻痹、耳聋等),肢体瘫痪,感觉障碍,锥体束征阳性,深反射活跃或亢进,浅反射减弱或消失,病理征阳性等。在脑膜炎双球菌性脑膜炎中70%患者皮肤黏膜有瘀斑、瘀点,大小为1～10mm。病情严重时瘀斑、瘀点会迅速扩大,甚至造成皮肤大片坏死。

三、辅助检查

1.一般检查

血常规、血培养、肝肾功能、血气分析、电解质、红细胞沉降率(ESR)、C反应蛋白等。

2.脑脊液检查

脑脊液压力增高。外观浑浊,白细胞数目明显增高,多数超过1000×10^6/L,分类中以中性粒细胞为主。糖含量降低,常在1.1mmol/L以下,甚至为0mmol/L;蛋白质含量增高,在1.0g/L以上;氯化物病程后期降低。脑脊液涂片可发现阳性病原菌。在应用抗生素前行脑脊液培养阳性率高,病原学培养结果及药敏结果可为临床抗感染治疗提供重要的参考依据。

3.病原学检查

可使用对流免疫电泳测定抗原、酶联免疫吸附、乳胶凝集试验、免疫荧光抗体染色法、放射免疫等方法检测脑脊液中的细菌抗原、抗体。

4.影像学检查

头颅MRI或头颅CT。定期检查除可以发现患者病变的部位、范围、性质等外,也可及早发现脑积水、硬膜下积液或积脓、脑脓肿、脑室管膜炎等合并症。

5.神经电生理检查

脑电图、脑干听觉诱发电位和颅内多普勒血流测定。化脓性脑膜炎或化脓性脑膜脑炎时脑电图主要表现为高波幅慢波,呈弥漫性或局灶性分布,部分患者可有尖波、棘波、尖-慢波或棘-慢波等癫痫样放电。肺炎链球菌引起的化脓性脑膜炎患者治疗不及时会有听力受损的表现,脑干听觉诱发电位的应用使临床医师能够及早发现病变。经颅多普勒血流测定可间接测定颅内压力,化脓性脑膜炎急性期出现脑水肿时,可通过此项检查监测颅内压力。

6.神经心理评估

对于出现高级认知功能损害的患者,则需选择相应的神经心理评估量表套餐予以评估,如 H-R 成套神经心理测验、韦氏智力测验、韦氏记忆检测,Gesell 测验、语言功能评定等。

7.运动功能评估

对于出现运动功能损害的患者,则需选择运动功能评估量表套餐予以评估。

四、诊断标准

急性起病,出现发热、呕吐、惊厥、意识障碍、易激惹等主要症状,脑膜刺激征阳性、前囟隆起,脑脊液常规、生化符合化脓性改变,脑脊液涂片和培养发现病原菌,结合患儿年龄特征可予以诊断。

五、并发症

1.硬脑膜下积液

治疗过程中脑脊液检查好转,而体温持续不退,临床症状不消失;病情好转后又出现高热、抽搐及呕吐。前囟饱满或隆起;硬脑膜下穿刺有黄色液体>1mL;颅骨透照及头颅 CT 有助诊断。

2.脑室炎

年龄愈小、化脑的诊断和治疗愈延误者则发病率愈高。临床可有以下表现:化脓性脑膜炎患儿经常规治疗后,疗效和化验结果不见好转;病情危重,频繁惊厥,出现呼吸衰竭或脑疝;脑脊液培养出少见细菌(大肠杆菌、流感杆菌,以及变形杆菌等);颅内压增高,已排除硬脑膜下积液及化脓性脑膜炎复发者。确诊必须行脑室穿刺术取脑脊液检查。

3.脑性低血钠

由于炎症累及下丘脑和神经垂体(垂体后叶),可发生抗利尿激素不适当分泌,临床出现低钠血症及血浆渗透压降低,可使脑水肿加重而产生低钠性惊厥和意识障碍加重,甚至昏迷。

4.脑积水

炎性渗出物阻碍脑脊液循环,可导致交通与非交通性脑积水,头颅 CT 扫描可以证实。

5.脑脓肿

中毒症状与颅高压征象明显、神经系统局灶定位体征出现，神经影像学检查帮助诊断。

6.其他

脑神经受累可产生耳聋、失明。脑实质病变可致继发性癫痫及智力发育障碍。

六、治疗

（一）使用抗生素

遵循以下原则使用抗生素：尽早规则、静脉使用大剂量抗生素。对不同病原菌所致的脑膜炎采取不同足量疗程的抗生素治疗。致病菌不明10～14天；革兰阴性杆菌及金黄色葡萄球菌脑膜炎的疗程21～28天，而革兰阳性菌的脑膜炎的疗程至少2周。

1.病原菌尚未明确的脑膜炎

采用经验性用药：过去常用氨苄西林[300mg/(kg·d)]加氨基糖苷类，由于后者的有效血浓度与中毒浓度比较接近，又不易进入脑脊液，且有耳和肾毒性。根据目前国内检出病原（肺炎链球菌、脑膜炎双球菌及流感杆菌为主），首选头孢三嗪或头孢噻肟，头孢三嗪[100mg/(kg·d)，分2次]，具有广谱、高效、半衰期长、对革兰阴性杆菌作用效果好以及使用方便等优点，已成为治疗婴幼儿化脓性脑膜炎的常用药物，但其可与胆红素竞争白蛋白，有增加核黄疸的危险，在新生儿黄疸时少用。对其过敏者，用美罗培南替代治疗。

2.病原菌明确的脑膜炎

可参照药敏试验结合临床选用敏感的抗生素。GBS首选氨苄西林或青霉素；葡萄球菌可选新青霉素Ⅱ或万古霉素；耐氨苄西林的G^-菌可选第三代头孢菌素，如头孢噻肟或头孢三嗪；绿脓杆菌首选头孢他定，次选头孢哌酮钠；厌氧菌可选甲硝唑和青霉素。

3.硬脑膜下积液

明确硬脑膜下积液时，应进行硬脑膜下穿刺放液，每次不超过15mL，穿刺无效时可考虑手术治疗。

4.脑室膜炎

因新生动物实验表明病菌从脉络丛进入侧脑室再扩散至蛛网膜下隙。由于脑脊液循环由上至下单向流动，鞘内注射药物不易到达脑室，故现多不再用鞘内给药,可放保留导管于侧脑室注入抗生素。较多的国内外报道显示脑室内给药可提高治愈率,减少后遗症,每次可用庆大霉素或阿米卡星 1～5mg,氨苄西林 10～50mg。

(二)降颅压

颅内压明显增高时可用呋塞米每次 1mg/kg 静推,20%甘露醇每次 0.5～1g/kg 快速静脉滴注,两者可交替应用,但不主张多用,因多次使用易使脑脊液黏稠,增加炎症后的粘连。

(三)肾上腺皮质激素的应用

近来有研究表明,当应用抗生素治疗化脑时细菌大量溶解可刺激机体产生更多的炎性介质,而加用地塞米松治疗可抑制上述炎性介质的产生,从而减轻炎症,减少细菌性脑膜炎的后遗症和病死率。一般选用地塞米松每次 0.1～0.2mg/kg,首剂最好在开始抗生素治疗前 15～20 分钟应用,以后每 6～8 小时 1 次,维持 2～4 天。建议①流感嗜血杆菌脑膜炎推荐使用;②大于6 周龄的肺炎链球菌脑膜炎患儿,权衡利弊再考虑使用;③由其他病菌引起的脑膜炎,不建议常规使用高剂量地塞米松;④部分治疗后脑膜炎,耐β内酰胺酶的肺炎链球菌脑膜炎以及小于 6 周龄的化脑均不宜使用糖皮质激素治疗。

(四)支持疗法

1.维持水、电解质平衡

不能进食时静脉补液,早期严格控制输液量(一般可用 70%的维持量),因病初常因抗利尿激素分泌过多引起液体潴留而导致稀释性低钠血症,且常伴有脑水肿。

2.新鲜血或血浆

每次 10mL/kg,根据重症病情可少量多次应用。

3.丙种球蛋白

有资料表明静脉输注丙种球蛋白在治疗化脓性脑膜炎有一定疗效,推荐的剂量为 500mg/(kg・d),共 3～5 天。可能的作用机制如下:①提高血清和呼吸道 IgG 水平;②激活补体系统;③加强吞噬功能和 Fc 介导的黏附作用;④对细菌感染引起的免疫缺陷状态有调节作用;⑤通过调理及抗原物异性抗体,增强患儿对细菌的免疫反应。静脉输注丙种球蛋白的不良反应有皮肤潮红、恶心、呕吐、头痛以及呼吸短促等过敏反应,通常发生在输液早期,而且与静注速度有关。

七、预后

随着抗生素及支持治疗手段的不断发展，发达国家的化脑患儿存活率有了明显改善，总死亡率低于10%，脑膜炎球菌脑膜炎低于5%，但是持续性后遗症的发生率仍没有明显下降，约10%到大于30%。在许多发展中国家，化脑的发病率、病死率及后遗症发生率都居高不下，每年在发展中国家有400000儿童发生Hib脑膜炎，其中近30%患儿死亡，另有30%遗留了严重的功能障碍。

第十三节　病毒性脑炎

病毒性脑炎是由多种病毒引起的颅内急性炎症。若病变主要累及脑膜，临床表现为病毒性脑膜炎；若累及脑实质，则以病毒性脑炎为特征。若脑膜和脑实质同时受累，则称为病毒性脑膜脑炎。大多数患儿病程呈自限性。

一、病因及发病机制

多种病毒可引起病毒性脑炎和脑膜炎，其中80%为肠道病毒，其次为虫媒体病毒、腮腺炎病毒。病毒感染人体大多通过皮肤、呼吸道、胃肠道传播。病毒经肠道或呼吸道进入淋巴系统繁殖，然后经血流感染颅外某些脏器；若病毒在脏器内进一步繁殖，即可能入侵脑或脑膜组织，出现中枢神经症状。

二、临床表现

一般情况下，病毒性脑炎的临床症状较脑膜炎重，重症脑炎更易发生急性期死亡或后遗症。

1.病毒性脑膜炎

急性起病，多先有上呼吸道或肠道感染病史，表现为发热、恶心、呕吐、嗜睡；年长儿诉头痛，婴幼儿则易激惹、烦躁不安。一般少有严重意识障碍和惊厥。

2.病毒性脑炎

起病急，临床表现因脑实质受累部位的病理改变、范围和严重程度而有所不同。可表现全身感染症状，如发热、呕吐、头痛等；中枢神经系统症状：①惊厥，反复发作，严重者呈惊厥持续状态；②不同程度意识障碍：淡漠、嗜睡、烦躁、昏睡、昏迷；③颅压增高：头痛、喷射性呕吐；④偏瘫、不自主运动；⑤精神情绪异常：躁狂、幻觉、失语、记忆力障碍等。

三、辅助检查

1.脑脊液

脑脊液压力一般会增高。外观清亮，白细胞数目正常或轻度增高，最高时一般不超过 300×10^6/L，分类以淋巴细胞为主，部分患者病程早期以中性粒细胞为主。蛋白质正常或轻度增高，糖和氯化物正常。脑脊液涂片和培养无异常。

2.病毒学检查

目前基本有 3 种方法：①病毒的分离和培养；②用 PCR 等检测病毒基因；③血清学和(或)病毒抗体检测，一般要求恢复期血清的抗体效价比急性期血清抗体效价升高 4 倍才有意义。

3.影像学检查

头颅 MRI 或 CT。可发现患者病变的部位、范围、性质等。

4.神经电生理检查

脑电图、脑干听觉诱发电位和经颅多普勒。病毒性脑炎时脑电图主要表现为高波幅侵波，呈弥漫性或局灶性分布，部分患者可有尖波、棘波、尖慢波或棘-慢波等癫痫样放电。

5.神经心理评估

对于存在高级认知功能障碍的患者，则可选择相应的神经心理评估量表予以评估，如 H-R 成套神经心理测验、韦氏智力测验、Gesell 测验等。

四、诊断标准

通过综合分析流行病学、病史、主要症状及神经系统阳性体征，结合重要的辅助检查资料后最后予以诊断。

(1)临床上有疑似病毒感染所致脑实质受损征象(临床症状和体征)。

(2)脑脊液检查为非细菌性或其他特殊病原体改变，脑脊液中查找不到细菌、结核杆菌、真菌、寄生虫等感染的证据。

(3)脑电图呈现弥漫性或局灶性异常，头颅 CT、MRI 等检查除外占位性病变，单纯疱疹病毒性脑炎和某些局灶性脑炎例外。

(4)血清病毒抗体滴度进行性升高，恢复期比急性期升高 4 倍以上。

(5)脑脊液查找到病毒抗原、特异性抗体。

(6)脑组织发现病毒。

目前一般认为只要具备 1～3 项可作为临床诊断依据。

五、治疗

1.一般治疗

(1)护理:对于昏迷卧床的患者,要定时翻身、拍背、吸痰,防止吸入性肺炎和压疮的发生。对于有惊厥发作的患者,将患者扶至床上,来不及就顺势使其躺倒,防止意识突然丧失而跌伤,迅速移开周围硬物、锐器,减少发作时对身体的伤害;将缠有纱布的压舌板放在患者上、下磨牙之间,以免咬伤舌头;使患者平卧,松开衣领,头转向一侧,以利于呼吸道分泌物及呕吐物排出,防止误吸入气管引起呛咳及窒息。

(2)营养管理:由护士对患者的营养状况进行初始评估,记录在《住院患者评估记录》中。总分≥3 分,有营养不良的风险,需在 24 小时内通知营养科医师会诊,根据会诊意见采取相应的措施,防止营养不良;总分＜3 分,每周重新评估其营养状况,病情加重应及时重新评估。

(3)疼痛管理:由护士对患者的发热伴头痛等疼痛情况进行初始评估,记录在《住院患者评估记录》和《疼痛评估及处理记录单》中。评估结果应及时报告医师,疼痛评分在 4 分以上的,应在 th 内报告医师。未进行药物治疗及物理治疗的患者,疼痛评分为 0 分,每 72 小时评估 1 次并记录;疼痛评分 1～3 分,每 24 小时评估 1 次并记录;疼痛评分 4～6 分,至少每 8 小时评估 1 次并记录;疼痛评分≥6 分,至少每小时再评估 1 次并记录。对有疼痛主诉的患者随时评估。

2.对症治疗

(1)维持生命体征稳定:当患者存在呼吸衰竭、呼吸节律异常或呼吸困难时要给予氧疗,必要时给予机械通气、呼吸机辅助通气等高级技术生命支持。存在循环障碍时要及时纠正。

(2)控制高热:可给予物理降温或化学药物降温。

(3)控制惊厥:根据病情可选择使用地西泮、苯巴比妥等。

(4)保证热量供给、维持水、电解质平衡:当患儿意识障碍或延髓性麻痹,存在吞咽困难、进食障碍;存在颅内压增高,使用脱水疗法时,要注意动态观察患者的水、电解质情况,通过液体疗法维持水、电解质平衡,保证内环境稳定。如果病情需要,及时给予鼻饲喂养和静脉营养,保证热量供给。

(5)控制颅内压增高:由脑实质炎性病变、脑水肿引起的颅内压增高可酌情使用甘露醇、呋塞米、白蛋白等药物,通过渗透疗法达到缓解颅内压增高、防止脑疝形成的目的。

(6)肾上腺皮质激素:除外禁忌证后,危重急性期使用可抑制炎症反应,减轻脑水肿,降低颅内压。

(7)其他治疗:当患儿存在尿潴留时可留置导尿管,注意会阴部清洁。对于昏迷患者,急性期及恢复期要定期翻身、拍背防止吸入性肺炎、压疮。酌情活动下肢,防止深静脉血栓形成、关节挛缩畸形和骨质疏松等。

3.病因治疗

对于单纯疱疹病毒性脑炎,可给予阿昔洛韦,每次 10mg/kg,每 8 小时 1 次,疗程为 1~2 周。对于其他病毒性脑炎,可根据病情,选择使用更昔洛韦、利巴韦林、静脉注射用免疫球蛋白等。

第八章　内分泌系统疾病

第一节　性早熟

男童9岁、女童8岁之前呈现第二性征，即为性早熟。临床分为真性性早熟和假性性早熟两大类。真性性早熟是在第二性征发育的同时，性腺（睾丸或卵巢）也发育和成熟；假性性早熟则只有第二性征的发育而无性腺的发育。性征与其真实性别一致者为同性性早熟，否则为异性性早熟。临床较常见的是特发性性早熟。

一、临床表现

1.特发性性早熟

患儿性发育过程遵循正常的性发育规律。

（1）女性开始症状为乳房发育；男性为睾丸和阴茎的发育。

（2）随后阴毛生长，外生殖器发育，最后女孩出现月经；男孩睾丸容积、阴茎增大，后出现腋毛、阴毛，同时体格发育加速。

（3）生长速率加快。

（4）骨龄增快，超过实际年龄，骨骺提前闭合，影响最终身高。

（5）智力发育正常，可能有精神心理变化。

（6）颅内肿瘤所致性早熟，后期出现视野缺损和头痛、呕吐等颅压增高症状。

2.假性性早熟

患儿性发育过程不按正常的性发育规律。常有部分第二性征缺乏。

（1）肾上腺皮质增生症，肾上腺肿瘤等，在男性为阴茎增大而无相应睾丸容积增大，女性为男性化表型。

（2）性腺肿瘤：如女性卵巢肿瘤所致性早熟，不出现阴毛。

（3）含雌激素药物，食物或化妆品所致性早熟，可致乳房增大，乳头乳晕及会阴部有明显色素沉着。甚至女孩阴道出血。

3.部分性性早熟

仅有一种第二性征出现，如单纯乳房早发育，单纯阴毛出现或单纯阴道出血等，无骨骼早熟。

二、诊断要点

(1)女孩在8岁前，男孩在9岁前出现第二性征。

(2)生长速率>6cm/年。

三、辅助检查

1.性腺轴激素基础值

血卵泡刺激素(FSH)、促黄体生成素(LH)、雌二醇(E_2)、睾酮(T)，男童应加测绒毛膜促性腺激素(HCG)、泌乳素(PRL)。

2.GnRH刺激试验

中枢性性早熟患儿血浆FSH、LH基础值可能正常，需借助于GnRH刺激试验明确诊断。一般采用静脉注射戈那瑞林2.5μg/kg(最大剂量不超过100μg)，于注射前和注射后30分钟、60分钟、90分钟及120分钟分别采血测定LH和FSH。用免疫化学发光法测定时，LH峰值>5U/L(女)，LH/FSH>0.6，可以认为其性腺轴功能已经启动，诊断中枢性性早熟。

3.骨龄测定

根据手和腕部X线片评定骨龄，判断骨骼发育是否超前。性早熟患儿一般骨龄超过实际年龄1岁以上。

4.B超检查

选择盆腔B超检查女孩卵巢、子宫的发育情况；男孩注意睾丸、肾上腺皮质等部位。中枢性性早熟女童盆腔B超显示卵巢容积>1mL，并可见多个直径≥4mm的卵泡；中枢性性早熟男童睾丸容积≥4mL。

5.CT或MRI检查

对怀疑颅内肿瘤或肾上腺疾病所致者，应进行头颅或腹部CT或MRI检查。

6.其他检查

根据患儿的临床表现可进一步选择其他检查，如怀疑甲状腺功能低下可测定T_3、T_4、TSH；性腺肿瘤睾酮和雌二醇浓度增高；先天性肾上腺皮质增生症患儿的血17羟孕酮(17-OHP)、ACTH和脱氢异雄酮(DHEA)明显增高。

四、鉴别诊断

1.单纯乳房早发育

是女孩不完全性性早熟的表现。起病年龄小,常<2岁,乳房仅轻度发育,且常呈现周期性变化。这类患儿不伴有生长加速和骨骼发育提前,不伴有阴道出血。血清雌二醇和FSH基础值常轻度增高,GnRH刺激试验中FSH峰值明显增高,但LH升高不明显,且FSH/LH>1。由于部分病人可逐步演变为真性性早熟,故此类患儿应注意定期随访。

2.外周性性早熟

多见于误服含雌激素的药物、食物或接触含雌激素的化妆品,女孩常有不规则阴道出血,且与乳房发育不相称,乳头、乳晕着色加深。女孩单纯出现阴道出血时,应注意排除阴道感染、异物或肿瘤等。对男孩出现性发育征象而睾丸容积仍与其年龄相称者,应考虑先天性肾上腺皮质增生症、肾上腺肿瘤、生殖细胞瘤。单侧睾丸增大者需除外性腺肿瘤。

3.McCune-Albright综合征

多为女性,是由于Gs基因缺陷所致。患儿除性早熟征象外,尚伴有皮肤咖啡色素斑和骨纤维发育不良,偶见卵巢囊肿。少数患儿可能伴有甲状腺功能亢进症或库欣综合征。其性发育过程与特发性性早熟不同,常先有阴道出血,尔后有乳房发育等其他性征出现。

4.原发性甲状腺功能减退症伴性早熟

仅见于少数未经治疗的原发性甲状腺功能减退症。多见于女孩,其发病机制可能和下丘脑-垂体-性腺轴调节紊乱有关。甲状腺功能减退症时,下丘脑分泌TRH增加,由于分泌TSH的细胞与分泌PRL、LH、FSH的细胞具有同源性,TRH不仅促进垂体分泌TSH增多,同时也促进PRL和LH、FSH分泌。临床除甲状腺功能减退症症状外,可同时出现性早熟的表现,如女孩出现乳房增大、泌乳和阴道出血等,由于TRH不影响肾上腺皮质功能,故患儿不出现或极少出现阴毛或腋毛发育。给予左甲状腺素替代治疗使甲状腺功能减退症症状缓解或控制后,性早熟症状也随即消失。

五、治疗

1.一般治疗

(1)护理:消除患儿及家属心理上的焦虑,加强患儿体育锻炼,保证充足的夜间睡眠，对性发育患儿进行青春期教育，懂得乳房、生殖部位的自我保护。行 GnRH 激发试验时，宜选择粗大而较固定的血管放置留置针头，于用药前、后准时抽血，避免因人为因素引起误差而影响检测结果，身高由专人定期在同一时段，用同一标尺进行测量。需要应用促性腺激素释放激素类似物（GnRHa）治疗时告知家属药物治疗时间较长，应持之以恒、定期随访、规则、足量的进行治疗。

(2)营养管理：尽量避免服用营养滋补品、激素污染食品，避免误服避孕药，保证饮食营养均衡、多样化。

(3)心理治疗：由于患儿因第二性征比同龄人明显提前出现，容易产生较大的心理压力和心理行为异常，首先向患儿及家属解释性早熟的相关知识，告知家长治疗的方法、疗程、效果、费用及可能出现的不良反应。尽量消除患儿及家长的焦虑和思想压力。

2.对症治疗

一般应用促性腺激素释放激素类似物治疗特发性中枢性性早熟。GnRHa 抑制垂体-性腺轴，使 LH、FSH 和性腺激素分泌减少，从而控制性发育，延迟骨骼成熟，最终改善成人期身高。目前应用的缓释剂主要有曲普瑞林和亮丙瑞林。GnRHa 的适用指征为骨龄明显提前，预测身高低于遗传身高，生长潜能明显受损的患儿。国内推荐起始剂量：每次 80～100μg/kg，最大量 3.75mg，每 4 周注射 1 次(不超过 5 周)，3 个月后复查 GnRH 激发试验，若 LH 激发峰值回复至青春前期值则说明药物抑制满意，剂量可减至 60～80μg/kg。GnRHa 疗程一般至少需要 2 年，女童在骨龄 12～12.5 岁时宜停止治疗。

3.对因治疗

肿瘤引起者应手术摘除或进行化疗、放疗；甲状腺功能低下所致者给予甲状腺素制剂纠正甲状腺功能；先天性肾上腺皮质增生症患者可采用肾上腺皮质激素治疗。

4.预防

避免摄入含有性激素类的食物和药物，反季节蔬菜、水果及滋补品，避免应用成年化妆品。

第二节　生长激素缺乏症

身材矮小是指在相似生活环境下，儿童身高低于同种族、同年龄、同性别个体正常身高 2 个标准差(s)以上，或者低于正常儿童生长曲线第 3 百分位数。在众多因素中，内分泌的生长激素(GH)对身高的影响起着十分重要的作用。患儿因GH缺乏所导致的矮小，称为生长激素缺乏症，以前又称为垂体性侏儒症。GH缺乏症是儿科临床常见的内分泌疾病之一，大多为散发性，少部分为家族性遗传。

一、流行病学

特发性GH缺乏症在英国、德国和法国人群中的发病率约为18/100万～24/100万人，瑞典的发病率约62/100万人，美国报道的发病率最高，约287/100万人。各国发病率的不同与诊断标准差异有关。在20世纪80年代末，某医院调查了103753名年龄在6～15岁的中小学生身高，发现202人低于第3百分位数，其中12例诊断生长激素缺乏症，发病率为115/100万人。

二、病理生理和病因分类

(一)病理生理

1.生长激素基因

生长激素由腺垂体嗜酸性粒细胞分泌，其基因GH，的表达产物含191个氨基酸，分子量22kD，属非糖基化蛋白质激素，GH的半衰期为15～30分钟。人类GH基因定位于第17号染色体长臂q22～24区带，由5个外显子和4个内含子组成。GH基因突变包括错义突变、无义突变及移码突变等。

2.GH的分泌

在胎龄3个月内，垂体尚无GH分泌，其后血中CH水平逐步增高。至12周时，GH血浓度可达到60μg/L，30周时达130μg/L，以后GH浓度逐渐下降，出生时为30μg/L，以后进一步下降。GH分泌一般呈脉冲式释放，昼夜波动大，在分泌低峰时，常难以测到，一般在夜间深睡眠后的早期分泌最高。在血循环中，大约50%的GH与生长激素结合蛋白(GHBP)结合，以GH-GHBP复合物的形式存在。

3.GH的分泌调节

在垂体生长激素细胞中，GH基因的表达受三种下丘脑激素的控制：生长激素释放激素(GHRH)刺激GH释放，生长抑素则抑制GH释放，以及Ghrelin的调节。GHRH和生长抑素的交替性分泌可以解释GH的节律性分泌。GH的分泌高峰发生在GHRH的分泌高峰，同时又是生长抑素分泌的低谷。GH分泌呈脉冲式，其高峰在睡眠期间。Ghrelin由下丘脑的弓形核产生，胃部也产生较大量的Ghrelin。GH的释放受下丘脑-垂体-门脉循环和体循环的Ghrelin水平的影响，饥饿能刺激Ghrelin释放人体循环，而进食能抑制Ghrelin释放人体循环。

4.GH 与受体的结合

GH 通过与靶细胞表面的受体分子相结合而发挥作用。GH 受体是一个具有 620 个氨基酸的单链分子;GH 受体有细胞外区,单体的跨膜区以及胞质区。细胞外区的蛋白水解片段,循环于血浆中,充当为一种 GH 结合蛋白。与细胞因子受体族的其他成分一样,GH 受体的胞质区缺乏内在的激酶活性,而 GH 的结合,可以诱导受体的二聚作用和一种与受体相连的 Jak2 的活性。该激酶和其他蛋白质底物的磷酸化作用可引起一系列的反应。

5.GH 的生理作用

GH 的生理作用非常广泛,既促进生长,也调节代谢。其主要作用是:①促进骨生长;②促进蛋白质合成;③促进脂肪降解;④对糖代谢作用复杂,能减少外周组织对葡萄糖的利用,亦降低细胞对胰岛素的敏感性;⑤促进水、矿物质代谢;⑥促进脑功能效应,增强心肌功能,提高免疫功能等作用。

6.类胰岛素生长因子-1(IGF-1)

IGF-1 为肝脏对 GH 反应时产生的一种多肽,这是一种单链多肽,由 70 个氨基酸组成,基因定位于第 12 号染色体长臂,含有 6 个外显子,IGF-1 与胰岛素具有相当的同源性。血中 90%的 IGF-1 由肝脏合成,其余由成纤维细胞及胶原等细胞在局部合成。GH 通过增加 IGF-1 的合成,介导其促进有丝分裂的作用。循环中的 IGF-1 与数种不同的结合蛋白相结合,其中主要的一种是分子量为 150kD 的复合物 $IGFBP_3$,$IGFBP_3$ 在 CH 缺乏症的儿童中是降低的,但在因其他原因引起矮小的儿童中则仍在正常范围。

(二)病因分类

根据下丘脑-GH-IGF 生长轴功能缺陷,病因可分为原发性、继发性 GH 缺乏症,单纯性 GH 缺乏症或多种垂体激素缺乏。

1.原发性

(1)遗传:正常生长激素功能的维持,需要下丘脑 GHRH 的分泌到 GH、IGF-1 的分泌,受体效应都要完整,目前下丘脑,垂体-IGF-1 轴的多种基因都已发现突变,导致功能障碍,包括与垂体发育有关的基因缺陷、GH、IGF-1 的编码基因和受体基因,例如 PROP-1、POUIF1、GHRH、GHRH 受体、GH、GH 受体、IGF-1 以及 IGF-1 受体等。

(2)特发性:下丘脑功能异常,神经递质-神经激素信号传导途径的缺陷。

各种先天原因引起的垂体不发育、发育不良,空蝶鞍及视中隔发育异常等。

2.继发性

(1)肿瘤:下丘脑、垂体或颅内其他肿瘤,例如颅咽管瘤、神经纤维瘤以及错构瘤等可影响 GH 的分泌,造成 GH 缺乏。

(2)放射性损伤:下丘脑、垂体肿瘤放疗后,有一大部分存在生长激素缺乏,患急性淋巴细胞白血病的儿童,接受预防性头颅照光者也属于这一类。放疗和化疗引起典型的生长缓慢见于治疗 1～2 年后,由于 GH 缺乏,患者身高逐渐偏离正常。除 GH 缺乏外,亦可有 TSH 和 ACTH 缺乏发生。

(3)头部创伤:任何疾病损伤下丘脑、垂体柄及腺垂体均可导致垂体激素缺乏。由于这种病变是非选择性的,常存在多种垂体激素缺乏,例如在产伤、手术损伤以及颅底骨折等情况发生时。创伤还包括儿童受虐待、牵引产、缺氧及出血性梗死等损伤垂体、垂体柄及下丘脑。

三、临床表现

(1)出生时身长和体重正常。少数患儿曾有臀位产、产钳助产致生后窒息等病史。

(2)一般在一岁后开始出现生长减慢,生长速度常＜4cm/年。随着年龄增长,身高落后日益明显。

(3)一般智力正常。

(4)面容幼稚,呈娃娃脸,腹部皮下脂肪相对丰满。

(5)男孩多数有青春期发育延迟或小阴茎,小睾丸。

(6)牙齿萌出及换牙延迟。

(7)当患儿同时伴有其他垂体激素缺乏时,临床出现相应激素分泌不足的症状和体征。

四、诊断要点

1.仔细采集病史

包括:出生时身长,体重,出生时状况,出生后生长发育,运动和智力发育情况;母亲妊娠及生产史,孕期健康状况;父母及家族其他成员的身高等。

2.认真全面体检,排除其他导致生长障碍的疾病。

3.实验室检查

(1)生长激素(GH)刺激试验:由于 GH 的释放呈脉冲性,其正常基值仅为 0～3μg/L,故不能依靠此值做出诊断,必须进行两种药物刺激试验,根据 GH 峰值判断:分泌峰值<5μg/L 确诊为完全性生长激素缺乏症;分泌峰值 5～10μg/L 则为部分缺乏。

(2)血清胰岛素样生长因子-1(IGF-1)及胰岛素样生长因子结合蛋白-3(IGFBP-3)浓度常降低。

(3)血清甲状腺激素(T_4、T_3)及促甲状腺素(TSH);肾上腺及性腺激素的测定,用以判断有无全垂体功能减退。

(4)骨龄常落后于实际年龄 2 岁以上。

(5)染色体检查,排除 Turner 综合征。

(6)生长激素释放激素(GHRH)兴奋试验:用于鉴别病变位于下丘脑或垂体。结果判断:GH 峰值>10μg/L 为下丘脑性生长激素缺乏;GH 峰值<10μg/L 为垂体性生长激素缺乏。

(7)必要时作垂体 CT 或 MRI 的检查,以排除肿瘤等情况。

五、治疗

治疗目的:尽可能恢复正常生长速率,延长生长时间,以期达到较满意的最终身高。

(1)基因重组人生长激素替代治疗:剂量为 0.1U/(kg・d),每日睡前皮下注射,每周 6～7 次,开始治疗时年龄愈小者,疗效愈显著,以第一年效果最佳,治疗应持续至骨骺融合。

(2)若伴有甲状腺功能减退者,必须加服甲状腺片 40～60mg/d,若伴促性腺激素不足,可于青春期时给予雄激素或雌激素类药物联合治疗,如十一酸睾酮或妊马雌酮等。

(3)合成代谢激素:司坦唑醇:剂量为每日 0.05mg/kg,分 2 次口服。6～12 个月为一疗程。

第三节　尿崩症

尿崩症(DI)是一种以患儿完全或部分丧失尿浓缩功能的临床综合征,临床主要特征为烦渴、多饮、多尿和排出低比重尿。

一、病因

引起尿崩症的病因较多,一般分为原发性尿崩症、继发性尿崩症及遗传性尿崩症三种，临床上按发病部位可分为中枢性尿崩症及肾原性尿崩症两大类。

1.中枢性尿崩症

中枢性尿崩症由ADH缺乏引起，下丘脑及垂体任何部位的病变均可引起尿崩症，其中因下丘脑视上核与室旁核内神经元发育不良或退行性病变引起的最多见，在以往报道中约占50%。血浆AVP水平降低，导致尿渗透压降低，尿量增加。当合成AVP神经元部分受损或仍有10%～20%分泌功能时，患儿可表现为部分性尿崩症。

中枢性尿崩症的病因大致可分为获得性、遗传性或特发性三种。

(1)获得性：通常是由不同类型的损伤或疾病而造成如①肿瘤：由颅内肿瘤引起的患儿至少占30%，如颅咽管瘤、垂体瘤、松果体瘤、神经胶质细胞瘤及黄色瘤等。②损伤：新生儿期的低氧血症、缺血缺氧性脑病均可在儿童期发生尿崩症。又如颅脑外伤、手术损伤及产伤等。③感染：少数患儿可由脑炎、脑膜炎及寄生虫病等引起。④其他：全身性疾病(白血病、结核病及组织细胞增生症等)、先天性脑畸形以及药物等。值得警惕的是有一些中枢性尿崩症实际上是继发于颅内肿瘤，往往先有尿崩症，多年后才出现肿瘤症状，由肿瘤引起的尿崩症在小儿至少约占30%，患者需定期做头颅影像学检查。

(2)遗传性：遗传性(家族性)尿崩症较少见，仅占1%左右。目前了解的分子病理改变有垂体加压素基因(AVP-NPⅡ)。人AVP-NPⅡ基因定位于20p13，基因全长2.6kb，包含3个外显子，由基因转录翻译编码形成AVP。部分家族性单纯性尿崩症患者发现AVP-NPⅡ基因有突变，大多为基因点突变，且突变类型及位点具有一定的异质性，有的呈现常染色体显性遗传，也有常染色体隐性遗传。其他能引起尿崩症的致病基因有HESX1、HPE1、SIX3及SHH等。

(3)特发性：是儿童最常见的原发性尿崩症，即未发现原因的ADH缺乏。某些病例可能与中枢神经元的退行性变有关。大多为散发，发病较晚，无家族史，无AVP-NPⅡ基因突变。

2.肾性尿崩症

肾性尿崩症是一种遗传性疾病，为X伴性隐性遗传，少数为常染色体显性遗传。由于中枢分泌的ADH无生物活性，或ADH受体异常，ADH不能与肾小管受体结合，或肾小管本身缺陷等所致远端肾小管对ADH的敏感性低下或抵抗而产生尿崩症。该型也可由于各种疾病如肾盂肾炎、肾小管酸中毒、肾小管坏死、肾脏移植与氮质血症等损害肾小管所致。

二、病理生理

由下丘脑视上核与室旁核内神经元细胞合成的9肽ADH，以神经分泌颗粒的形式沿轴突向下移行，储存至神经、垂体，在特殊神经细胞和轴突中储存，并释放入血循环。正常人ADH在深夜和早晨分泌增加，午后较低。ADH的循环半衰期为5分钟，通过肾小管膜和集合管的V_2受体对肾脏发挥作用，其主要生理功能是增加肾远曲小管和集合管上皮细胞对水的通透性，促进水的重吸收，使尿量减少，保留水分，使血浆渗透压相对稳定而维持于正常范围。位于下丘脑视上核和渴觉中枢附近的渗透压感受器同时控制着AVP的分泌和饮水行为。

ADH的分泌主要受细胞外液的渗透压和血容量变化影响。正常人尿液渗透压在50～1200mmol/L之间，人体通过ADH的分泌保持血浆渗透压在280～290mmol/L之间。正常人在脱水时，血浆渗透压升高，血容量下降，前者刺激位于视上核的渗透压感受器，使ADH分泌增加，尿量减少，后者则引起下丘脑渴感中枢兴奋，饮水量增加，使血浆渗透压恢复到正常状态。反之，体内水分过多时，血浆渗透压下降，血容量增加，ADH的分泌和口渴中枢的兴奋性均受到抑制，尿量增多，饮水停止，血浆渗透压恢复到正常。尿崩症者，由于ADH的分泌不足或肾小管对ADH不反应，水分不能再吸收，因而大量排尿，口渴，兴奋口渴中枢，大量饮水，使血浆渗透压基本上能保持在正常渗透压的高限，多数尿崩症患者血浆渗透压略高于正常人。对于口渴中枢不成熟的早产儿、新生儿及婴幼儿虽大量排尿，但不能多饮，则出现持续性高钠血症，造成高渗性脱水。

三、临床表现

(1)任何年龄均可发病，一般起病突然，也可呈渐进性。

(2)烦渴，多饮、多尿，24小时饮水量或尿量＞3000mL/m^2。

(3)婴幼儿因烦渴表现为哭闹不安，发热，体重不增等症状；若不及时补充水分，可以出现脱水征，严重者甚至抽搐。

(4)皮肤干燥、弹性差、精神萎靡不振，食欲减退，体重下降。因夜尿增多，影响睡眠。

(5)临床同时出现头痛、呕吐、视力障碍，性早熟或肥胖等症状时应排除颅内占位性病变。

四、诊断要点

1.根据病史及以上临床表现。

2.实验室检查

(1)尿常规:尿比重不超过1.005,尿色清澈,尿糖阴性。

(2)尿渗透压<200mmol/L。

(3)血浆渗透压正常高限。

(4)血生化:肾功能。

(5)限水试验:用于真性尿崩症和精神性多饮的鉴别。方法:晨起排空膀胱,测血压及体重,测尿比重、血钠和血渗透压后,开始禁水;每小时排尿一次,测尿量、尿比重、渗透压,测血压及体重;根据患儿临床反应可进行6~8小时,甚至12~16小时。若患儿持续排低渗尿,体重下降3%~5%,血钠>145mmol/L,血渗透压>295mmol/L,应考虑为真性尿崩症;若对限水试验耐受良好,尿渗透压明显上升,为精神性多饮。必须密切观察试验全过程,当体重下降5%时,应即终止试验。

(6)垂体加压素试验:用以鉴别中枢性尿崩症和肾性尿崩症,可与限水试验连续进行,当限水试验进行至相邻两次尿液的渗透压之差<30mmol/L时即可开始此项检查。方法:皮下注射垂体后叶素5U,若为中枢性尿崩症,尿比重在2小时内明显上升,>1.016,尿渗透压大于血渗透压。若为肾性尿崩症,则尿量及尿比重无明显变化。

(7)血浆AVP测定:在重症中枢性尿崩症,血浆AVP浓度<0.5ng/L;肾性尿崩症者,血浆AVP水平升高。

3.头颅正侧位X线平片、CT或MRI检查

有助于颅内肿瘤所致尿崩症的诊断。

五、治疗

1.病因治疗

因肿瘤所致应手术或放射性核素治疗。

2.加压素替代治疗

(1)鞣酸加压素:每次剂量0.1~0.3mL,最大量0.5mL,肌内注射,通常一次注射的作用时间维持3~5天,当药效减弱时再注射第二次。

(2)去氨加压素(DDAVP):每次剂量为0.05~0.1mg,每日2次口服;鼻内滴入剂量为1.25~10μg/d,偶有头痛、血压增高等不良反应。

3.非激素治疗

(1)氯贝丁酯(安妥明):15～25mg/(kg·d),分2～3次口服,有食欲减退、恶心呕吐、白细胞减少和肝功损害等不良反应。

(2)卡马西平:剂量为10～15mg/(kg·d),分2～3次口服。

(3)氢氯噻嗪:剂量为2～4mg/(kg·d),分2～3次口服,同时补充钾,对肾性尿崩症有效。

(4)氯磺丙脲:剂量为20mg/(kg·d),分2次口服,可有低血糖不良反应。

第四节　先天性甲状腺功能减低症

因先天性或者遗传因素引起甲状腺发育障碍、甲状腺激素合成障碍、甲状腺激素产生不足或者分泌减少,导致患儿生长障碍,智能落后,称为先天性甲状腺功能减低症(先天性甲低),先天性甲低是儿科最常见内分泌疾病。

先天性甲低根据病因可为两大类:散发性和地方性。散发性甲低是由于先天性甲状腺发育不良、异位或甲状腺激素合成途径缺陷所致;地方性甲低多见于甲状腺肿流行的地区,系由于地区性水、土和食物中碘缺乏所致。随着新生儿疾病筛查的推广和碘盐的食用的普及,先天性甲低的临床发病率已经大大降低。

一、流行病学

世界各地的新生儿疾病筛查结果表明,先天性甲低的发病率在不同国家,不同民族之间差异较小,约为1/3000～1/50000。

二、病理生理和发病机制

(一)甲状腺的胚胎发育

妊娠第3周,胎儿甲状腺起始于前肠上皮细胞突起的甲状腺原始组织,妊娠第5周甲状舌导管萎缩,甲状腺从咽部向下移行,第7周甲状腺移至颈前正常位置。妊娠第10周起,胎儿脑垂体中可测出TSH,妊娠18～20周脐血中可测到TSH。

(二)甲状腺激素的调控

胎儿甲状腺能摄取碘及碘化酪氨酸,耦联成三碘甲腺原氨酸(T_3)及甲状腺素(T_4),并释放甲状腺激素至血循环。妊娠8～10周,甲状腺滤泡内出现胶状物,开始合成T_4。妊娠20周时T_4水平升高,但在20周前胎儿血清中TSH、T_3、T_4、游离T_3(FT3)及游离T_4(FT_4)水平均十分低,甚至测不出。胎盘不能通过TSH,很少通过甲状腺激素，说明胎儿的垂体-甲状腺轴与母体是彼此独立的。至妊娠中期，胎儿下丘脑-垂体-甲状腺轴开始发挥作用，TSH 分泌水平渐增高，一直持续至分娩。TSH 在母亲整个孕期均无明显变化，羊水中 TSH 在正常情况下测不出。

甲状腺激素的分泌受 TSH 调控，TSH 是由腺垂体产生和分泌的糖蛋白。TSH 可激活甲状腺的腺苷酸环化酶而促进甲状腺激素的合成与释放。TSH 由两个非共价结合的亚单位(链)α 和 β 组成。α 亚单位与黄体生成素(LH)、卵泡刺激素(FSH)和绒毛膜促性腺激素相同，每种激素的特性是由 B 亚单位决定。TSH 的合成和释放是由 TSH 释放激素(TRH)刺激产生的，TRH 在下丘脑合成并释放入垂体。TRH 是由 3 个氨基酸组成的短肽，除了有内分泌功能外可能还是一种神经递质。甲状腺激素生成减少时，TSH 和 TRH 会增加。外源性的甲状腺激素或甲状腺激素合成增加会抑制 TSH 和 TRH 的生成。

新生儿 TSH 正常值逐日变化，生后不久，约 30～90 分钟，由于冷环境刺激，血中的 TSH 突然升高，于 3～4 天后降至正常，在 TSH 影响下，T_3 与 T_4 在生后 24～48 小时内亦升高。了解以上这些激素浓度的生理性变化，可正确地估价新生儿期的甲状腺功能。

循环中甲状腺激素水平在外周组织中受到进一步的调控。机体所需的 T_3 约 80% 是 T_4 经周围组织 5′-脱碘酶的作用转化而来。在许多非甲状腺疾病情况下，甲状腺以外的组织产生 T_3 的能力降低；空腹、慢性营养不良、急性疾病和某些药物等因素可以抑制脱碘酶的活性。T_3 水平可显著降低，而游离 T_4 和 TSH 水平仍可正常。

(三)甲状腺激素的合成和分泌

甲状腺的主要功能是合成 T_4 和 T_3。目前所知碘的生理作用只有参与合成这些激素，碘的推荐摄入量为：婴儿每天 40～50μg，儿童 70～120μg，青少年和成人 150μg。甲状腺组织对碘具有特殊的亲和力，能够摄取、转运并在滤泡腔内浓集，用于合成甲状腺激素。碘的转运是由钠，碘同向转运体完成的。

甲状腺激素的合成分以下几个步骤：

1.碘在甲状腺组织的浓集

食物中的碘经肠道吸收后以无机碘化物形式进入血液，通过甲状腺上皮细胞膜上碘泵浓集，进入细胞内。此时的碘化物是无机碘。

2.碘化物的氧化及酪氨酸的碘化

被摄取的碘化物在与酪氨酸反应前，必须先被氧化，这一反应由甲状腺过氧化物酶催化完成。在过氧化酶的作用下，碘化物氧化成活性碘，并与酪氨酸结合成单碘酪氨酸(MIT)及二碘酪氨酸(DIT)。

3.碘酪氨酸的耦联

两分子 DIT 缩合成一分子 T_4,MIT、DIT 各一分子缩合成一分子 T_3。T_4 与 T_3 均是甲状腺激素。

4.甲状腺激素的分泌

酪氨酸的碘化及 T_3、T_4 的合成,均是在球蛋白分子上进行的,此种球蛋白称为甲状腺球蛋白(TG),经溶酶体的蛋白水解酶作用,释放出 T_3、T_4 和 TG,透过滤泡细胞膜和血管壁进入血液,发挥生理效应。

甲状腺激素分泌入血后,绝大部分和血浆蛋白质结合,约 75%的 T_4 和 TBG 结合,约 15%和甲状腺素结合前白蛋白(TBPA)结合,约 10%和白蛋白结合。T_3 约 65%~70%与 TBG 结合,约 8%与 TBPA 结合,其余与白蛋白结合。仅 0.03% T_4 和 0.3%T_3 呈游离状态。T_3 的活性比 T_4 强 3~4 倍。成人甲状腺每天约产生 100μg 的 T_4 和 20μg 的 T_3。

(四)甲状腺激素的生理作用

游离的甲状腺激素进入细胞,T_4 在细胞内脱碘转化为 T_3。胞内的 T_3 再进入细胞核,与甲状腺激素受体结合。甲状腺激素受体属于类固醇激素受体超家族的成员,该超家族包括糖皮质激素、雌激素、黄体酮及维生素 D 等。T_3 与甲状腺激素受体结合后激活甲状腺激素受体的反应元件,导致靶细胞内编码的 mRNA 的转录、特异性蛋白合成和分泌,产生生理作用,其主要功能包括:

1.产热作用

甲状腺激素能刺激物质氧化,使氧化磷酸化作用加强,促进新陈代谢。

2.蛋白质代谢

生理剂量的甲状腺激素使蛋白质和核酸合成增加,氮的排泄减少,若给大剂量甲状腺激素则抑制蛋白质的合成,血浆、肝和肌肉中游离的氨基酸浓度增高。

3.糖代谢

甲状腺激素能促进小肠吸收葡萄糖和半乳糖,并使脂肪组织和肌肉组织摄取葡萄糖的速度增加,还可加强儿茶酚胺和胰岛素对糖代谢的作用,使细胞儿茶酚胺受体对肾上腺素的敏感性增强。

4.脂肪代谢

甲状腺激素可以增强脂肪组织对儿茶酚胺及胰高血糖素的敏感性,这些激素的作用都是通过腺苷酸环化酶系统,活化细胞内的脂肪酶,促使脂肪水解。

5.水盐代谢

甲状腺激素具有利尿作用,甲低时细胞间液增多,并聚积大量白蛋白与黏蛋白,称为黏液性水肿。

6.促生长发育

甲状腺激素通过对蛋白质的合成作用促进生长,与生长激素一起在促进生长方面具有协同作用。甲低患者生长缓慢,骨龄发育落后。

7.促进大脑发育

胎儿脑细胞数目在妊娠末3个月增长最快,出生后第一年仍快速增长。在脑细胞增殖、分化期,甲状腺激素必不可少,尤其是妊娠后半期与生后第一年期间更为重要。甲低发生越早,脑损害越重,且常不可逆。

三、病因

1.原发性甲状腺功能减退症

(1)甲状腺缺如、发育不良或发育异常。

(2)甲状腺激素合成障碍:如钠碘协同转运体缺陷,甲状腺过氧化物酶缺陷,碘化酪氨酸脱碘酶缺陷,甲状腺球蛋白合成缺陷等。

(3)促甲状腺激素(TSH)抵抗:如TSH受体缺陷等。

2.继发性甲状腺功能减退症

(1)孤立性TSH缺乏:TSHβ亚单位基因突变。

(2)促甲状腺激素释放激素(TRH)缺乏:孤立性,垂体柄中断综合征,下丘脑病变如错构瘤等。

(3)TRH抵抗:TRH受体突变。

(4)垂体发育不良或缺如。

3.外周性甲状腺功能减退症

(1)甲状腺激素抵抗:甲状腺β受体突变或信号传递通路缺陷。

(2)甲状腺激素转运异常。

4.暂时性甲状腺功能减退症

(1)母亲抗甲状腺药物治疗。

(2)母体内的TSH受体抑制性抗体经胎盘进入患儿体内。

(3)母亲或患儿碘缺乏。

四、临床表现

1.新生儿期

大多数新生儿甲状腺功能减退症无或者轻微的特异性症状和体征的，但仔细询问病史及体格检查常可发现可疑线索，如母亲怀孕时常感到胎动减少，过期产，巨大儿，面部臃肿，皮肤粗糙，黄疸较重或消退延迟，嗜睡，少哭，哭声低下，食欲缺乏，吸吮反应差，体温低，便秘，前、后囟较大，腹胀，脐疝，心率缓慢，心音低钝等。

2.婴幼儿和儿童期

(1)生长发育落后：严重的身材矮小，躯体长，四肢短，上、下部量比值常>1.5。

(2)神经系统功能障碍：智力低下，记忆力、注意力均下降。运动发育落后，行走延迟，并常伴有听力减退，感觉迟钝，嗜睡，严重者可昏迷。

(3)特殊面容：面部臃肿，表情淡漠，眼距宽，鼻梁扁平，唇厚舌大，眼睑水肿。

(4)心血管功能低下：脉搏细弱，心音低钝，心脏扩大，可伴有心包积液、胸腔积液等。

(5)消化道功能低下：食欲缺乏、腹胀、便秘等。

五、辅助检查

1.新生儿筛查

是早期发现、早期治疗甲状腺功能减退症的必要手段，卫生部规定新生儿先天性甲状腺功能减退症筛查方法为足月新生儿出生72小时后，7天之内足跟采血，滴于专用滤纸片上测定干血滤纸片TSH值。TSH浓度的阳性切值根据实验室及试剂盒而定，一般为10～20mU/L。如果筛查阳性则召回患儿行确诊检查，确诊指标为TSH及游离甲状腺素(FT_4)浓度。

2.甲状腺功能检查

测定血清FT_4和TSH水平，是诊断甲状腺功能减退症的确诊性检查。血TSH增高伴FT_4降低者，诊断为原发性甲状腺功能减退症；TSH增高伴FT_4正常者，诊断为高TSH血症；若TSH正常或降低伴FT_4降低者，诊断为继发性或者中枢性甲状腺功能减退症。

3.甲状腺球蛋白(Tg)测定

甲状腺发育不良患儿Tg水平明显低于正常对照。

4.甲状腺自身抗体测定

自身免疫性甲状腺疾病的母亲产生的TSH受体抑制性抗体可通过胎盘影响

胎儿甲状腺发育和功能，引起暂时性甲状腺功能减退症。

5.甲状腺B超

可了解甲状腺位置、大小、密度分布，但对异位甲状腺判断不如放射性核素显像敏感。

6.甲状腺放射性核素显像

可判断甲状腺位置、大小、发育情况及其占位性病变。

7.骨龄测定

做左手和腕部X线片，评定患儿的骨龄。患儿骨龄常明显落后于实际年龄。

8.基因学检查

仅在有家族史或其他检查提示为某种缺陷的甲状腺功能减退症时进行。

9.其他检查

血糖常降低，血胆固醇、三酰甘油常升高，基础代谢降低，贫血。心电图可示低电压、窦性心动过缓，T波平坦、倒置，偶有P-R间期延长，QRS波增宽。继发性甲状腺功能减退症应做下丘脑垂体MRI及其他垂体激素检查。

六、鉴别诊断

1.先天性巨结肠

患儿出生后不久出现便秘、腹胀，并常有营养不良、发育迟缓，但其面容、精神反应及哭声等均正常，钡剂灌肠可见结肠痉挛段与扩张段，甲状腺功能检查正常。

2.唐氏综合征

患儿精神运动发育落后，但有特殊面容，眼距宽、外眼角上斜、鼻梁低、舌尖外伸，通贯掌，无黏液性水肿，常伴有先天性心脏病等其他先天畸形。染色体核型分析可鉴别。

3.维生素D缺乏症

患儿有生长发育落后等表现。但智能正常，皮肤正常，有维生素D缺乏症的体征，血生化检查和X线片可鉴别。

4.骨骼发育障碍的疾病

如软骨发育不良、黏多糖病等都有生长发育落后的表现，骨骼X线检查和尿中代谢物检查可鉴别。

七、治疗

1.一般治疗

(1)护理:注意保暖,加强皮肤护理,喂哺时防止窒息,监测患儿用药情况,监测心率,注意观察药物疗效及不良反应。

(2)营养管理:由护士对患儿的营养状况进行初始评估,一般甲状腺功能减退症患儿都有营养不良的风险,护士向主管医师报告后通知营养科医师会诊,临床营养医师完成营养专业评估,与主管医师、患者、家属及其他与患儿饮食营养服务有关人员共同制订营养治疗方案,按照已制订的营养治疗方案对患儿进行营养治疗,同时进行与营养治疗相关的健康教育。

(3)心理治疗:关心体贴患儿,向家属讲解疾病的知识,解除其思想顾虑,积极配合治疗和护理工作。

2.药物治疗

先天性甲状腺功能减退症一旦确诊应立即治疗,首选药物为左甲状腺素,常用的治疗剂量如下。

(1)新生儿期:剂量为 10～15μg/(kg・d),1 次顿服,最好让 FT_4 在治疗 2 周内、TSH 在治疗 4 周内达到正常。

(2)婴儿期及儿童期:婴儿期剂量为 5～10μg/(kg・d),儿童期为 4～6μg/(kg・d),1 次顿服。上述剂量治疗后必须个体化,根据临床表现及血 FT_4、TSH 的水平不断加以调整。

3.对因治疗

因碘缺乏引起的甲状腺功能减退症可给予补碘。

4.预防

先天性甲状腺功能减退症可通过新生儿筛查获得早期诊断、治疗并获得良好预后。

第五节　甲状腺功能亢进症

一、概述

甲状腺功能亢进症(甲亢)是指由于甲状腺激素分泌过多所致的临床综合征,

常伴有甲状腺肿大、眼球外突及基础代谢率增高等表现。儿童甲亢主要见于弥漫性毒性甲状腺肿(Graves 病)。患有 Graves 病孕妇的胎儿约有 2%在出生后会呈现甲亢症状,这是由于母体内高浓度的促甲状腺素受体刺激性抗体经胎盘进入胎儿所致,新生儿甲亢通常在生后 3 个月左右逐渐缓解。

二、流行病学

根据一项 20 年回顾性统计,甲亢在成年女性中的发病率约 1∶1000/年。15 岁以下儿童甲亢约占总甲亢发生率 5%,多见于青少年。女性发病率约是男性的 7～10 倍。

三、病理生理和发病机制

弥漫性毒性甲状腺肿是一种自身免疫性疾病,约 15%患者亲属中患有同样疾病,近半数亲属中呈现抗甲状腺抗体阳性。患者及其亲属 HLA 的某些类型的等位基因分布频率增高。国内外资料都已证实本病与 HLA-Ⅱ类抗原的某些等位基因类型及自身免疫有关。在白种人中,Graves 病与 HLA-B8 和 HLA-DR3 有关,后者发生甲亢的危险增加 7 倍。该病还可并发其他与之相关的疾病,例如 Addison 病、重症肌无力、1 型糖尿病、全身性红斑狼疮.类风湿性关节炎、白癜风、特发性血小板减少性紫癜和恶性贫血等。

患者的甲状腺功能状态与甲状腺自身抗体关系密切,可在体内测到多种甲状腺自身抗体。据报道,80%～100%的患者可测到 TSH 受体抗体,此抗体为甲状腺刺激免疫球蛋白,能产生刺激甲状腺功能作用,使甲状腺对碘的摄取增加,cAMP 介导的甲状腺激素合成和甲状腺球蛋白合成增加,促进蛋白质合成与细胞生长。甲亢经治疗后随着 TSH 受体阻断抗体的升高,疾病也逐步缓解。在部分甲亢病例中可发现一些其他抗甲状腺的抗体,如甲状腺球蛋白抗体(TGAb)及甲状腺过氧化物酶抗体(TPOAb)。这些抗体在部分正常人中也可存在,其特异性不如 TSH 受体抗体。

四、病理

Craves 病的甲状腺腺体呈对称性肿大,滤泡细胞增多,由立方形变为柱状,滤泡内胶质丧失或仅少量染色极浅的胶质,在上皮及胶质间有大量排列成行的空泡,血管明显增多,淋巴组织也增多,有大量淋巴细胞浸润。在电镜下可见滤泡细胞内高尔基体肥大，内浆网和核蛋白体增多，微绒毛数量增多而且变长，呈分泌活跃的表现。组织化学方面，滤泡细胞的过氧化酶活性增强，胞质内核糖核酸增多，间质毛细血管内皮细胞碱性磷酸酶活性增强，胞质内出现 PAS 染色阳性的胶质小滴。致密的淋巴样集合物内以辅助 T 细胞（$CD4^+$）为主，在细胞密度较低的区域内则以细胞毒性 T 细胞（$CD8^+$）为主。甲状腺内浸润的活化 B 淋巴细胞的百分率高于在周围血管中者。推测是由于 T 抑制细胞的功能障碍，使得 T 辅助细胞得以表达，被 TSH 抗原所激活，然后与 B 细胞发生反应。这些细胞分化成为浆细胞，产生促甲状腺激素受体刺激抗体。

目前认为 Graves 病浸润性突眼发生机制是抗甲状腺抗体和抗眼眶肌肉抗体与眼外肌和眼眶内成纤维细胞结合，产生毒性反应。亦有人认为浸润性突眼是眼眶肌肉内沉积甲状腺球蛋白-抗甲状腺球蛋白免疫复合物，引起免疫复合物的炎性反应。

除了 Graves 病外，有少数病例甲状腺内有结节（包括腺瘤），称结节性毒性甲状腺肿伴功能亢进。能引起儿童甲状腺功能亢进的其他病因有慢性淋巴性甲状腺炎、亚急性甲状腺炎、甲状腺腺瘤、Mc Cune Albright 综合征、甲状腺癌、碘过多诱发甲亢、TSH 分泌过多、垂体性腺瘤、下丘脑性甲亢以及医源性甲亢等。

五、临床表现

大多数患儿在青春期发病，<5 岁者发病少见。儿童甲亢临床过程个体差异很大，症状逐渐加重，症状开始到确诊时间一般在 6～12 个月。本症初发病时症状不甚明显、进展缓慢，常先呈现情绪不稳定，上课思想不集中，易激惹、多动和注意力不集中等轻微行为改变。典型的症状与体征有以下表现：

1.交感神经兴奋性增加，基础代谢率增加

如消瘦、多汗、怕热、低热及食欲增加，但体重下降，大便次数增多，睡眠障碍和易于疲乏等。因交感神经系统过于兴奋，出现心率加快、脾气急躁，大龄儿童常感到心悸，严重病例可出现心律紊乱，心房颤动。两手常有细微而迅速的震颤。

甲状腺"危象"是甲状腺功能亢进症的一种类型，表现为急性发病、高热、严重的心动过速和不安，可迅速发展为谵妄、昏迷以至死亡。

2.所有患儿都有甲状腺肿大

肿大程度不一，一般为左右对称，质地柔软，表面光滑，边界清楚，可随吞咽动作上、下移动。在肿大的甲状腺上有时可听到收缩期杂音或者扪及震颤。结节性

肿大者可扪及大小不一、质硬、单个或多个结节。有时患者表现有颈部不适,压迫感,吞咽困难。

3.眼部变化

是甲亢特有表现,由于眼球突出常作凝视状,不常瞬目,上眼睑挛缩,眼向下看时上眼睑不能随眼球立即下落,上眼睑外翻困难。眼征还包括眼裂增宽、眼睑水肿、结膜水肿及角膜充血等。

4.其他

可有青春期性发育缓慢,月经紊乱,闭经及月经过少等。

六、辅助检查

1.甲状腺功能检查

TSH 水平降低,FT_3、FT_4 水平升高。但垂体性甲状腺功能亢进症 TSH 升高。

2.甲状腺自身抗体

甲状腺刺激抗体(TSAb)是 Graves 病的致病性抗体,对诊断 Graves 病具有显著意义,TSAb 可以通过胎盘导致新生儿甲状腺功能亢进症,所以对新生儿甲状腺功能亢进症有预测作用,但 TSAb 测定尚未在临床广泛开展,常用测定 TSH 受体抗体(TRAb)代替。甲状腺过氧化物酶抗体(TPOAb)和甲状腺球蛋白抗体(TgAb)在 Graves 病患者轻度升高,是自身免疫病因的佐证。

3.甲状腺 B 超

甲状腺弥散性肿大,高功能腺瘤或结节性甲状腺肿可见甲状腺结节。

4.甲状腺核素显像

主要用于对甲状腺结节性质的判定,对结节性甲状腺肿和高功能腺瘤的诊断意义较大。

七、鉴别诊断

1.单纯性甲状腺肿

表现为甲状腺弥散性肿大,但甲状腺功能正常,无甲状腺功能亢进症症状,多发生在青春期。

2.慢性淋巴细胞性甲状腺炎

部分患儿早期可表现为甲状腺功能亢进症,甲状腺弥散性肿大,但血中

TGAb、TPOAb 滴度持续升高，短期治疗后常转变为甲状腺功能低下。

3.甲状腺肿瘤

可触及单个结节，质地硬，甲状腺 B 超及核素显像可协助诊断，确诊需要进行甲状腺组织活检。

八、治疗

1.一般治疗

(1)护理：避免患儿情绪激动，病情严重者应卧床休息，监测患儿的心率情况，对伴有眼病的患儿，注意保护眼角膜及球结合膜。

(2)营养管理：无碘饮食，补充足够热量和营养，饮食富含蛋白质、糖类及维生素，多饮水，忌服浓茶、咖啡等兴奋性饮料。

(3)心理治疗：关心体贴患儿，说话和蔼，给予患儿精神上的安慰，以避免患儿情绪波动。

2.对因治疗

(1)抗甲状腺药物治疗：甲状腺功能亢进症患儿首选抗甲状腺药物(ATD)治疗，首选药物为甲巯咪唑(MMI)，剂量为 0.1～1mg/(kg · d)，常用剂量为 0.2～0.5mg/(kg · d)，可 1 次或分次口服，经治疗 1～3 个月患儿甲状腺功能亢进症症状缓解、甲状腺功能恢复正常后逐渐减量，每 2～4 周减量 1 次，药量每次减 1/3～1/2，同时监测甲状腺功能。若药物减量后病情稳定，甲状腺功能正常，可逐步减至维持量，即 2.5～10mg/d，疗程 1～2 年甚至更长。青春期患儿可适当延长疗程。抗甲状腺药物丙硫氧嘧啶(PTU)因可能引起儿童严重的肝损伤，现在临床上一般不用。只有当甲状腺功能亢进症患儿在使用 MMI 治疗产生毒性反应，且放射性核素^{131}I 治疗和手术治疗均禁忌使用时才考虑使用丙硫氧嘧啶治疗儿童甲状腺功能亢进症，初始治疗剂量为 5～10mg/(kg · d)，分 3 次口服。甲巯咪唑的不良反应是皮疹、皮肤瘙痒、白细胞减少症、粒细胞减少症、中毒性肝病和血管炎等，一般发生在开始治疗 6 周内。用药前必须检查血常规、肝功能(包括转氨酶、碱性磷酸酶、胆红素等)。若白细胞计数＜4×10^9/L、中性粒细胞计数＜1.5×10^9/L 时，应停药观察。

(2)^{131}I 碘(^{131}I)治疗：2009 年中华医学会内分泌学分会发布的《中国甲状腺疾病诊治指南》做了补充和细化，将青少年和儿童甲状腺功能亢进症，用 ATD 治疗失败、拒绝手术或有手术禁忌证作为^{131}I 治疗的相对适应证。2011 年美国甲状腺学会《甲状腺功能亢进症和其他病因甲状腺毒症诊治指南》建议，Graves 病患儿经 ATD 治疗 1～2 年不缓解可考虑使用^{131}I 治疗。年龄<5 岁者应避免使用^{131}I 治疗；>5 岁者，可接受剂量<10mCi 的^{131}I 治疗；>10 岁者，治疗剂量为 150～300μCi/g 甲状腺组织。^{131}I 治疗甲状腺功能亢进症的目的是消除甲状腺组织，达到甲状腺功能低下。^{131}I 治疗后 1 周内患儿可能有甲状腺部位的轻度不适感，经非甾体类抗炎药治疗 24～48 小时可好转。

(3)手术治疗：适用于抗甲状腺药物治疗效果差者。手术术式为甲状腺次全切或全切。可能发生的手术并发症有①永久性甲状腺功能亢进症。②甲状旁腺功能减退症(分为一过性甲状旁腺功能减退症和永久性甲状旁腺功能减退症)。③喉返神经损伤。手术应由经验丰富的甲状腺外科医师进行。手术治疗一定要在患儿的甲状腺功能亢进症病情被控制的情况下进行。

(4)碘剂：碘剂的主要作用是抑制甲状腺激素从甲状腺释放。适应于①甲状腺次全切除的准备；②甲状腺危象；③严重的甲状腺毒症心脏病；④甲状腺功能亢进症患者接受急诊外科手术。碘剂通常与 ATD 同时给予。

3.其他治疗

(1)β 受体阻滞药：适于心率增快者，最常用普萘洛尔(心得安)1～2mg/(kg·d)，分 3 次服用。

(2)各种维生素：维生素 B_1、维生素 B_6 等。

(3)左甲状腺素：在抗甲状腺药物治疗过程中出现甲状腺功能减退或甲状腺明显增大时可酌情加用左甲状腺素 12.5～50μg/d。

参考文献

1.孙锟,沈颖,黄国英.小儿内科学(第6版).北京:人民卫生出版社,2020.

2.桂永浩.小儿内科学高级教程.北京:中华医学电子音像出版社,2016.

3.杨琳.儿科学精讲精练(第9版).北京:世界图书出版社,2019.

4.颜红霞.临床技能与临床思维.北京:人民卫生出版社,2020.

5.王大斌,陈全景,王金堂.儿科学临床见习指导.北京:科学出版社,2019.

6.王卫平,孙锟,常立文.儿科学(第9版).北京:人民卫生出版社,2018.

7.方建培.儿科学(第4版).北京:人民卫生出版社,2018.

8.陈忠英,王龙梅.儿科学(第2版).西安:西安交通大学出版社,2018.

9.谭建新,柳国胜.儿科学(双语版).北京:科学出版社,2019.

10.陈树宝.儿科学(英文改编版).北京:科学出版社,2019.

11.崔明辰,刘奉.儿科学.北京:中国医药科技出版社,2018.

12.陈志敏,杜立中,龚方戚等.儿科学.北京:中国医药科技出版社,2019.

13.李国华.儿科学(第2版)北京:中国协和医科大学出版社,2020.

14.申昆玲.儿科学(第4版)北京:北京大学医学出版社,2020.

15.徐佩茹.儿科学临床实习指南.北京:科学出版社,2017.

16.朱玲玲,吴震.儿科学.北京:科学出版社,2015.

17.孙钰玮.儿科学.北京:中国医药科技出版社,2017.

18.黄华,崔明辰.儿科学实训及学习指导.北京:人民卫生出版社,2018.

19.薛辛东,赵晓东.儿科学(第4版)北京:人民卫生出版社,2019.